AF457063

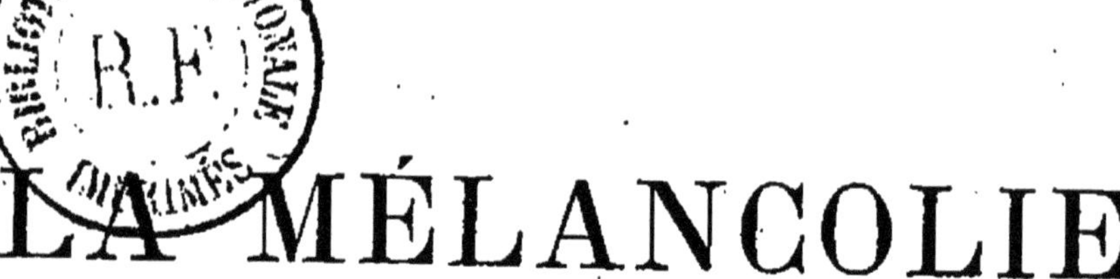

LA MÉLANCOLIE

LIBRAIRIE FÉLIX ALCAN

COLLECTION MÉDICALE

Élégants volumes in-12, cartonnés à l'anglaise, à **4** et à **3** fr.

38 Volumes publiés

DERNIERS VOLUMES PARUS :

Naissance et mort. *Étude de socio-biologie et de médecine légale*, par le Dr G. MORACHE, prof. de médecine légale à l'Université de Bordeaux. **4** fr.

Grossesse et accouchement. *Étude de socio-biologie et de médecine légale*, par LE MÊME . . . . **4** fr.

La responsabilité, par LE MÊME. . . . . **4** fr.

Essai sur la puberté chez la femme, par le Dr M. FRANCILLON. . . **4** fr.

Manuel de psychiatrie, par le Dr J. ROGUES DE FURSAC. 2e édition . **4** fr.

Les nouveaux traitements, par le Dr J. LAUMONIER. 2e édition. . . **4** fr.

Manuel d'électrothérapie et d'électrodiagnostic, par le Dr E. ALBERT-WEIL. 2e édition . . . . **4** fr.

Les embolies bronchiques tuberculeuses, par le Dr Ch. SABOURIN, directeur du sanatorium de Durtol (avec gravures) . . . . **4** fr.

Le mariage. *Étude de socio-biologie et de médecine légale*, par le Dr G. MORACHE. . . . . **4** fr.

La profession médicale, *ses devoirs, ses droits*, par LE MÊME . . . **4** fr.

L'hystérie et son traitement, par le Dr PAUL SOLLIER. . . . . . . **4** fr.

L'instinct sexuel, *Evolution, dissolution*, par le Dr CH. FÉRÉ, médecin de Bicêtre, 2e édition . . . . **4** fr.

L'éducation rationnelle de la volonté; *son emploi thérapeutique*, par le Dr P.-E. LÉVY, préface de M. le *Professeur Bernheim*, 3e édition. **4** fr.

La mort réelle et la mort apparente, nouveaux procédés de diagnostic et traitement de la mort apparente, par le Dr S. ICARD, avec grav. (*Ouvrage récompensé par l'Institut*) . . . . **4** fr.

La fatigue et l'entraînement physique, par le Dr Ph. TISSIÉ, préface de M. le *Professeur Bouchard*, avec gravures, 2e édition (*Ouvrage couronné par l'Académie de médecine*) . . . . **4** fr.

Morphinomanie et morphinisme, par le Dr P. RODET (*Ouvrage couronné par l'Académie de médecine*). . . . . **4** fr.

Hygiène de l'alimentation dans l'état de santé et de maladie, par le Dr J. LAUMONIER, avec gravures, 3e édition. . . . . **4** fr.

L'alimentation des nouveau-nés, *Hygiène de l'allaitement artificiel*, par le Dr S. ICARD, avec 60 gravures (*Ouvrage couronné par l'Académie de Médecine*) . . . . **4** fr.

L'hygiène sexuelle et ses conséquences morales, par le Dr S. RIBBING, professeur à l'Université de Lund (Suède), 2e édition . . . . **4** fr.

Hygiène de l'exercice chez les enfants et les jeunes gens, par le Dr F. LAGRANGE, lauréat de l'Institut, 7e édition . . . . **4** fr.

De l'exercice chez les adultes, par *le même*, 4e édition. . . . . . **4** fr.

Hygiène des gens nerveux, par le Dr LEVILLAIN, 4e édition . . . . **4** fr.

L'idiotie. *Psychologie et éducation de l'idiot*, par le Dr J. VOISIN, médecin de la Salpêtrière, avec gravures . . . . **4** fr.

La famille névropathique. *Hérédité, prédisposition morbide, dégénérescence*, par le Dr CH. FÉRÉ, médecin de Bicêtre, avec gravures, 2e édit. **4** fr.

Le traitement des aliénés dans les familles, par LE MÊME, 3e éd. **4** fr.

L'Éducation physique de la jeunesse, par A. MOSSO, professeur à l'Université de Turin, préface de M. *le Commandant Legros* . . . . . . **4** fr.

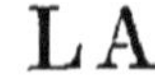

LA MÉLANCOLIE

ÉTUDE MÉDICALE ET PSYCHOLOGIQUE

PAR

RENÉ MASSELON
Médecin-adjoint
de l'asile de Clermont de l'Oise.

Ouvrage couronné par l'Académie de Médecine.

PARIS
FÉLIX ALCAN, ÉDITEUR
ANCIENNE LIBRAIRIE GERMER BAILLIÈRE ET Cie
108, BOULEVARD SAINT-GERMAIN, 108

1906

LA MÉLANCOLIE

INTRODUCTION

L'étude des phénomènes morbides, que l'on a coutume de décrire sous le nom de *mélancolie*, constitue une de ces questions, si fréquentes aujourd'hui encore en pathologie mentale, sur lesquelles l'opinion des aliénistes est loin d'être fixée d'une façon irrévocable.

Néanmoins, du chaos des faits, en apparence si complexes, se sont dégagées peu à peu quelques notions précises et nettement déterminées. Alors que le terme de *mélancolie* s'appliquait autrefois à une foule de phénomènes disparates, réunis par des analogies grossières, l'étendue de cette maladie s'est restreinte et précisée de jour en jour davantage. Alors que jadis on voyait dans la mélancolie une entité morbide distincte, on s'est aperçu peu à peu que, dans beaucoup de cas, cette prétendue affection n'était qu'un moment dans l'évolution d'autres processus morbides.

On trouve chez les auteurs modernes un double courant d'opinion : pour les uns, il existe encore une mélancolie, entité morbide ; pour les autres et surtout pour M. Joffroy, la mélancolie est toujours un syndrome.

C'est à cette dernière opinion que l'étude des faits m'a conduit : *il n'existe pas une mélancolie, il n'existe que des états mélancoliques*. La mélancolie n'est pas une entité morbide, elle est un état psychologique que l'on observe dans des formes nosographiques très différentes.

Parmi ces états mélancoliques, il en est qui sont très bien connus aujourd'hui, et que l'on rapporte facilement à des groupes morbides déterminés; il en est d'autres, au contraire, où l'état mélancolique domine toute la scène, et dont l'étiologie et la pathogénie sont encore fort obscures : ce sont ces derniers que, dans notre ignorance actuelle, certains auteurs considèrent encore comme formant un groupe morbide distinct.

Le présent travail a pour but l'étude analytique du syndrome mélancolique.

Après avoir esquissé l'histoire des principales conceptions qui ont conduit à nos notions actuelles, après avoir indiqué les diverses formes, les divers aspects cliniques sous lesquels se présentent les états mélancoliques ou (pour lui conserver son ancienne dénomination) la mélancolie, j'ai consacré de nombreuses pages à l'étude analytique des troubles mentaux que présentent habituellement ces malades. Il m'a paru nécessaire en effet de bien préciser les caractères psychologiques des états mélancoliques, que l'on confond si facilement avec des états voisins. De quels éléments psychiques sont constituées la dépression et la douleur morale? Comment ces deux symptômes sont reliés l'un à l'autre? Comment ils s'influencent l'un l'autre? Telles sont les questions que je me suis posées et que, dans la mesure de mes forces, j'ai tâché ici de résoudre. Enfin, comme le délire des mélancoliques présente des caractères nets, fixes, bien tranchés, j'ai tenté de montrer comment il dérivait directement du fonds mental sur lequel il se développe.

Après avoir tenté cette analyse des phénomènes cliniques, j'ai abordé l'étude différentielle des états mélancoliques dans les diverses affections mentales et plus particulièrement insisté sur les cas de mélancolie dite essentielle que, suivant en cela d'autres auteurs, j'appelle ici *mélancolie affective*. J'ai exposé dans ce chapitre les dernières hypothèses soulevées par ce problème nosographique.

Mais qu'il me soit permis de dire dès maintenant que, dans l'état actuel de nos connaissances, la question paraît encore obscure et que l'on ne saurait porter sur un tel sujet des conclusions bien fermes. On ne saurait voir en effet des formes bien fixes, dans les états mélancoliques qui sont encore à l'étude, et la solution qui aujourd'hui s'impose, touchant le problème de la mélancolie affective est une solution toute provisoire et éclectique.

CHAPITRE PREMIER

HISTORIQUE

L'histoire de la mélancolie, comme celle de toutes nos connaissances actuelles, nous fait assister à une lente évolution, par laquelle nos conceptions, touchant cette maladie, ont passé d'un état d'extension et de confusion extrême à un état de plus en plus précis, de mieux en mieux déterminé. Sans doute je ne veux pas prétendre ici que les idées qui ont cours actuellement sur cette affection sont définitives. Mais les aliénistes ont peu à peu précisé la notion de la mélancolie et ont su rattacher un certain nombre d'états mélancoliques à des maladies bien déterminées. C'est ce lent travail, ce sont les étapes successives, par lesquelles l'esprit est passé des connaissances primitives à nos connaissances contemporaines, que je vais indiquer rapidement dans ce chapitre.

Les anciens auteurs étaient souvent plus préoccupés de rechercher les causes des maladies que de bien déterminer leurs caractères cliniques. Ils ne faisaient en cela que suivre les enseignements et les méthodes des philosophes et des autres savants de leur époque qui, au lieu d'étudier les faits concrets particuliers, appliquaient le plus souvent à une classe de faits, rassemblés par des analogies plus ou moins grossières, une explication unique. Malgré tout leur talent d'observation, les Grecs n'ont pas échappé à cette erreur.

C'est ainsi que les médecins hippocratiques, sous l'empire des doctrines humorales qui les guidaient, attribuaient à la noirceur de la bile une influence néfaste sur le cerveau, et l'on classait, sous le nom de mélancolie, tous les états que l'on supposait relever de cette cause initiale. Ceux-ci étaient d'ailleurs assez différents de ceux que nous comprenons aujourd'hui sous cette dénomination ; il s'agissait en effet d'états d'excitation avec délire, que l'on opposait au délire paisible, déterminé par la pituite. La mélancolie semble d'ailleurs confondue dans Hippocrate avec l'épilepsie, comme le prouve le passage suivant : « Les mélancoliques deviennent d'ordinaire épileptiques, et les épileptiques mélancoliques ; de ces deux états, ce qui détermine l'un de préférence, c'est la direction que prend la bile noire : si elle se porte sur le corps, c'est l'épilepsie qui survient; si elle atteint l'intelligence, c'est la mélancolie [1]. »

Néanmoins il semble bien que, malgré les confusions qui étaient le résultat fatal de leurs principes de classification, les anciens ont désigné, sous le nom de mélancolie, un certain nombre des malades que nous classons aujourd'hui dans ce cadre morbide, avec un nombre plus considérable d'autres très différents. Et si la mélancolie se trouve ici confondue avec l'épilepsie, il ne faut peut-être pas tant en accuser le désir de ramener à une cause unique des phénomènes différents, qu'une observation clinique assez exacte, mais superficielle, qui est séduite par les analogies et qui n'est pas capable encore de discerner les caractères différentiels importants, grâce auxquels nous traçons les limites de

1. Hippocrate, *Œuvres complètes*, édit. Littré, 1860.

nos groupements pathologiques : il est probable que si nous voyons ici la mélancolie rapprochée de l'épilepsie, presque confondue avec elle, c'est à cause de l'humeur sombre, atrabilaire des épileptiques et de leur caractère triste. Sans doute on devait dans la mélancolie englober tous les délires de persécution, les états d'anxiété et laisser en dehors les états de dépression qui cependant lui appartiennent.

Hippocrate décrit aussi des cas de mélancolie dans lesquels le malade pouvait être d'une gaîté tout en restant un *mélancolique.* Au XVIIIe siècle, Sauvages[1], toujours sous l'influence de ces idées, décrivait une *mélancolia moria.* Peut-être ne devons-nous pas tant nous étonner de ces classifications un peu étranges, et ces auteurs ont-ils eu en vue ces formes mixtes de la folie intermittente, récemment décrites, où l'on trouve de brusques alternances, de brusques passages d'états mélancoliques à des états maniaques de courte durée.

Quoi qu'il en soit, les auteurs anciens semblent avoir englobé sous le nom de mélancolie tout ce qu'on a appelé depuis délires partiels, comme l'indique la définition d'Arétée : *Animi angor in una cogitatione defixus absque febre*[2].

Pendant tout le moyen âge, la mélancolie sombre, avec les autres formes de folie, dans le chaos obscur qui enveloppe toutes les connaissances. Toutes les conceptions scientifiques sont tirées de l'Écriture Sainte à laquelle viennent bientôt s'ajouter quelques notions empruntées à Aristote. La plupart des cas de folie ne sont pas considérés comme états morbides. Néanmoins

1. *Nosologie méhodique*, 1750.

2. Arétée (81 ap. J.-C.). *De causis et signis diuturnorum morborum.* Ed. Kühn, Leipzig, 1828.

il faut remarquer que la folie était une circonstance atténuante à l'inculpation d'hérésie dans le code des inquisiteurs[1], circonstance atténuante qui malheureusement n'était pas souvent invoquée.

Ce n'est qu'à la fin du xve siècle que, sous l'éveil général de l'esprit rationaliste, la médecine se dégage un peu de la tradition religieuse. Mais l'observation et le libre examen s'attachent peu encore aux phénomènes morbides de l'esprit et les médecins les plus sérieux de cette époque attribuent encore la folie à l'intervention d'une force surnaturelle diabolique ou divine. Nider, un des premiers, exprima l'opinion que les lycanthropes, les démonolâtres, les possédés étaient des malades.

Au xvie siècle, les doctrines d'Hippocrate, amalgamées aux traditions religieuses qui avaient cours au moyen âge, dominent la médecine. L'esprit d'observation commence néanmoins à apparaître, et l'œuvre des médecins de cette époque est un mélange de conceptions puisées à ces trois sources différentes. L'histoire de la mélancolie montre, sur un point particulier, les courants d'idées qui imprégnaient alors les sciences médicales.

C'est ainsi que Félix Plater (1536-1614)[2] donne une excellente description de la mélancolie, accompagnée d'observations remarquablement prises, mais la rapporte à l'influence d'un esprit déchu, et à côté des saignées et des purgatifs, conseille les exorcismes.

Willis (1622-1675) décrit sous le nom de mélancolie tous les états opposés à la manie, et la divise en deux formes principales : la *melancholia specialis,* quand le délire porte sur un seul objet, et la *melancholia uni-*

1. Lea, *Histoire de l'Inquisition au moyen âge*, t. I, p. 390.
2. Plater. *In mentis alienatione observationes.*

versalis, quand il porte sur plusieurs à la fois. A côté de l'hérédité et des causes morales auxquelles il attribue un rôle dans la genèse de la maladie, il place les esprits animaux, leur effervescence plus ou moins forte dans l'organisme humain et l'intervention du diable.

Au XVIIIe siècle commence à apparaître, dans la description de la maladie, l'étude des troubles physiques.

Théodore Bonet[1] constate que l'appareil gastro-intestinal présente souvent des altérations, et attribue à la mélancolie une origine réflexe.

Boerhaave[2] qui voit, comme Arétée, dans la mélancolie, une maladie dans laquelle le délire est fixé sur une seule idée, en note quelques-uns des caractères physiques importants : lenteur de la respiration et du pouls, réfrigération des extrémités, diminution des sécrétions et des excrétions, perte de l'appétit, amaigrissement. La maladie est rapportée à l'action de l'atrabile sur le sang.

Sauvages reprenant la description de Boerhaave[3], décrit une nouvelle variété clinique caractérisée par un certain degré de stupeur, *la melancholia attonita*.

Lorry[4] recherche les causes de la mélancolie et voit en elle une maladie constitutionnelle. Cette disposition originelle est le résultat d'un vice de conformation du système nerveux ou d'un défaut dans la composition du sang, de la présence dans ce milieu organique, de l'atrabile des anciens.

Pinel n'a pas apporté d'idées nouvelles à la conception de la mélancolie. « Les aliénés de cette espèce,

1. *Sépulchretum sive anatomia pratica*, 1700.

2. In. G. van Svieten. *Commentaria in Hermani Bœrhaave aphorismos de cognoscendis et curandis morbis.*

3. *Nosologie méthodique*, 1750.

4. *De melancholia et morbis melancholicis*, 1765.

dit-il[1], sont quelquefois dominés par une idée exclusive, qu'ils rappellent sans cesse dans leurs propos, qui semble absorber toutes leurs facultés ; d'autres fois ils restent renfermés dans un silence obstiné de plusieurs années, sans laisser pénétrer le secret de leurs pensées ; certains ne laissent entrevoir aucun air sombre et semblent doués du jugement le plus sain, lorsqu'une circonstance imprévue fait éclater soudain leur délire. » La mélancolie pour lui peut présenter deux formes opposées : « C'est quelquefois une bouffissure d'orgueil et l'idée chimérique de posséder des richesses immenses ou un pouvoir sans bornes ; c'est d'autres fois l'abattement le plus pusillanime, une consternation profonde, ou même le désespoir. » On le voit, Pinel, dans cette conception, englobe, outre les mélancoliques, tous les persécutés ; le délire chronique à évolution systématique se trouve aussi compris dans ce groupe nosologique.

Jusqu'à cette époque, la conception de la mélancolie reste donc toujours à peu près la même, et les auteurs vivent sur les idées d'Hippocrate et d'Arétée. Le progrès a consisté dans une description plus précise de certains caractères de l'affection, dans l'étude de certaines formes.

Esquirol[2] remanie les idées qui ont cours jusqu'à lui et donne à la conception de la mélancolie un caractère plus psychologique. D'abord il supprime de sa classification ce mot, qui avait le gros défaut, à ses yeux, d'être dépourvu de toute précision scientifique, et auquel était attachée une théorie humorale erronée. Jusqu'à lui la mélancolie avait été considérée comme

1. *Traité medico-philosoph. sur l'aliénation mentale*. 1809, p. 163 et suiv.

2. *Des maladies mentales*, 1838.

un délire partiel, que l'idée délirante à laquelle s'attachait l'esprit fut de nature gaie ou qu'elle fut de nature triste. Esquirol divise ces délires partiels en deux catégories : 1° les *monomanies proprement dites* où prédomine l'élément expansif, et qui ont pour symptôme principal une idée gaie ; 2° la *lypémanie*, « maladie cérébrale caractérisée par le délire partiel chronique, sans fièvre, entretenue par une passion triste, débilitante ou oppressive ». Ainsi comprise, la lypémanie était constituée tantôt par une idée de persécution, tantôt par une idée hypochondriaque, tantôt par une idée de suicide et comprenait, on le voit, des formes morbides bien différentes.

Esquirol avait fait une étude étiologique assez complète de la mélancolie. Après avoir insisté sur le rôle de l'hérédité et du tempérament, il notait l'influence de la puberté, de la ménopause : mais c'est aux causes morales qu'il faisait jouer le plus grand rôle dans l'éclosion de la maladie.

Baillarger fit subir à la conception de la mélancolie une transformation complète, en précisant mieux ses caractères cliniques et en l'élevant au rang d'entité morbide.

Ce sont ses recherches sur la *stupeur* qui conduisirent Baillarger à considérer la mélancolie non plus comme un délire partiel triste, mais comme une dépression douloureuse qui retentit sur l'entendement tout entier. Baillarger distrait donc la mélancolie du groupe des délires partiels pour la placer, à côté de la manie, dans le groupe des délires généraux ; il différencie ainsi la mélancolie des monomanies : « C'est l'activité dans un cas, dit-il, et l'inertie dans l'autre, la puissance et la faiblesse, la lucidité d'esprit à côté de l'obnubilation des idées, enfin la lésion partielle à côté du trouble général. »

La mélancolie, ainsi comprise, est une affection à cadre très large, qui comprend tous les cas de dépression des facultés intellectuelles ou morales ; elle englobait des faits cliniques différents qui avaient cependant été entrevus avant Baillarger, c'est-à-dire ces faits de suspension momentanée de l'activité psychique que Pinel avait décrits dans son chapitre de l'*idiotisme*, qu'Esquirol avait appelés *idiotie accidentelle ou acquise*, et que Georget et Etoc-Demasy avaient décrits sous le nom de *stupidité*. Baillarger groupe tous ces cas dans la *mélancolie avec stupeur* : d'après lui, ces aliénés, quoique muets et immobiles, gardent, sous leur attitude figée, indifférente et impassible, un délire extrêmement actif qui les inhibe et viennent se placer dans le même cadre morbide que les anxieux et les mélancoliques délirants.

Les conceptions de Baillarger furent alors combattues par Delasiauve qui, reprenant les idées de Georget, attaqua la mélancolie avec stupeur, montrant qu'il est des cas dans lesquels la stupeur ne cache pas un délire actif, mais est le résultat de la confusion des idées : « Il n'y a ici, disait-il, ni chagrin, ni désespoir, mais stupéfaction, chaos. »

Les idées de Délasiauve ne furent guère acceptées à cette époque. Néanmoins la conception de Baillarger subit petit à petit des réductions : à mesure que l'on découvrait de nouvelles formes morbides, la mélancolie perdait un certain nombre des cas qui lui étaient attribués, si bien que le groupe morbide créé par Baillarger se dissocie, se fragmente dans les cinquante dernières années. Cette dissociation est poussée jusqu'à ses dernières limites par certains auteurs qui ne voient dans la mélancolie qu'un symptôme. Les autres, tout en reconnaissant que beaucoup de cas de mélancolie ne sont que des états mélancoliques survenus au cours d'affections bien déterminées, admettent cependant qu'il existe encore une mélancolie essentielle caractérisée par des signes précis et une évolution particulière.

Etudions d'abord les idées admises par tous les auteurs sans exception.

En 1826 Bayle et Calmeil décrivent la paralysie générale. Les observations de Baillarger montrent qu'il existe au début ou au cours de cette affection des états de dépression ou d'hypocondrie qui doivent être distraits de la mélancolie.

Moreau de Tours décrit la mélancolie hystérique caractérisée par une apparition brusque, une dépression intense et interrompue par de courtes phases expansives, avec rires spasmodiques, excitations génitales et impulsions au suicide.

Auguste Voisin et Falret montrent qu'il existe dans l'épilepsie des états mélancoliques, états de dépression psychique profonde, souvent accompagnés d'angoisse et qui ne laissent après eux qu'un souvenir confus ou un état de rêve pénible.

Marcé et Ball décrivent une lypémanie choréique où dominent l'anxiété, l'angoisse, les hallucinations de la vue.

Lasègue, sous le nom de délire alcoolique subaigu, trace le tableau d'un état mélancolique, se prolongeant parfois plusieurs mois, accompagné d'angoisse précordiale violente, de panophobie, d'idées de persécution, d'éréthisme des centres sensoriels.

Vers 1850, J.-P. Falret et Baillarger insistent sur l'alternance fréquente, chez le même malade, de la mélancolie et de la manie. Ils réunissent tous ces cas dans une espèce morbide nouvelle, qu'ils désignent, l'un sous le nom de folie circulaire, l'autre sous celui de folie à double forme.

En 1852, Lasègue montre que l'on comprend dans la mélancolie une catégorie de malades, atteints d'une forme morbide très différente, caractérisée essentiellement par des idées de persécution; c'est le délire de persécution, groupe symptomatique dont M. Magnan extrait une affection spéciale : le délire chronique à évolution systématique.

En 1860 paraissait le traité de maladies mentales de Morel où le rôle de la dégénérescence était si bien mis en évidence. J'exposerai dans un instant les idées de Morel sur la mélancolie. La conception de la dégénérescence fut reprise avec une grande maîtrise par M. Magnan; cet auteur décrit dans la folie des dégénérés tout un groupe d'états mélancoliques qu'il distingue de la mélancolie par leurs caractères cliniques particuliers.

On voit donc que, par suite de l'attribution de certains états mélancoliques à des cadres morbides bien déterminés : la paralysie générale, l'hystérie, l'épilepsie, la chorée, la folie périodique, le délire chronique, la folie des dégénérés, la conception de la mélancolie se trouvait singulièrement réduite. Aussi, dans son article Lypémanie du *Nouveau Dictionnaire de médecine et de chirurgie pratique*, Foville fils disait-il, que dans certains cas, la mélancolie n'était qu'un symptôme accessoire dans l'évolution de plusieurs espèces de folie, mais qu'à côté de cette mélancolie symptôme il existait une mélancolie essentielle, dont le cercle était évidemment beaucoup plus restreint que celui déterminé par Baillarger (car, seuls, la composent des cas qui offrent non seulement des phénomènes de dépression, mais encore une évolution spéciale).

et qui constitue une entité pathologique bien déterminée.

Cette idée est acceptée et défendue en France et à l'étranger par de nombreux auteurs qui l'ont étudiée et analysée avec beaucoup de détails.

M. Magnan et un grand nombre d'auteurs français, M. Régis, M. Ballet, admettent à côté d'états mélancoliques, une forme morbide nettement caractérisée, une mélancolie pure. M. Magnan la classe parmi les psychoses simples, groupe formé de malades exempts de toute tare dégénérative, simples prédisposés qui jouissent d'un mécanisme cérébral normal, mais fragile. « C'est, dit-il, une psychose élémentaire, c'est-à-dire une affection générale de l'entendement, essentiellement basée sur des troubles primitifs simples, sans délire intellectuel proprement dit. Ce qui la constitue essentiellement, c'est la dépression douloureuse. Sans cette dernière il peut bien y avoir des conceptions délirantes analogues à celles que l'on observe dans les diverses phases de la maladie, il n'y a pas de mélancolie proprement dite. »

Le cadre de la mélancolie ainsi comprise est, on le voit, singulièrement restreint ; il est en même temps précis et bien déterminé. En France et en Allemagne de nombreux observateurs en fixent les caractères cliniques essentiels, en font l'analyse psychologique approfondie. Citons parmi les Français Cotard, qui précise certains phénomènes psychologiques propres aux mélancoliques, la perte de la vision mentale par exemple, et qui décrit le délire des négations ; M. Séglas avec ses belles études sur le délire mélancolique, sur la douleur morale et sur le délire des négations.

En Allemagne, Krafft-Ebing et Schüle défendent la même opinion que M. Magnan : pour eux, la mélancolie est une psycho-névrose, c'est-à-dire une affection mentale qui survient chez les individus dont le développement organique et psychique a été jusque-là normal; elle est une affection accidentelle qui éclôt sous l'influence de troubles somatiques, chez des sujets à prédisposition latente.

Les aliénistes allemands, notamment Schüle, admettent un grand nombre de variétés de mélancolie : ils en précisent en outre les caractères psychologiques et cliniques, l'évolution ; enfin un certain nombre d'entre eux cherchent à mieux déterminer la genèse du délire.

Dans son *Traité des maladies mentales*, en 1860, Morel ne voit dans la mélancolie qu'un ensemble de symptômes : « Il me paraît impossible, dit-il, de produire une seule observation de manie ou de mélancolie qui satisfasse en tous points aux exigences de la science. La raison en est fort simple : la manie et la mélancolie sont des symptômes d'une affection nerveuse qu'il s'agit de préciser dans sa nature étiologique et pathogénique. »

Dans une discussion à la Société médico-psychologique en 1861, J. Falret soutient une opinion analogue : il montre combien les mélancoliques diffèrent profondément les uns des autres, malgré leurs ressemblances apparentes. Il conclut que l'on réunit dans une même classe des états très distincts au point de vue symptomatique, sans tenir aucun compte de la marche et de l'évolution des maladies, véritable base des espèces naturelles.

Depuis cette époque, le travail de dissociation des états mélancoliques a porté encore sur la mélancolie avec stupeur et certains auteurs ont séparé de cette forme morbide un grand nombre d'états, qui en étaient totalement différents. Parmi ces états, se trouvent la catatonie de Kahlbaum, et l'hébéphrénie de Hecker qui devaient être réunies plus tard par Kraepelin en une seule forme morbide, la démence précoce, enfin les états de confusion que M. Chaslin a groupés sous le nom de confusion mentale primitive. La mélancolie se dissociait de plus en plus. Aussi M. Ball pouvait-il soutenir que les mélancolies reconnaissent les origines les plus diverses et participent à l'expression symptomatique d'un grand nombre de maladies différentes.

M. Joffroy est actuellement en France un des plus ardents défenseurs de la mélancolie-syndrome : pour lui la mélancolie est toujours un état symptomatique qui apparaît aux cours d'affections plus ou moins bien déterminées. Ce que les auteurs français appellent mélancolie pure ou essentielle n'est qu'un état mélancolique dans lequel le syndrome mélancolie constitue le phénomène le plus saillant de la maladie. Mais ce syndrome n'est que l'expression psychique d'un trouble somatique plus profond : la mélancolie est pour lui une maladie organique dont les lésions commencent aujourd'hui à être bien connues.

Si nous comparons entre elles les deux doctrines différentes qui ont cours parmi les aliénistes sur la nature de la mélancolie, nous pouvons voir que, malgré leurs contradictions apparentes, ces doctrines peuvent se concilier aisément. Toutes les deux reconnaissent qu'il y a des états mélancoliques attribuables aux diverses affections mentales : elles divergent seulement sur le point de savoir quelle place on doit attribuer dans la classification aux états mélancoliques qui ne peuvent rentrer dans aucune affection bien déterminée. Alors que les uns y voient une forme morbide spéciale, les autres les considèrent comme symptomatiques d'états organiques que nous connaissons mal encore, et pour eux le terme mélancolie n'est en somme qu'une étiquette provisoire que nous attachons à ces états. Mais il convient de faire remarquer que ce sont bien les mêmes malades que les auteurs ont eu en vue, lorsque les uns parlent de mélancolie pure, et les autres d'état mélancolique où le syndrome mélancolie constitue presque toute la maladie.

Une tentative s'est produite récemment pour rattacher la mélancolie à un état organique bien déterminé et pour faire disparaître les dernières traces de la mélancolie pure. Kraepelin ramène en effet la mélancolie à l'involution sénile et regarde cet état morbide comme étant la conscience, que prennent certains sujets, des modifications qui se produisent dans leur organisme, à cette époque de la vie. M. Sérieux défend en France ces idées ; il a inspiré à ce sujet la thèse de M. Capgras : pour ces auteurs la mélancolie est une maladie organique qui se rattache aux modifications cérébrales engendrées par la sénilité ; l'artériosclérose et les altérations de l'écorce cérébrale, qui en sont la conséquence, jouent par conséquent un grand rôle dans la pathogénie de l'affection.

CHAPITRE II

SYMPTOMATOLOGIE

I. — SYMPTOMES PSYCHIQUES

Il est d'usage de décrire diverses formes symptomatiques d'états mélancoliques, suivant qu'il s'agit de simples états de dépression sans douleur morale ou accompagnés d'une douleur morale de faible intensité, d'états anxieux, avec ou sans idées délirantes, d'états de stupeur. Certains auteurs ont même multiplié les formes à plaisir, créant des variétés distinctes avec des faits cliniques excessivement variables, qui ne sont souvent d'ailleurs que des moments différents dans l'évolution du même processus morbide. La classification des diverses formes symptomatiques de la mélancolie ne doit d'ailleurs pas tant être basée sur l'aspect extérieur du syndrome que sur son évolution au sein d'une entité nosographique déterminée.

En fait, ces formes symptomatiques variées se réduisent à deux principales, comme le montre fort bien M. Séglas : la *mélancolie sans délire* et la *mélancolie délirante ;* il est bien rare en effet que la dépression simple ne s'accompagne pas d'anxiété ; quant à la *stupeur,* elle n'est que la forme extrême de la dépression et peut se rencontrer dans toutes les variétés de l'état mélancolique.

Mais si l'on doit négliger un peu ces formes en tant que réalités morbides, il est utile, au point de vue de la description, de conserver l'ensemble symptomatique qu'elles représentent, et de distinguer des éléments, qui peuvent rester isolés ou se réunir pour former le tableau nosologique que nous étudions ici.

J'envisagerai donc successivement :

A. *La mélancolie simple* [1].

1° La dépression simple ;

2° La mélancolie anxieuse.

B. *La mélancolie délirante.*

C. *La mélancolie avec stupeur.*

A. — Mélancolie simple.

1° Dépression simple. —L'accès de dépression débute par une phase de tristesse vague et d'abattement ; les malades n'ont plus le goût du travail, se sentent fatigués par le moindre effort, ont de la peine à rassembler leurs idées : tout mouvement, toute activité leur est pénible. Ils sont sous le poids d'une tritesse vague, d'un sentiment pénible de lassitude et de découragement.

« L'élément douleur, dit Dumas [2], n'est pas absent de la mélancolie passive, mais il n'existe pas à l'état aigu et isolé sous forme de douleur morale. Il est confusément perçu ; il apparaît comme mêlé à d'autres sentiments organiques que nous appelons pour cela péni-

1. J'emploie ici le terme de mélancolie pour me conformer à l'usage, mais il doit être bien entendu que ce terme est équivalent à celui d'états mélancoliques, et qu'il ne préjuge en rien d'une entité nosographique nettement déterminée.

2. Dumas. *La tristesse et la joie*, p. 29 (Paris, F. Alcan).

bles et dont la mélancolie passive n'est que la sommation. »

Toute l'attitude exprime cet état : traits relâchés, membres pendants, mouvements rares et lents : le malade est obligé de faire un effort pour exécuter les actes les plus simples, pour se lever, pour marcher, et cet effort lui est pénible : il semble qu'il ait, à chaque instant, à vaincre une résistance insurmontable. Souvent d'ailleurs l'effort n'est pas suivi d'effet, le mouvement, en apparence voulu, n'est pas accompli.

La parole est monotone, chuchotée, pleurarde. Le malade met un certain temps pour répondre aux questions : la compréhension est lente, l'élaboration des idées plus lente encore. Cette lenteur de toutes les réactions intellectuelles et motrices, cette inertie générale, ce *ralentissement psychique* en un mot, caractérise essentiellement la dépression mélancolique.

A côté se rencontre l'*aboulie* : le déprimé reste inactif des journées entières, n'ayant plus de goût à rien, ne voulant plus rien, se désintéressant de tout ce qui l'intéressait jadis, délaissant ses affaires. On a beau l'inciter à une vie plus active, il fait bien quelques efforts pour se remuer, pour agir ; mais ses efforts ne sont pas couronnés de succès et le malade retombe rapidement dans son inertie première.

L'état de dépression s'accompagne d'un certain degré de conscience : le sujet sent que quelque chose est changé en lui et qu'il est malade. Certains mélancoliques l'expriment à merveille : « Je n'ai jamais d'idée claire, dit Valentine, je me fatigue à chercher mes idées, je voudrais comprendre et cela m'est impossible... Je n'arrive pas à m'exprimer comme je voudrais. Ma mémoire a disparu. Tous mes souvenirs me semblent lointains. On me dit que j'ai perdu mon mari l'an dernier, je m'en souviens à peine... Tout ce que je pense est à l'état vague... Je vis constamment comme dans un rêve... J'agis comme une mécanique sans me rendre compte. »

Un autre malade, Bernard, décrit le début de sa maladie en ces termes : « Alors apparurent des maux de tête violents, des faiblesses, des vertiges, puis au moral une tristesse très grande, un découragement profond, un dégoût de tout, un besoin très grand de me trouver tout seul loin du monde, du mouvement, de l'agitation. Rester au lit me semblait la seule chose désirable, ainsi que l'absence de pensée... »

Tous les malades n'ont pas une conscience aussi éclairée de leur état : beaucoup n'en ont qu'un sentiment pénible confusément perçu.

Les premiers peuvent être classés dans la mélancolie avec conscience, comme l'ont fait certains auteurs. Mais cette division me semble un peu factice, car cette acuité de conscience n'est peut-être que le résultat d'une activité intellectuelle plus accentuée, ou d'habitudes antérieures d'analyse personnelle, grâce auxquelles le malade se rend mieux compte du trouble qui l'envahit et le décrit plus exactement.

L'état de dépression ne se limite pas aux domaines intellectuel et volontaire, il envahit aussi l'affectivité ; tous les sentiments sont émoussés, l'émotivité est affaiblie : « Je n'ai plus de chagrins, plus de peine, écrivait Valentine, je n'éprouve plus rien. Je ne sens ni joie, ni tristesse. Tous ces mots, je les prononce. mais je ne les comprends plus. C'est le vide dans mon cerveau. Je ne me rends même pas compte de ce que sont mes enfants ; on dit qu'on aime ses enfants, moi, je n'éprouve aucun sentiment pour eux. Je ne comprends plus rien aux sentiments. »

L'état de dépression s'étend donc à toute la vie psychique. Il peut rester stationnaire, et la dépression simple constitue toute la maladie, comme on l'observe souvent dans les formes dépressives de la folie périodique, ou bien l'anxiété vient s'y joindre et alors se trouve réalisée la forme suivante.

2° Mélancolie anxieuse. — L'anxiété apparaît généralement après une phase de dépression simple : depuis un temps plus ou moins long les malades étaient tristes et abattus lorsque se développe la douleur morale aiguë. Parfois cependant l'anxiété survient brusquement lorsque la maladie succède à un choc émotionnel violent.

Quoi qu'il en soit, l'anxiété n'est généralement pas continue : elle procède par crises, dans l'intervalle desquelles on observe soit un état de douleur morale moins violent, soit de la dépression simple, soit même une lucidité et un calme relatifs.

Les accès d'anxiété éclatent, tantôt subitement sans que l'on puisse leur découvrir de cause rationnelle ; tantôt, progressivement, lorsque l'on cherche à stimuler le malade, à lui faire accomplir un travail quelconque. Dans le premier cas le sujet est généralement incapable d'expliquer les causes de sa souffrance : dans le second il semble que la douleur aiguë dérive du sentiment que prend le malade de son état d'impuissance mentale.

Ce dernier mode de développement est très net dans l'observation suivante :

Observation I. — Charles, vingt-huit ans, entré à la maison de santé de Ville-Evrard (service de M. le Dr Sérieux), le 6 mars 1903.

A. H., sœur atteinte de folie périodique.

A. P., syphilis à l'âge de vingt ans.

Malade depuis deux ans : à la suite de surmenage, maux de tête, insomnies, sentiment de fatigue et de lassitude continuel, dégoût du travail. Il quitte alors son métier de garçon de café, va à la campagne chez ses parents, cultivateurs, où il travaille pendant quelque temps, puis il devient de plus en plus sombre, ne fait plus rien, ne sort presque plus.

Cet état persistant, on l'amène à Ville-Evrard. Pendant son séjour à cet établissement, Charles conserve à peu près la même attitude : c'est un déprimé ; il reste immobile, ne parlant pas, ne bougeant pas spontanément, la tête penchée en avant, les membres flasques et pendants. Son attitude est légèrement figée, il marche avec effort, lentement, s'arrêtant souvent.

Il ne répond qu'avec une extrême lenteur à toutes les questions qu'on lui pose.

Parfois sa figure exprime la tristesse et la souffrance intérieure; mais le plus souvent les traits ne révèlent qu'un état de concentration pénible.

Charles ne fait rien, ne s'intéresse à rien, ne cherche pas à sortir spontanément de sa torpeur : mais si on l'incite à le faire, si on veut lui faire préciser ses idées, ou bien simplement hâter sa marche, on le voit faire des efforts pénibles, généralement sans succès. Alors éclate une crise d'anxiété nettement caractérisée : le malade devient oppressé, ses traits se crispent, il se lamente, il se désespère; il gémit : « Mon Dieu, mon Dieu, » puis quelques instants après, si on l'abandonne à lui-même, il retombe dans son immobilité première.

Ce malade est sorti non guéri, de l'asile, peu de temps après son entrée.

Le degré de la douleur morale est variable : parfois il s'agit d'un simple état de douleur sans réactions motrices intenses ; seules, la contraction des muscles du front, la crispation des traits indiquent que la tristesse vague, peu précise, du déprimé simple, est devenue plus active. On trouve ainsi tous les intermédiaires entre la dépression simple et la mélancolie anxieuse, comme en témoigne l'observation précédente, ce qui confirme l'opinion que la délimitation entre ces formes est plus tranchée en théorie qu'en fait.

L'anxiété proprement dite est accompagnée de réactions motrices et mentales, d'inquiétude, d'agitation. Le malade ne peut rester en place, va de droite et de gauche, cherche, veut savoir, veut s'expliquer la douleur qui le tourmente. Il pousse des cris, des gémissements, demande ce qu'il a fait pour souffrir ainsi, sanglote, se lamente. Dans les cas de mélancolie simple, cette anxiété et ces gémissements ne s'accompagnent pas d'idées délirantes : c'est un état affectif pur que le malade ne peut expliquer par des motif d'ordre intellectuel. Mais le plus souvent le délire s'organise et la mélancolie anxieuse revêt la forme de la mélancolie délirante [1].

B. — Mélancolie délirante.

J'étudierai simplement ici, et à un point de vue purement clinique les principales idées délirantes et les caractères du délire mélancolique.

a. Contenu du délire. — Les idées délirantes sont, les unes constantes chez presque tous les malades, les autres plus accidentelles.

On observe presque toujours des *idées d'indignité et d'humilité :* le malade s'estime indigne de vivre, il ne mérite pas le pain qu'il mange, les soins qu'on lui donne. Ces idées s'accompagnent rapidement d'*idées de culpabilité et d'auto-accusation*. Il est un misérable

1. Je n'ai étudié ici l'anxiété que d'une façon toute superficielle, j'ai rejeté les détails plus précis et les développements plus considérables au chapitre de Psychologie pour éviter les redites.

qui a commis des fautes sans nom, des crimes pour lesquels il ne saurait exister de pardon; l'une s'accuse d'avoir manqué d'égards pour sa mère, de s'être mal tenue à l'église, d'avoir commis un sacrilège ; l'autre de ne pas mériter l'argent qu'il gagne : une troisième malade d'avoir trompé son mari en pensée. Parfois il s'agit de fautes insignifiantes, réellement commises par le malade, mais qu'il juge si graves, qu'il n'est pas de châtiment capable de les expier. Parfois ce sont des crimes imaginaires, qu'il ne peut pas préciser : « J'ai commis tous les crimes », répond-il à toute demande d'explications. Parfois encore l'auto-accusation revêt une forme pour ainsi dire négative, celle d'une protestation contre une culpabilité imaginaire, le malade cherchant à se disculper des accusations dont il se croit l'objet. Parfois encore l'auto-accusation ne revêt pas tant la forme d'une idée que celle d'un sentiment vague, imprécis, mal formulé. Julie s'accuse de commettre des crimes pendant la nuit : elle n'en a aucune preuve certaine, mais « elle a en elle un pressentiment qu'elle doit mal faire, quoiqu'il n'y ait rien en elle qui lui permette de l'affirmer[1]. »

Observation II. — Julie, soixante-six ans, entrée à la maison de santé de Ville-Evrard (service de M. le Dr Sérieux), le 7 juin 1902.

A. H., père mort à quatre-vingt-deux ans : pas de troubles mentaux.

Mère âgée de quatre-vingt-sept ans, bien portante.

Un frère et une sœur vivants et bien portants.

Deux filles . l'une morte à l'âge de vingt-deux ans, troubles mentaux indéterminés.

L'autre vivante et bien portante.

1. Je reviendrai avec plus de détails, dans mon étude psychologique, sur ce point qui me paraît éclairer la psychogenèse du délire.

A. P., n'aurait jamais été malade : habitudes éthyliques anciennes (prenait des liqueurs, de la chartreuse, etc.).

En septembre 1900, à la suite d'une grippe, découragement, fatigue, idées noires, pensées de suicide, état qui dure environ trois mois, suivi de guérison.

En avril 1902, Julie reçoit sa mère chez elle. Au début de ce séjour, elle est gaie, heureuse de voir sa mère, puis au bout de peu de temps, elle se sent fatiguée, s'ennuie, se décourage, prie alors sa mère de retourner chez elle, car elle se dit trop souffrante pour continuer à la recevoir. Sa mère partie, elle s'accuse d'avoir mal agi avec elle, se lamente, et, sous l'influence du remords, tente de s'empoisonner, en absorbant un flacon de laudanum. Sa fille, à la suite de cette tentative, la prend chez elle. Un jour, en rentrant de la messe, la malade s'accuse d'avoir eu à l'église une conduite inconvenante, de s'être appuyé les coudes sur les genoux, d'avoir fait les gros yeux à un enfant. Ses lamentations, ses remords croissant sans cesse, l'internement est décidé.

A l'entrée : état de profonde tristesse avec crises très fréquentes d'anxiété.

Idées délirantes multiples. Idées de culpabilité : elle n'a pas entouré sa mère des soins filiaux qui lui étaient dus ; elle a commis un sacrilège dans une église. Idées de damnation et de possession : sans doute elle est possédée du démon ; ce ne peut-être que le démon qui lui a fait commettre ce sacrilège, qui lui a fait avaler une fiole de laudanum pour la punir d'avoir mal agi avec sa mère. Le démon est d'ailleurs en elle : elle le sent aux mouvements bizarres qu'elle éprouve dans le ventre et dans les reins ; elle « est enceinte du démon ».

Sentiment continuel de fatigue, de lassitude, d'impuissance physique et mentale ; elle se sent plongée dans un état de stupeur, elle est incapable de faire ce qu'elle veut.

Etat de frayeur presque continuel : tous ses crimes doivent être expiés par les pires châtiments ; on l'a mise à la maison de santé pour y être punie comme elle le mérite ; elle vit dans l'attente d'un malheur prochain, quoique indéterminé. Interprétations fausses multiples ; quelques hallucinations ; on dit sur son passage : « Voleuse, voleuse abominable. »

Idées de suicide et impulsions au suicide.

Ces idées persistent pendant tout le temps que nous observons la malade, c'est-à-dire jusqu'en décembre 1903 : quelques autres de même tonalité se sont greffées sur les premières : c'est ainsi que Julie ne parle plus tant des crimes commis avant son entrée, que de ceux qu'elle prétend commettre toutes les nuits, elle ne sait lesquels, mais elle comprend qu'ils doivent être épouvantables par la fatigue qu'elle éprouve le matin, par les remords dont elle est accablée.

Des idées de transformation sont en outre apparues : tout son corps se transforme, se dessèche, elle se sent des os partout, c'est le commencement de l'expiation prévue.

L'état affectif reste le même : état de dépression profonde, avec crises anxieuses par intervalles ; ces crises ont cependant diminué dans les derniers temps où j'observais Julie[1].

On voit, par l'observation précédente, que les idées de culpabilité s'accompagnent de *remords* qui contribuent à renforcer l'anxiété.

Il n'est pas de châtiment capable d'expier les crimes commis et le sujet vit dans l'attente continuelle des tourments qu'il va supporter : tantôt le châtiment est déjà commencé, et le plus souvent, comme dans le cas précédent, il s'agit d'une *transformation* de la personnalité ; tantôt il va se produire incessamment et le malade croit qu'on va le martyriser, qu'on le guillotinera, qu'on le coupera en morceaux, qu'on l'enterrera vivant, qu'on le jettera dans la fosse au fumier, qu'on le fera dévorer par des fourmis..., etc. Parfois il s'imagine que toute sa famille doit porter le poids de sa faute, que l'on tuera sa femme, que l'on martyrisera

1. Je ne donne ici qu'un résumé fort succinct : les observations se trouvent complétées par l'analyse plus détaillée des troubles mentaux que l'on trouvera dans l'étude psychologique.

ses enfants : c'est pour les soustraire à cette triste éventualité que l'on voit des mélancoliques donner la mort à leurs enfants, avant de se tuer eux-mêmes.

Les *idées de ruine* sont fréquentes : le malade a tout perdu, sa fortune, sa position ; si on le met dehors, il ne saura où aller : c'est là ce qu'il redoute pardessus tout, et il épie, il examine anxieusement la physionomie de ceux dont il croit que dépend sa destinée.

Observation III. — Marthe, soixante-quinze ans, entrée le 27 mai 1903. Service de M. le Dr Sérieux.

A. H., inconnus.

A. P., avarice sordide.

Après la mort de sa sœur, en 1902, devint préoccupée et triste, gémit sans cesse : on la place alors dans une maison de santé. Pendant ce séjour, elle manifeste quelques idées de ruine ; en mars 1903, apparaissent des crises d'anxiété d'une extrême violence : Marthe se croît absolument sans ressources, et s'attend sans cesse à être jetée à la porte toute nue dans le bois de Vincennes, « au milieu des assassins ».

C'est dans cet état qu'elle entre à Ville-Evrard. La malade est dans un état de terreur intense, elle répète qu'on va la chasser, la livrer aux assassins, l'enfermer dans une chambre où elle sera dévorée par les fourmis. Elle est totalement ruinée, sans un sou ; elle ne sait pas où elle irait, si on la renvoyait, elle n'a plus de domicile, toute sa fortune a disparu.

Ce sont là les idées qui dominent la scène, soutenues par l'anxiété. Si on interroge la malade, elle finit par avouer quelques idées de culpabilité ; tout cela est le résultat d'un châtiment ; elle a commis des fautes qu'elle ne peut définir et en a du remords ; « tout cela se paiera dans la vie future. » Les auto-accusations sont vagues : elle croit avoir trompé jadis le fisc sur des droits de succession ; elles passent au second plan dès qu'on abandonne la malade à elle-même.

En dehors des crises d'anxiété, état de méfiance et de crainte. Marthe ne dort pas la nuit : debout, en chemise, elle surveille, à sa porte, ce qui se passe au dehors :

l'anxiété reparaît dès qu'elle entend un bruit anormal, car elle s'imagine immédiatement que l'on s'apprête à la chasser.

Les interprétations délirantes sont nombreuses : les raies du parquet, des dessins sur une assiette, un rayon de soleil qui joue sur un carreau, tout cela a une signification : elle ne sait exactement ce que cela veut dire, mais elle y voit un motif de crainte, d'appréhension et elle en gémit. Elle saisit dans le moindre geste une preuve de son proche départ ; tout le monde se conduit mal avec elle ; on ne lui témoigne aucun égard ; l'hôtesse (elle appelle ainsi la surveillante du pavillon) veut se débarrasser d'elle, parce qu'elle ne peut pas payer ; les bonnes la maltraitent ; elle voit à leurs regards qu'elles vont la mettre dehors ; tout le monde se fait des signes, s'entend contre elle.

Ce sont là des *idées de persécution*, idées assez fréquentes chez les mélancoliques, mais qui, comme on le voit, revêtent une tonalité particulière. Les malades croient que l'on parle mal d'eux, que l'on fait des allusions désobligeantes à leur malheureux état ; on leur fait des reproches ; on leur fait honte de la nourriture qu'ils absorbent. On n'a aucun égard pour eux : on les traite comme s'ils étaient des domestiques. On leur fait accomplir des actes qui doivent les perdre ; on veut les chasser, se débarrasser d'eux, etc. Mais toutes ces persécutions, toutes ces méchancetés sont méritées : le malade les accepte patiemment, il s'y résigne ; parfois même il les considère comme légitimes, quoique exagérées : il doit supporter les conséquences des fautes qu'il a commises.

Parfois, cependant, l'idée de persécution n'est pas rattachée à une culpabilité imaginaire. Le malade croit qu'on lui en veut, qu'on cherche à le faire disparaître, sans savoir pourquoi on agit ainsi vis-à-vis de lui.

Dans certains cas enfin, comme chez Albert, après

une phase d'idées de culpabilité et d'expiation, celles-ci passent au second plan, laissant au premier des idées de persécution.

Mais dans tous ces cas, ce qui caractérise le malade, c'est l'attitude triste, déprimée, passive : le mélancolique persécuté ne réagit pas contre ses persécuteurs, il accepte les allusions blessantes, les mauvais procédés dont il se croit l'objet, il s'y résigne ; il reste humble ; et, s'il cherche à échapper à son sort, ce n'est pas en frappant ses ennemis, mais en se frappant lui-même.

Observation IV. — Albert, cinquante-sept ans, entré le 2 mars 1903 (service de M. le Dr Sérieux) ; ingénieur.

A. H., nuls.

A. P., paludisme dans sa jeunesse.

En 1890, affection oculaire indéterminée, caractérisée par de l'amblyopie : recouvre la vue à la suite d'un traitement mercuriel (le malade ne se souvient pas d'avoir eu la syphilis).

Caractère sombre ; très affecté par la mort de son père en 1866, de sa sœur en 1870, enfin de sa maîtresse morte aliénée en 1874. A toujours été un timide et un craintif, voyant l'avenir sous de sombres couleurs, inquiet du lendemain, craignant sans cesse de mécontenter ses patrons. En 1890, craint de perdre la vue, et dit alors que si ce malheur arrivait, il se tuerait. Ayant éprouvé quelques déceptions dans son métier, il est obsédé par l'idée qu'on lui a fait du tort, et en parle sans cesse.

Vie sobre et régulière.

En octobre 1901, il éprouve une grande lassitude physique et mentale, accompagnée d'insomnie et de perte d'appétit : tout travail lui devient pénible : il n'assemble plus ses idées qu'au prix des plus grands efforts. Il se croit alors perdu, se dit qu'il va perdre sa situation, que jamais plus il ne pourra rien faire : il pense au suicide. Après trois mois passés dans cet état de découragement, il se remet peu à peu au travail, lorsqu'au mois de mars 1902, il redevient plus sombre, répète sans cesse qu'il se fera sauter la cervelle dès qu'il verra ses facultés décliner.

En octobre 1902, à la suite d'une déception, l'incapacité de travailler devient absolue, l'inquiétude est continuelle : le 13 octobre, persuadé qu'il est perdu, il se tire un coup de revolver dans la bouche, et immédiatement après se précipite par la fenêtre et se fracture la cuisse. Après cette double tentative avortée de suicide, l'état mental s'aggrave encore, l'anxiété est continue, les idées délirantes apparaissent ; il se reproche d'avoir voulu se tuer, il s'accuse, son patron continuant à lui payer son traitement, de toucher un argent qui ne lui est pas dû, d'être un voleur ; il croit sans cesse qu'on va venir l'arrêter : sous l'empire de ces idées, il tente de s'ouvrir la gorge en janvier 1903.

Albert, lorsqu'on l'amène à Ville-Evrard, est triste, sombre, déprimé, légèrement inquiet ; il n'exprime ses idées délirantes qu'avec de nombreuses réticences ; il est un voleur ; son patron a voulu lui tendre un piège en continuant à lui payer son traitement ; il est tombé dans ce piège ; il a compromis sa femme, il est persuadé qu'on la rendra responsable de la faute qu'il a commise. Il s'alimente difficilement, car il s'imagine qu'il ne gagne pas le pain qu'il mange, et qu'on lui reproche de le prendre.

En mars, un accès d'anxiété d'une violence extrême apparaît. Albert refuse toute nourriture. Sans cesse debout, il va, vient, écoute, interprète le moindre bruit, demande sa femme, croit qu'on l'arrête, répète : « Ma pauvre femme, ma pauvre femme, on l'a assassinée, on l'a coupée en morceaux. » Il a beau voir sa femme ; dès qu'elle est partie les mêmes craintes anxieuses reparaissent.

Cet état dure environ quinze jours, au bout desquels plus calme, il reste inquiet, interrogeant les physionomies, craignant d'y voir l'annonce du malheur qu'il croit devoir le frapper.

Ses idées de culpabilité disparaissent peu à peu, il craint moins pour sa femme ; mais il est méfiant, il prétend à la fin de 1903 et pendant l'année 1904 que les autres malades font des allusions désobligeantes à son état ; on lui fait comprendre qu'il ne doit pas manger (il s'alimente uniquement avec du pain sec et du lait) ; un jour il se plaint que le lait qu'il boit a une odeur bizarre, et il laisse entendre que c'est un malade qui lui a joué ce tour ; un autre jour, il prétend avoir trouvé deux crottes de souris dans son bain, mises évidemment par méchanceté ; les malades agités le sont volontairement pour le tourmenter ; un d'entre eux, un dément précoce, est chargé tout spécialement d'être désagréable pour lui. Néanmoins il ne réagit pas, ne se plaint jamais spontanément des tracasseries auxquels il sert de but : il les accepte, il s'y résigne ; jamais il n'a fait la moindre menace à aucun de ses prétendus persécuteurs.

A côté de ces idées délirantes qui reflètent des préoccupations d'ordre moral, il en est d'autres qui résultent de l'interprétation de phénomènes physiques, que le malade ressent véritablement ou croit ressentir. Parmi elles se trouvent fréquemment des *idées hypochondriaques*, que le malade unit d'ailleurs à ses autres préoccupations délirantes ; il se croit atteint de maladies incurables et s'accuse de contagionner tous ceux qui l'entourent ; l'idée hypochondriaque s'amalgame alors avec l'idée de culpabilité, comme le montre l'observation suivante :

Observation V. — Paul, cinquante ans, cultivateur, entré à Ville-Evrard (service de M. le Dr Sérieux) le 15 juin, sorti le 31 juillet 1903.

A. H., mère, colères très violentes.

Sœur débile.

Oncle maternel, paralysie agitante.

A. P., né d'un père âgé de plus de soixante ans.

Tendances hypochondriaques ; se croyait perdu à la moindre indisposition.

Il y a seize ans, à la suite de la mort d'un enfant, crise émotive au cours de laquelle il gémit, se lamente, marchant au hasard, appelant son enfant, très égaré.

Il y a deux ans, sa femme étant restée auprès de sa fille plus longtemps qu'il ne le désirait, il se désespère, prétend qu'il perd la tête, qu'il va devenir fou.

En 1902, sa femme remarque qu'au moment de la moisson, il devient sombre, soucieux, néglige son travail.

Le 12 octobre, allant chez sa mère gravement malade, il s'enfonce par maladresse une baleine de son parapluie dans l'oreille et se perfore le tympan. Cet accident l'affecte beaucoup, il dit à sa femme : « J'ai attrapé le coup de la mort. » Obligé de garder le lit, il commence à se désespérer, s'imagine qu'il ne guérira jamais. Puis apparaissent des crises d'anxiété extrêmement violentes avec oppression, tremblement de tous les membres, dérobement des jambes, cris, frayeur intense.

En février 1903, se sentant amélioré, Paul essaie de reprendre son travail ; mais, atteint de grippe peu après, il prétend avoir une méningite, une maladie de cœur ou de poitrine. Sa femme l'engageant à voir un médecin aliéniste, il dit qu'elle veut se débarrasser de lui, mais ajoute que c'est justice, car il est atteint d'une maladie contagieuse qui va se propager autour de lui. Sous l'empire de ces idées délirantes, il absorbe deux grands verres d'eau-de-vie, pensant ainsi se donner la mort.

A l'entrée, Paul est triste ; il expose qu'il est atteint d'une maladie mortelle ; il est phtisique et syphilitique ; il répand ces maladies autour de lui.

Interprétations délirantes ; il surprend dans ce que disent les autres pensionnaires des allusions à son propre état ; ils lui font comprendre qu'il a la vérole.

Il se lamente, il est perdu et il répand la mort autour de lui ; pour cette faute, on va se débarrasser de lui, le tuer, le couper en morceaux.

Tout à coup éclatent des crises d'anxiété d'une violence extrême ; le malade, en proie à une grande frayeur se laisser tomber à terre, et là, oppressé, crie : « Je vais mourir, je vais mourir. »

Idées de suicide.

Cet état s'améliore rapidement : le 9 juillet Paul n'est plus anxieux ; il rit volontiers, se rend compte de la fausseté de ses idées passées, espère une guérison rapide.

Il sort à la fin de juillet, très amélioré.

Plus souvent les idées hypochondriaques affectent la forme d'*idées de transformation*. « Tout mon corps se transforme, dit Julie ; je ne suis plus comme j'étais autrefois, je ressens en moi des mouvements nerveux ; j'ai des os en certains endroits, et je ne les avais pas autrefois ; tout est obstrué : je deviens un monstre. » Les malades sentent leur propre personnalité physique se transformer progressivement : ils ne savent ce qu'ils vont devenir, une bête, un monstre, un être hideux qu'ils ne sauraient nommer. Ces transformations sont d'ailleurs rattachées le plus souvent par eux à leurs idées de culpabilité : elles sont le juste châtiment des fautes qu'ils ont pu commettre.

Observation VI. — Valentine, quarante-sept ans, entre dans le service de M. le Dr Sérieux le 30 mars 1900.

A. H., inconnus.

A. P., a toujours été nerveuse.

Dans sa jeunesse, broncho-pneumonie avec complications cérébrales. Chlorose.

Troubles gastriques fréquents.

En 1871, accès de dépression simple qui dure quelques mois et se termine par la guérison.

A la suite de la mort de son mari, survenue peu de temps avant l'époque de sa ménopause (elle a cessé d'être réglée en octobre 1899), elle se voit obligée de s'occuper d'affaires, qu'elle ignorait ; elle éprouve quelques craintes devant l'avenir et se dit qu'elle ne sera peut-être pas à la hauteur de sa tâche. La mort de sa belle-mère augmente ses inquiétudes et provoque un certain degré d'anxiété.

Valentine accuse alors des troubles variés, et exprime avec exactitude le sentiment de son état de dépression ; toutes ses idées sont confuses, tous ses souvenirs lointains, elle ne sait plus rien, elle n'éprouve plus aucun chagrin de la mort de son mari.

Les idées de suicide apparaissent en octobre 1899 ; en janvier 1900, elle avale du pétrole, du laudanum, essaie de s'étrangler à l'aide de rubans et de cordes, s'enfonce les doigts, un tire-bouchon dans la bouche, cherche à mettre le feu à ses robes.

Conduite à l'asile, elle présente alors un état de dépression simple, avec quelques vagues idées de ruine ; ce qui domine la scène, c'est une sensation d'arrêt psychique, accompagnée d'un sentiment pénible.

L'état va s'améliorant, et en juin 1900, on considérait Valentine comme guérie.

Mais en septembre, elle redevient sombre, l'anxiété reparaît et, dans la nuit du 15 au 16, elle casse un verre et tente d'en avaler les morceaux.

Puis en novembre apparaissent des interprétations délirantes ; elle pense que l'état dans lequel elle se trouve est le résultat d'une malédiction, d'un sort que lui a jeté une personne de sa famille. A cette époque, l'anxiété devient très intense et s'accompagne d'idées de transformation (la malade est changée en lapin, elle a la peau ratatinée comme un lapin), d'idées de damnation (le démon est dans son âme, et va la conduire directement en enfer), puis d'idées de culpabilité (elle s'accuse d'avoir, les jours précédents, maudit la maison.) La pensée que cette malédiction peut retomber sur elle et sur sa famille augmente encore sa terreur et son anxiété.

Le sentiment de son arrêt psychique, des troubles variés de la cœnesthésie vont contribuer à renforcer en elle ces idées; elle n'est plus Valentine ; elle ne sait plus ce qu'elle est, mais elle n'est plus un être humain ; son cœur, son estomac, sa bouche, ses gestes ne sont plus comme autrefois, sa taille a diminué, elle ne mange plus de la même façon, il y a en elle un grand « rétrécissement intérieur ». Elle subit à chaque instant des transformations nouvelles, et ces transformations aboutissent toujours à un état plus mauvais que le précédent. Tout cela est le résultat du crime qu'elle a commis en maudissant cette maison.

Cet état reste le même en 1901 et 1902 ; la malade est déprimée, délirante et anxieuse, lorsqu'en octobre 1902 la dépression atteint la stupeur : Valentine ne parle plus spontanément, ne remue plus, elle ne répond que rarement ou avec une extrême lenteur : l'incite-t-on à se mouvoir, elle ne le fait qu'en manifestant une indécision très grande : ses mouvements sont d'ailleurs très faibles et très peu étendus ; elle est gâteuse, ne s'alimente pas spontanément. Les idées délirantes persistent, mais n'apparaissent d'une façon active que lorsque la stupeur fait place à l'anxiété. Ce sont toujours des idées de transformation et de culpabilité, accompagnées de tentatives de suicide.

Les *idées de possession* sont fréquentes chez ces malades et sont une forme des idées de transformation : Valentine, Julie en expriment. Les malades croient sentir en eux une personnalité étrangère qui parle par leur bouche, domine leur volonté, remue dans leur corps, qui bref s'est substituée à leur personnalité primitive.

Les idées de transformation, au lieu de porter sur la personnalité du malade, peuvent porter sur les personnes ou les choses qui lui sont extérieures. La forme embryonnaire de ces fausses conceptions est exprimée par une malade de Dumas : « Je vois tout dans un nuage, les choses ne sont plus comme elles étaient autrefois et moi non plus. » Tout est changé autour du sujet, tout ce qui l'entoure est différent de ce qu'il voyait jadis : le soleil est plus pâle, il n'a plus de rayons. « Je ne suis plus sur la terre, quoique ici tout ressemble à la terre, quoique tout soit fait en terre, et cependant ce n'est pas pareil, c'est différent. » Ils ne reconnaissent plus leurs parents, ils concèdent que les personnes, qui se disent leurs parents, ont bien les mêmes traits qu'eux, la même démarche, le même aspect général, la même attitude, la même voix, ces personnes savent des choses que seuls leurs parents peuvent savoir, et cependant ils se refusent à les considérer comme tels.

Sous leur forme extrême, les idées de transformation aboutissent aux *idées de négation*, idées décrites jadis par Cotard sous le nom de *délire des négations*.

Cotard[1], en effet, compare le délire des négations au délire de persécution de Lasègue et lui décrit les caractères suivants :

1° Anxiété mélancolique ;

2° Idées de domination et de possession;

3° Propension au suicide et aux mutilations volontaires ;

4° Analgésie;

5° Idées hypochondriaques de non-existence ou de destruction des divers organes, du corps entier, de l'âme, de Dieu;

6° Idée de ne pouvoir mourir.

Dans un second mémoire[2] Cotard fait sortir le délire de négation du délire mélancolique, par l'évolution suivante :

Au début, hypochondrie morale : sentiment éprouvé par le malade de ne plus être le même que jadis (il perd ses facultés, il devient un incapable).

Puis apparaissent l'anxiété, les gémissements ou la stupeur, les idées d'indignité, de culpabilité; enfin les idées de négation.

La réalité du délire de Cotard a été niée par certains auteurs (Camuset, Garnier, Charpentier[3]), admise par beaucoup d'autres (Régis, Falret, Séglas)[4]. En fait, ces derniers n'ont considéré ce délire que comme un syn-

1. Cotard. *Du délire hypochondriaque dans une forme grave de mélancolie anxieuse.*

2. Cotard. *Le délire des négations.*

3. Congrès de Blois, 1892. Rapport de Camuset. Comptes rendus des discussions.

4. Séglas. *Le Délire des négations.*

drome, qui éclôt au cours de l'évolution de la mélancolie. Aussi, tout en admettant la réalité des idées de Cotard, ne verrai-je avec eux dans les idées de négation qu'un groupe d'idées délirantes apparaissant chez certains mélancoliques, à une période déjà avancée de l'affection.

Les idées de négation portent soit sur la personnalité même du malade, soit sur le monde extérieur.

Dans le premier cas, les malades croient ne plus exister, être de véritables cadavres : ils ne sont plus rien, ils ne sentent plus ni le chaud ni le froid, leur cœur ne bat plus, ils n'ont plus de sang, plus de nerfs, plus de chair, plus d'os. Un de mes malades s'appelle lui-même : « Rien du tout » ou bien « Deux pieds ». « Qu'est-ce que tout cela ? dit-il en se frappant la poitrine, un bout d'os desséché » ; il demande que l'on creuse un « tout petit trou pour y mettre tout ça ». Il parle de lui-même comme d'une personne qu'il a jadis connue, mais de l'existence de laquelle il doute : il cite avec une visible satisfaction les mérites de cette personne, et cela pour montrer qu'une ordure, qu'un rien du tout comme lui n'a rien de commun avec elle.

Observation VII. — Rachel, soixante-deux ans, entre à Ville-Evrard (service de M. le Dr Sérieux) le 22 juin 1898.

A. H., père, hémiplégie.

Cousine idiote.

A. P., aurait eu une fièvre typhoïde (?) à l'âge de sept ans.

Depuis le début de 1897, interprétations délirantes ; elle se trouve plus mal vêtue que tout le monde, suppose que l'on se moque d'elle, vérifie constamment son armoire, fouille sa bonne ; puis surviennent des idées de ruine (elle n'a plus de robes, plus de chemises, plus rien) enfin des idées de suicide : « Suicidons-nous tous les deux, dit-elle à son mari, tous les malheurs nous attendent », et elle essaie un jour de se donner un coup de couteau.

A l'entrée : anxiété extrême, elle jette des regards effrayés autour d'elle, répète qu'elle est ruinée, craint qu'on ne l'empoisonne, proteste qu'elle n'a jamais fait de mal à personne.

En janvier 1899, apparaissent des idées hypochondriaques et des idées de transformation corporelle ; elle rend des lambeaux de chair par la bouche, elle n'a plus de gorge, son estomac est brûlé ; elle ne peut plus tenir sur ses jambes, elle ne peut plus parler, elle est défigurée, elle est un monstre.

En 1900, les idées de négation commencent à apparaître : « Je ne sais pas si j'existe, dit-elle, je n'ai plus rien, je ne perçois plus rien ; j'ai une paralysie du cerveau, je n'ai plus de mémoire. » Son intestin est détaché de l'anus, aussi ne peut-elle pas digérer : tout ce qu'on l'oblige à manger se répand dans ses membres et les alourdit : « On m'a crevé l'intestin, dit-elle ; on m'a disloqué tout le corps, on m'a brûlé les nerfs visuels, je n'y vois plus. Voyez mon nez, il ne tient plus. On m'a cassé les dents, on m'arrache les chairs, je n'ai plus de sang ; mes os, ma peau sont desséchés. Je n'ai plus d'expression, je n'ai plus de mémoire, je n'ai plus rien. Je suis un animal blessé ; on m'a animalisée. » Tous ces maux remontent à une opération qu'elle a subie dans sa jeunesse : elle avait à la tête une loupe adhérente à l'os ; pour l'arracher, on a fait éclater un os et on lui a brûlé la cervelle.

Les idées de négation, en 1901, sont complètement développées : elle rapetisse tous les jours, elle a mis soixante ans à fondre, elle n'est qu'un « fondant », elle a vécu soixante ans sans le savoir ; à mesure qu'elle vivait, elle n'existait plus.

A ces idées de négation s'ajoutent quelques idées d'éternité : elle ne mourra pas, car elle n'est plus rien, elle se consumera toute vivante.

L'intelligence est affaiblie : les mêmes plaintes reviennent d'une façon monotone et stéréotypée, bien que la malade ne soit plus anxieuse ; elle gémit, piétine sur place, répète toujours les mêmes phrases, présente une diminution très notable de l'affectivité. Tel est son état lorsque je cesse de la voir en 1903.

Dans le second cas (idées de négation portant sur le monde extérieur), le malade prétend que rien n'existe plus en dehors de lui : « Le monde s'est effondré le 28 avril 1892, — dit une malade de Séglas et Sourdille[1], — il y a des siècles, des millions, des milliards, des centaines de milliards de siècles ; les personnes qui l'entourent sont mortes. « Ils ne ressemblent pas, il est vrai, à de vrais morts, bien qu'ils aient les yeux changés, ils ont l'air de gens vivants et cependant ils sont morts... Des jours? il n'y en a plus, plus d'années, plus de siècles. Il n'y a rien... Tout ce qui existe, n'existe pas ou plutôt tout ce qui existe, existe, mais tout ce qu'on voit n'existe pas, il n'y a que moi qui existe. » « Le ciel est tombé, nous dit Jeanne, la nature est tombée, le monde est mort », et elle énumère tout ce qui a été détruit : « Paris n'existe plus, il n'y a plus de maisons, il n'y a plus de juges à Paris, il n'y a plus de jeunes filles, elles ont toutes été pulvérisées, elles ont toutes été changées en pierre. La vie n'existe plus. »

Ces deux formes d'idées de négation ne coexistent pas toujours. Rachel n'a jamais nié que sa propre existence, et Jeanne, dont voici l'observation, se contente de nier celle de ce qui l'entoure.

Observation VIII. — Jeanne, quarante-huit ans, entrée à Ville-Evrard (service de M. le Dr Sérieux) en novembre 1902.

Fort peu de renseignements sur le début de l'affection. A l'entrée, la malade est très anxieuse et accuse des idées de négation et de culpabilité qui persistent pendant tout le temps que nous la suivons.

« Le ciel est tombé, prétend Jeanne, la nature est tombée ; tout est changé, tout est transformé, tout le monde est

1. *Annales médico-psychologiques*, mars-avril 1892.

mort. » Tout ce qui l'entoure a diminué de taille, tout s'est rapetissé, tout est triste. Rien n'existe plus, hors l'asile; peut-être Paris existe-t-il encore, mais il est très réduit; certainement l'Allemagne, l'Italie, l'Autriche n'existent plus. Il y avait autrefois de nombreuses pensionnaires autour d'elle : elles ont toutes disparu, précipitées dans la cave, probablement transformées en pierre.

C'est elle-même qui est coupable de tant de maux : depuis sa naissance elle est un monstre qui n'a fait que le mal; elle a fait périr tout le monde; elle se demande si sa famille n'avait pas commis quelque crime, ce qui expliquerait la fatalité qui pèse sur elle.

Elle demande la mort, cherche elle-même à se la donner, car elle pense que si elle disparaissait, le monde serait délivré.

L'état de la malade s'améliore légèrement pendant les mois d'octobre, novembre et décembre 1904; Jeanne n'est plus anxieuse, elle expose toujours les mêmes idées délirantes, mais en souriant souvent et paraissant n'y attacher qu'une foi restreinte; elle en comprend l'absurdité, s'écrie souvent : « Est-ce stupide d'avoir des idées semblables, de penser que tout le monde est ainsi !... Et cependant cela est ! ajoute-t-elle. »

L'anxiété reparait en janvier 1905 ; sa terreur est intense. Elle a détruit tout l'univers, grâce à sa puissance diabolique. Le ciel n'est plus à sa place, il n'y a plus de nuages, plus d'espace. Les jours diminuent ; il ne restera bientôt plus que son propre corps. Elle détruit tout ce qu'elle touche, etc.

Lorsque je cesse de suivre cette malade, son état est toujours identique.

Les *idées d'immortalité*, *d'éternité*, *d'énormité*, accompagnent souvent les idées de négation : les souffrances du malade dureront éternellement, il ne mourra jamais; son châtiment se continuera pendant toute l'éternité. Ces conceptions, on le voit, sont toujours empreintes du caractère général de la douleur morale et de la dépression mélancolique; elles sont l'ultime conséquence des idées de culpabilité et de négation.

b. Caractères du délire. — Les caractères du délire mélancolique sont peut-être plus importants à considérer que son contenu, au point de vue du diagnostic : en effet les idées délirantes, que je viens de décrire, peuvent se rencontrer dans d'autres affections, mais elles n'y revêtent pas l'aspect spécial à la mélancolie.

Séglas[1], qui a fort bien décrit le délire mélancolique, lui assigne les caractères suivants :

C'est un délire *secondaire :* comme je le montrerai plus loin, il naît toujours secondairement à un accès d'anxiété.

Il est toujours *pénible :* la dépression, la tristesse, l'anxiété et tous les sentiments qui dérivent de ces émotions principales, forment la tonalité fondamentale de l'humeur du mélancolique et imprègnent toutes ses conceptions.

Il est *monotone* et *fixe :* il ne se développe que peu. Les conceptions délirantes sont pauvres, peu variées : le malade répète toujours les mêmes plaintes, pousse les mêmes gémissements, s'accuse des mêmes crimes. La monotonie augmente avec l'anxiété.

C'est un délire d'*humilité :* le mélancolique reste humble, passif, résigné : il accepte tous les maux qui le frappent; il se révolte rarement contre eux.

Il est *centrifuge* et *divergent :* le malade s'accuse et n'accuse jamais : il se considère comme la cause des maux qui atteignent ceux qui l'entourent : il regarde tous ceux qui le frappent comme justes et mérités. Le délire du mélancolique s'oppose par ce caractère au délire du persécuté qui accuse les autres des maux qu'il souffre, et qui se considère comme une victime, que l'on maltraite injustement.

1. Séglas. *Le Délire des négations. — Leçons cliniques sur les maladies mentales.*

Enfin, c'est un délire d'*attente :* le malade est dans l'attente continuelle des maux qu'il pressent et qui vont l'atteindre : c'est là un caractère de l'anxiété sur lequel je reviendrai en étudiant la douleur morale.

Les idées délirantes et la douleur morale engendrent certains modes de réaction particuliers à ces malades.

Le *refus d'aliments* est fréquent et reconnaît plusieurs causes : d'abord les idées de suicide, puis souvent aussi les idées d'indignité (le malade se croit indigne de prendre de la nourriture, il ne gagne pas le pain qu'il mange) ; les idées de transformation (ce sont les aliments qu'elle prend qui fait d'elle un être sans nom, dit Valentine) ; enfin les idées de persécution (on met dans leurs aliments des drogues, du poison, de la pourriture, des excréments, etc.).

Les *auto-mutilations* sont assez fréquentes : certains malades, pour se mortifier, en expiation de leurs crimes, se coupent les seins ou les parties sexuelles.

Mais le mode de réaction le plus constant est le *suicide*. Les tentatives de suicide sont fréquentes et variées. Elles sont aveugles et irréfléchies ; le mélancolique anxieux est poussé au suicide, et il emploie tous les moyens qu'il trouve à sa disposition, les plus puérils aussi bien que les plus efficaces. C'est sous le coup de fouet de l'anxiété que se développent les impulsions au suicide : l'attente anxieuse est le facteur déterminant le plus apparent. On voit alors les malades se cogner la tête contre les murs, se précipiter par la fenêtre, se pendre, s'ouvrir la gorge, se tirer un coup de revolver ou de fusil, avaler un poison, etc... Quelquefois même les diverses tentatives sont associées chez le même malade, tel Albert qui, après s'être tiré un coup de revolver dans la bouche, se précipite par la fenêtre.

Le suicide est parfois précédé d'homicide : le malade tue ou tente de tuer sa femme et ses enfants avant de se donner à lui-même la mort, parce qu'il craint que la honte ou le châtiment, qu'entraînent ses prétendus crimes, ne s'étendent à toute sa famille.

Les *hallucinations* sont assez peu fréquentes dans la mélancolie. Contrairement à l'opinion de Michéa, qui les constatait dans 62 p. 100 des cas, de Griesinger et de Baillarger, qui signalaient la fréquence des troubles hallucinatoires dans la mélancolie avec stupeur, les auteurs modernes, et parmi eux M. Séglas, n'ont pas trouvé que les hallucinations soient nombreuses dans la mélancolie. Ce désaccord s'explique par le rétrécissement graduel du cadre de la mélancolie, les auteurs anciens englobant sous cette dénomination tous les états de confusion, où les troubles hallucinatoires de nature pénible se rencontrent très souvent. En outre, nous distinguons, plus soigneusement qu'on ne le faisait autrefois, les hallucinations des illusions et des interprétations fausses, et nous ne considérons comme troubles hallucinatoires que ceux où l'image mentale est nettement extériorisée.

Je n'ai rencontré que fort peu souvent des hallucinations chez les mélancoliques. Lorsqu'elles existent, il s'agit d'hallucinations auditives peu variées : c'est un mot, une phrase reflétant ses préoccupations constantes, qui sont entendus par le malade.

Parfois une idée, un mot surgissent subitement dans leur esprit, en dehors du courant des associations normales, s'imposent à eux avec force et, bien qu'ils ne soient pas extériorisés, revêtent l'aspect de troubles hallucinatoires ; parfois le malade s'imagine que cette idée ou ce mot lui ont été suggérés ou imposés par une personnalité étrangère. Ces troubles, que Baillarger désignait sous le nom d'*hallucinations psychiques,* ne sont pas à vrai dire de véritables hallucinations, puisqu'il n'y a pas extériorisation de l'image mentale considérée. Le terme *d'idées autochtones*, par lequel Wernicke les désigne, me paraît mieux convenir à la réalité des faits. Ces idées autochtones sont fréquentes chez les mélancoliques et affectent souvent la sphère du langage, où elles revêtent la forme d'*hallucinations verbales motrices* : le sujet croit alors qu'une personne parle en lui, lui impose ses propres pensées. Parfois l'image verbale est assez vive pour engendrer des mouvements des lèvres, de la langue, du larynx ; le malade parle et il croit qu'un démon parle par sa bouche : *l'impulsion verbale* est créée.

De l'idée autochtone à l'hallucination il n'y a qu'une différence de degré, une différence dans la vivacité de l'image mentale ; néanmoins il était nécessaire de marquer cette différence, de séparer l'idée autochtone, état faible, de l'hallucination, état fort. Or, ce que l'on observe le plus souvent dans la mélancolie, ce sont des états faibles, c'est-à-dire des idées autochtones.

C. — Mélancolie avec stupeur

La stupeur ne constitue pas une variété spéciale de la mélancolie ; on peut la rencontrer dans toutes les formes de l'affection.

La stupeur est essentiellement caractérisée par l'arrêt intellectuel et moteur. Le malade reste immobile, et ne fait de mouvements que si on l'y contraint. Les traits sont relâchés, la physionomie est figée, les membres sont abandonnés et flasques : toute l'attitude exprime la prostration la plus complète. Parfois néanmoins le visage se contracte, la respiration s'accélère et l'habitus reflète un état d'anxiété intérieure intense.

Les réactions intellectuelles sont extrêmement lentes; souvent le mutisme est absolu, le malade ne parle pas, ne prête pas attention à ce qui se passe autour de lui, parfois il fait quelques efforts pour comprendre, répond en paroles rares, espacées, après des pauses fort longues.

Le refus d'aliments est la règle. Le gâtisme est fréquent.

Tel est l'aspect extérieur du stuporeux. Je reviendrai avec détails sur son état intellectuel lorsque je traiterai de la psychologie de ces malades.

II. — SYMPTOMES PHYSIQUES

Les troubles somatiques sont nombreux dans la mélancolie : c'est peut-être, de toutes les psychoses, celle où l'on en observe de plus fréquents et de plus variés.

Les *fonctions digestives* sont généralement profondément troublées. La langue est sale, recouverte d'un enduit saburral, l'haleine est fétide ; les lèvres et les gencives sont quelquefois sèches et fuligineuses ; la salive est rare et visqueuse. Les digestions sont lentes et pénibles.

La *constipation* est la règle et dépend, suivant toute vraisemblance, de l'atonie des parois et de la diminution des sécrétions intestinales.

Les recherches faites sur le suc gastrique ont donné des résultats contradictoires. Von Norden[1] et Pachoud[2] ont constaté l'hyperacidité due à l'acide chlorhydrique

1. *Digestion stomacale chez les aliénés* (Arch. f. Psych., 1877).

2. *De la sécrétion gastrique chez les aliénés.* Lausanne, 1888.

libre, tandis que Leubuscher et Zichen[1] ont noté tantôt l'hypo, tantôt l'hyperacidité. Plus récemment Pio Galante[2], Orliac[3] ont observé l'hyperacidité.

Les *troubles circulatoires* sont constants, mais variables, suivant qu'il s'agit d'un état de dépression simple ou d'un état d'anxiété.

Les battements du cœur sont en général ralentis dans la dépression et dans la stupeur, le pouls est petit, la tension artérielle faible. Il y a vaso-constriction périphérique.

M. Dumas qui a longuement étudié les modifications de la circulation chez ces malades, a recherché quelle était la nature de cette vaso-constriction périphérique. Il lui semble que l'on peut reconnaître deux types principaux de vaso-constriction :

Dans un premier type, la vaso-constriction serait primitive, par rapport aux autres symptômes vasculaires ; c'est ce que l'on observerait surtout au début de l'affection ; dans ce cas l'hypertension est assez forte, et la vaso-constriction est le résultat d'un spasme des vaso-constricteurs ;

Dans le second type, celui qui comprend d'ailleurs le plus grand nombre des cas, il y a hypotension et ralentissement du cœur ; il est assez difficile dans ces cas de dire, si la vaso-constriction qui persiste est active ou passive, ou si elle est à la fois active et passive.

Quoiqu'il en soit, Dumas distingue dans la dépression mélancolique deux phénomènes principaux :

1. *Variations de la quantité d'acide chlorhydrique stomacale dans les psychoses.* Neur. Centralbl. 1892.

2. *Il chimisco gastrico nella melinconia.* Annali di neurologia, 1898.

3. *Le chimisme gastrique chez les aliénés.* Th. Toulouse, 1899.

1° Une circulation périphérique languissante.

2° Le ralentissement du cœur.

Les phénomènes sont un peu différents chez les malades qui souffrent. M. Dumas s'est arrêté aux conclusions suivantes : En dehors des périodes où le malade souffre, c'est-à-dire en dehors des périodes de douleur morale ou d'anxiété, la tension artérielle est abaissée et le pouls est lent. Dans les cas de douleur morale moyenne, la tension artérielle reste faible, mais, d'une façon générale, le pouls est plus fréquent et atteint 80 pulsations à la minute. Dans les cas d'anxiété intense, la tension se relève et passe de 9 ou 10 à 13 ou 14 ; le pouls radial devient plus ample, le cœur est accéléré ; on compte alors de 95 à 110 systoles par minute.

M. Capgras, qui a étudié la tension artérielle et le pouls de ses malades, est arrivé au même résultat.

Ainsi, dans la douleur morale, la tension artérielle se relève, quoique restant encore au-dessous de la normale ; le nombre des pulsations devient au contraire supérieur à la normale.

Quelques recherches ont été faites sur la constitution du sang. Johnson Smith [1], Winckler [2], Agostini [3], Whitmore Steele [4], Vorsler [5] ont constaté la diminution des globules rouges et de l'hémoglobine ; Seppili a confirmé ces résultats.

1. *An Inquiry in to Blood and urine of the Insane.* The Journal of mental science, oct. 1890.

2. *Examen du sang chez les aliénés* (Neurol. Centralblatt, 1891 et Centr. für Nervenheilk und Psych., 1891).

3. *Isotonie du sang chez les aliénés.* Riv. sperim di Freniatria e di medicina legale, t. XVIII, fasc. 3 et 4, 1892.

4. *Le sang dans la mélancolie et l'effet du traitement tonique systématique.* Amer. Journal of insanity, avril 1893.

5. Allg. Zeitschrif. Psych. 1894.

Les troubles circulatoires s'accompagnent parfois de véritables lésions artérielles; c'est ainsi qu'on observe assez souvent chez les mélancoliques des phénomènes d'artério-sclérose.

Les troubles circulatoires, joints à ceux de l'innervation motrice, déterminent certains phénomènes que l'on constate d'une façon fréquente, sinon constante. Les extrémités sont froides et pâles, parfois même véritablement cyanosées ; on peut observer même de véritables œdèmes.

La *peau* est d'ailleurs sèche et squameuse, les cheveux ternes et cassants. Il existe parfois de véritables troubles trophiques, des dermatoses, du vitiligo, parfois aussi des eschares.

La *respiration* affecte un type un peu différent, suivant qu'on l'étudie chez un déprimé simple et un stuporeux, ou chez un anxieux.

Marcé avait déjà observé que la respiration se ralentit dans la stupeur et que le rythme en était altéré : « Les inspirations, dit-il [1], au lieu de se faire avec ampleur et régularité, au lieu de s'accompagner d'un soulèvement régulier des parois thoraciques et d'un murmure vésiculaire perceptible à l'auscultation, perdent tout à fait leurs caractères physiologiques. Le thorax se soulève à peine et le murmure vésiculaire est parfois tellement affaibli qu'il devient difficilement perceptible et même imperceptible dans de véritables pauses ou arrêts respiratoires ; dans certains cas, six ou sept inspirations très faibles sont suivies d'une inspiration plus forte, dans d'autres cas, l'inspiration est habituellement peu longue, mais elle se fait d'une manière saccadée comme si elle se composait de plusieurs petites inspirations secondaires. »

1. *Traité pratique des maladies mentales*, p. 319 et suiv.

M. Dumas observe que le nombre des respirations est d'environ 16 par minute chez les déprimés simples et que la capacité respiratoire est d'environ 2[l],500.

Chez les anxieux, la respiration est accélérée, mais elle reste irrégulière et superficielle. M. Dumas remarque que dans les cas d'anxiété « les inspirations sont plus fréquentes, mais si brusques, si courtes, coupées par de tels repos, qu'elles n'équivalent même pas, malgré leur nombre, à des inspirations normales, moins fréquentes et plus amples ».

Les *sécrétions* sont diminuées, aussi bien chez les anxieux que chez les déprimés simples. Les glandes sudoripares et sébacées ne fonctionnent plus, d'où la sécheresse de la peau et des cheveux : la salive, les sucs gastriques et intestinaux sont sécrétés en moindre abondance qu'à l'état normal. D'une façon générale les mélancoliques pleurent assez peu, la sécrétion des larmes n'est nullement en rapport avec l'intensité de la douleur morale.

La quantité des *urines* excrétées est ordinairement diminuée, mais, certains éléments diminuant aussi, leur densité peut rester normale. La composition chimique en est altérée, mais si les auteurs reconnaissent tous la réalité de cette opinion, ils ne sont pas d'accord sur le degré des variations des substances composantes. D'une façon générale la diminution de quantité d'urine excrétée est constatée par tous (Mairet, Mendel, Marro, Christiani, Toulouse et Roubinovitch, Dumas) ; l'acide urique et les phosphates ont été trouvés en proportions variables ; augmentés pour certains auteurs ils sont diminués pour d'autres.

Notons enfin que la glucosurie a été parfois constatée chez ces malades.

Des recherches expérimentales ont été faites en vue

d'établir le degré de la toxicité urinaire ; ces recherches, en général concordantes, tendent à prouver que ces urines sont notablement plus toxiques que des urines normales. (Chevalier — Lavaure, Bettencourt — Rodrigues, Raphaël Dubois et Weil, de Bœck et Slosse, Brugia, Mairet et Bosc, G. Ballet et Roubinovitch). L'analyse chimique y a révélé des leucomaïnes. Mais des recherches plus récentes démontrent que si, dans certains cas, l'on rencontre des alcaloïdes très toxiques, dans d'autres cas on ne trouve que des alcaloïdes indifférents. Aussi M. Anglade conclut-il que l'hypertoxicité ne peut leur être attribuée.

Si intéressantes que soient ces recherches sur les urines, aucune notion clinique ne s'en dégage aujourd'hui : non seulement les auteurs ne sont pas d'accord sur leur composition, mais encore il est impossible de dire si ces variations sont en rapport avec l'état mélancolique, ou bien plutôt si elles ne sont pas déterminées par des troubles fonctionnels variables et particuliers à chaque malade pris individuellement.

La *menstruation* est ordinairement supprimée pendant toute la période active de l'affection.

Sous l'influence des troubles digestifs, circulatoires et respiratoires, la *dénutrition* est rapide et l'on constate un abaissement progressif du poids du corps.

La *température* est généralement abaissée. La moyenne est notablement inférieure à la normale.

Du côté du *système nerveux* on observe des symptômes assez variés. Mais il est souvent difficile de dire s'ils ont une origine physique ou une origine psychique. Il en est ainsi des troubles de la motilité et de la sensibilité que, en raison de leurs variations sous l'influence de l'attention, nous étudierons au chapitre de la psychologie.

Parmi les symptômes subjectifs, signalons les migraines, les céphalalgies, fréquentes surtout au début de l'affection, les insomnies, que l'on observe même en dehors de tout phénomène délirant ou anxieux.

L'on a dit que les réflexes tendineux étaient affaiblis. Je les ai étudiés d'une façon systématique chez tous mes malades. Jamais je ne les ai trouvés affaiblis. Normaux dans la majorité des cas, chez certains ils étaient exagérés. Il s'agissait alors de déments ou de malades chez lesquels l'affaiblissement intellectuel était très prononcé.

Les troubles pupillaires sont fréquents.

M. Mignot[1] a observé à cet égard 12 mélancoliques séniles et est arrivé aux résultats suivants :

« Chez 4 de nos malades, dit-il, il y avait de l'inégalité ; dans 2 cas l'inégalité était inconstante, mais s'est toujours reproduite du même côté.

« Sauf chez une malade, où nous n'avons pu rechercher le réflexe à la lumière et chez une autre où ce réflexe était normal, nous avons toujours trouvé, à un moment donné, des pupilles qui réagissaient mal ; chez 8 de nos malades, la variabilité des états obtenus a été très manifeste ; chez deux autres plus anciennement internées et moins souvent examinées, nous avons trouvé constamment le réflexe à la lumière altéré. Le réflexe à la convergence est resté normal chez 7 mélancoliques ; chez les 5 autres, comme pour le réflexe à la lumière, les résultats obtenus ont varié aux divers examens.

« Des déformations de la pupille existaient dans 8 cas. »

Ces troubles sont, on le voit, extrêmement variables

1. *Etude des troubles pupillaires chez les aliénés.* Th. Paris, 1900.

et peu constants. J'ai à mon tour examiné les pupilles de 8 malades.

Je n'ai jamais rencontré d'inégalité pupillaire.

Les réflexes lumineux furent examinés dans une demi-obscurité à l'aide d'un rat-de-cave. Je les trouvai affaiblis chez 3 malades et normaux chez les autres.

Quant aux réflexes accommodateurs, leurs troubles suivaient ceux des réflexes lumineux.

CHAPITRE III

PSYCHOLOGIE DES MÉLANCOLIQUES

J'ai examiné dans le chapitre précédent les troubles psychiques les plus apparents. Je me propose dans ce chapitre d'analyser ces symptômes et de rechercher les troubles élémentaires de l'esprit qui donnent naissance aux phénomènes cliniques, ci-dessus énumérés.

J'ai indiqué, dans l'historique, les diverses conceptions que l'on s'était faites de la mélancolie, et j'ai laissé entrevoir que je me ralliais à l'opinion qui voyait dans ce trouble mental un syndrome que l'on pouvait observer dans des formes morbides très diverses ; mais, à côté des états mélancoliques qui appartiennent à des maladies actuellement bien déterminées et ne constituent qu'un état parmi d'autres dissemblables, il est des cas où la maladie entière évolue en ne présentant à l'observateur que des états de dépression et de douleur morale, accompagnés ou non de délire : c'est la mélancolie pure, essentielle des anciens auteurs. Cette mélancolie n'est-elle pas, elle aussi, un syndrome ? Je le crois et je m'efforcerai de le prouver dans un chapitre ultérieur. Quoi qu'il en soit, l'état mélancolique, qu'il appartienne à un groupe morbide déterminé, ou qu'il constitue une mélancolie essentielle, est caractérisé par un certain nombre de phénomènes que j'étudierai dans ce chapitre.

Pour rendre mon étude plus homogène, je me suis adressé à des malades appartenant à la mélancolie dite essentielle, c'est-à-dire à des malades ayant présenté pendant un temps très long (six mois, un an et plus) de la dépression, de l'anxiété et le plus souvent du délire. En effet, dans ces cas, les divers éléments qui constituent l'état mélancolique, c'est-à-dire les phénomènes de dépression, de douleur morale et de délire, se trouvent isolés et, n'étant pas mélangés à d'autres symptômes morbides, offrent à l'observation psychologique un champ plus favorable.

Néanmoins, je crois que les résultats auxquels je suis arrivé sont valables pour tous les cas.

L'objet de ce chapitre étant en effet le mode de constitution de certains gros symptômes morbides, on doit retrouver cette constitution partout où l'on trouve le symptôme. Or, dans tous les états mélancoliques, on observe du ralentissement psychique et de la tristesse, et le délire, lorsqu'il existe, offre toujours des caractères spéciaux. Je m'efforce ici de dégager les traits psychologiques essentiels dont l'ensemble constitue ces symptômes qui peuvent s'observer dans des maladies très différentes. Ce qui différenciera chacune de ces maladies, dans lesquelles on observe des états mélancoliques, ce n'est pas tant la constitution du symptôme mélancolie que la prédominance de la dépression ou de l'anxiété, le mélange d'éléments surajoutés, l'évolution de l'affection. Nous ne tenons pas compte ici de tous ces états différentiels, car nous cherchons à préciser non pas ce qui différencie tel état mélancolique de tel autre état mélancolique, mais ce qui est commun à tous les états mélancoliques, ce qui constitue essentiellement un état de dépression, de douleur morale ou de délire mélancolique, comment ces divers éléments se coordonnent pour constituer l'aspect clinique spécial qui a été décrit dans le chapitre précédent.

PREMIÈRE PARTIE

Les troubles intellectuels.

Ce qui frappe tout d'abord l'observateur, lorsqu'il se trouve en présence d'un sujet atteint de mélancolie, c'est la lenteur avec laquelle celui-ci réagit à toutes les questions qu'on lui pose, la difficulté qu'il éprouve pour comprendre les paroles qu'on lui adresse, et pour exprimer sa propre pensée, la pauvreté et la monotonie des idées qu'il émet, la fatigue rapide qu'il ressent à soutenir une conversation, fatigue qui se traduit par des distractions et une incapacité presque absolue d'exprimer d'autres idées que celles qui sont l'objet de ses préoccupations constantes.

Ce phénomène, que l'on a désigné sous le nom de *ralentissement psychique*, peut être observé chez tous les malades à des degrés divers.

A son maximum dans les états de dépression simple ou de stupeur, il est peu apparent chez certains malades qui expriment leur douleur morale et les préoccupations multiples qui les obsèdent d'une façon un peu plus variée, et qui semblent comprendre plus rapidement ce qui se passe autour d'eux ; nous verrons cependant que même dans ces cas il existe et que, s'il n'apparaît pas à un examen direct, certains modes d'observation peuvent le mettre en lumière. Enfin dans les cas d'anxiété intense, il disparaît masqué, par l'incohérence qui se manifeste dans l'ensemble des réactions intellectuelles.

C'est le ralentissement psychique que je vais étudier

tout d'abord. Je tenterai en effet, dans ce chapitre, de déterminer les lésions élémentaires de l'esprit qui le conditionnent, en même temps que je montrerai ses conséquences sur certains modes de l'activité mentale.

Le ralentissement psychique a été observé depuis fort longtemps chez les mélancoliques par les aliénistes et les psychologues, mais il a été interprété différemment par eux. Alors que les uns, comme Schüle, le font dériver de l'état de dépression douloureuse, et le considèrent comme le résultat de l'inhibition, produite par « l'idée-douleur » sur les processus intellectuels, d'autres, comme Dumas, le regardent comme la conséquence de la parésie de l'activité synthétique de l'esprit. En d'autres termes, pour les uns, le ralentissement psychique est secondaire à un état affectif, pour les autres, il est primitif et en quelque sorte indépendant de cet état affectif.

Je serai amené à examiner, au cours de cet exposé, l'une et l'autre de ces deux opinions, mais je ne le ferai qu'après avoir tenté la réduction du ralentisement psychique aux phénomènes qui le constituent.

Le ralentissement psychique se manifeste par la difficulté de compréhension et d'expression des idées. Il s'agit là de troubles fonctionnels assez complexes, de faits psychologiques grossiers que les malades remarquent eux-mêmes et dont ils se plaignent spontanément. Aussi, à raison de leur importance, les étudierai-je tout d'abord.

I. — LES TROUBLES DE LA COMPRÉHENSION ET DE L'ASSIMILATION

J'englobe sous ce nom toutes les opérations par lesquelles les objets extérieurs sont saisis et assimilés à notre personnalité, tant les faits matériels que les idées qui nous sont présentées par la conversation ou par la lecture ; c'est là une opération de synthèse dans laquelle entrent des facteurs variés, sensation, attention, perception, etc., que j'étudierai ici d'une façon globale, me réservant d'examiner ultérieurement les éléments qui la constituent.

Les mélancoliques se plaignent fréquemment de la difficulté qu'ils éprouvent pour comprendre et pour assimiler.

« Les objets, disent les sujets d'Esquirol[1], ne s'identifient pas avec mon être. » « Chacun de mes sens, lui écrit l'un d'eux, chaque partie de moi-même est pour ainsi dire séparée de moi et ne peut plus me procurer aucune sensation. » « Je ne comprends plus rien de ce qui se passe autour de moi, dit Valentine, dès le début de sa maladie », et Julie se plaint que « les choses soient moins nettes qu'autrefois ».

Qu'ils s'en rendent compte ou non, mes malades ne comprennent les questions qu'on leur pose qu'après un temps d'adaptation dont la longueur (quelques dixièmes de seconde en général) est variable avec chacun d'eux.

Au cours d'une conversation avec Julie, avec Albert, avec Marthe, il faut répéter souvent; le malade ne comprend pas immédiatement, il fait des efforts pour ne rien laisser échapper ; il s'écoule toujours un temps très appréciable entre mes questions et ses réponses.

Ce temps d'adaptation, sensible chez tous, est d'autant plus considérable que la dépression est plus accentuée, est plus voisine de la stupeur. Il est à son maximum chez Valentine qui ne comprend parfois ce qu'on

1. Esquirol. *Traité des maladies mentales*, t. I, p. 414, cité par Dumas. *Tristesse et joie*, p. 70.

lui dit qu'au bout d'une minute; encore faut-il que les questions soient courtes et que l'idée qu'elles expriment soit des plus usuelles et des plus simples; il faut parler lentement, répéter, scinder.

L'étude des faits montre donc l'existence de troubles de la compréhension; il reste à déterminer leurs caractères.

Laissons de côté pour le moment les cas d'anxiété où le phénomène n'est pas pur (le sujet, accaparé par la douleur, ne prête pas attention ; l'état de distraction vient renforcer le trouble de l'assimilation, mais ne le détermine pas primitivement) pour examiner ceux où la douleur morale n'en vient pas compliquer la simplicité.

J'ai étudié la compréhension à l'aide du test suivant :

Je lisais devant le malade quelques phrases courtes ou une anecdote ayant un sens déterminé, je le priais ensuite de me les reproduire, ou, s'il en avait oublié quelques détails, de les résumer par écrit. Voici quelques-unes de ces anecdotes.

1. Le petit Émile a obtenu de sa mère un joli cheval mécanique en récompense de sa bonne conduite à l'école.

2. Une vieille paysanne, âgée de soixante-quatre ans, la veuve Mouillet, qui habitait une petite maison sur la route déserte des Recolets, avait conduit son troupeau dans les champs. Pendant qu'elle faisait de l'herbe pour ses animaux, une vipère, cachée derrière les fagots, s'élança sur elle et la mordit à plusieurs reprises au poignet. La pauvre femme en est morte.

3. Dimanche plusieurs enfants s'amusaient à faire marcher une machine à mortier : l'un d'eux, Victor Antiquet, eut sa main gauche écrasée dans l'engrenage. Il a reçu les premiers soins dans une pharmacie d'où il a été porté chez ses parents.

4. J'ai vu hier M. Pierre Corneille, notre parent et ami. Nous sommes sortis ensemble après le diner et, en passant par la rue de la Parcheminerie, il est entré au numéro 39, dans une boutique, pour faire raccommoder sa chaussure qui était décousue. Il s'est assis modestement sur une planche et moi auprès de lui ; et lorsque l'ouvrier eut fini, il lui a donné six pièces de cuivre qu'il avait dans sa poche. J'ai pleuré qu'un si grand génie fût réduit à cet excès de misère.

5. Monsieur le préfet s'étudiait à ne jamais servir un ministre de l'Intérieur avec un zèle ardent. Il se défendait de plaire excessivement à aucun et évitait toutes les occasions de trop bien faire. Cette modération, gardée pendant la durée d'un ministère, lui assurait la sympathie du suivant, prévenu de la sorte assez favorablement pour agréer ensuite le zèle médiocre qui devenait un titre à la faveur d'un troisième cabinet. M. le préfet administrait peu, correspondait brièvement avec la place Beauvau, ménageait les bureaux et durait. (A. France)

Ce test a été employé pour étudier la mémoire, il peut servir aussi à cette fin, mais il m'a paru susceptible de révéler dans quelle mesure un sujet comprend. Certains malades en effet, qui ne présentent de troubles de la mémoire qu'à la période ultime de leur affection, les déments précoces par exemple, reproduisent souvent les textes d'une façon tout automatique ; les lambeaux de phrases, les mots épars et réunis sans aucun lien, qu'ils ont retenus, démontrent qu'ils n'en ont pas compris le sens.

J'ai appliqué ce test à 4 de mes malades : Valentine, lorsqu'elle était plongée dans un état apparent de stupeur, d'où on réussissait à la tirer en la pressant de questions, en la forçant à parler ; Julie et Jeanne en dehors de leurs périodes d'anxiété ; Albert, lorsqu'il était dans un léger état d'amélioration.

Tous ces malades comprennent assez lentement ce

que l'on attend d'eux, mais, sauf une exception, Jeanne, lorsqu'ils l'ont compris, ils fixent bien leur attention, font tous leurs efforts pour retenir le plus de détails possible. Sauf Albert, aucun n'a voulu écrire, prétextant la fatigue trop grande, mais offrant de résumer de vive voix. C'est dans ces conditions que s'effectua le test. Voici quelques-uns des résultats obtenus :

Valentine, après un temps d'adaptation assez long, fixe assez bien son attention :

1. « Le petit Emile a obtenu quelque chose... un objet... de sa mère en récompense de sa bonne conduite. »

3. (La malade dit d'abord que c'est trop long ; puis, pressée de résumer, se décide enfin.)
« C'est un enfant qui a été blessé, on l'a porté chez un pharmacien pour y recevoir un pansement : il avait pris sa main dans un objet qui l'a blessé. »
(Valentine a conscience qu'elle a oublié beaucoup de détails.)

2. « Une femme était dans une prairie avec un troupeau ; elle gardait son troupeau, elle a été piquée par une vipère qui se trouvait dans cette prairie, elle en est morte. »
(La malade ne fixe plus son attention et je ne puis lui proposer les autres textes.)

Julie :

3. « Dimanche plusieurs enfants s'amusaient, l'un d'eux a eu la jambe écrasée, on l'a transporté dans une pharmacie où on lui a prodigué des soins. »

4. « Vous étiez avec Pierre Corneille et vous êtes entré avec lui chez un cordonnier pour faire réparer sa chaussure ; vous avez été peiné de voir qu'un si grand génie fût réduit à cet excès de misère. » « Je ne puis vous narrer cela très bien, ajoute la malade ; autrefois je l'aurais fait beaucoup mieux, j'avais beaucoup de jugement. »

Jeanne ne prête qu'une attention très distraite aux textes qu'on lui propose :

1. « Le petit Emile a obtenu un beau cheval en bois, comme récompense, parce qu'il a été sage à l'école. »

2. « Cette vipère l'a fait mourir ; cette pauvre femme était mordue par une vipère et elle en est morte. »

3. Ne prête aucune attention.

Albert prête attention, écrit le résumé de ce qu'il a retenu, en faisant un effort très net pour se remémorer tous les détails.

Avec le texte 2 il écrit :

« Une vieille paysanne, la veuve Mouillet, en conduisant son troupeau, a été mordue au poignet par une vipère à plusieurs reprises : elle en est morte. »

3. « Dimanche dernier le jeune Moutier faisant marcher une machine à mortier s'est fait prendre dans les engrenages. On le conduisit dans une pharmacie où il reçut les premiers soins. »

4. « Je suis sorti avec mon ami Robert, nous sommes allés rue de la Parcheminerie, au numéro 36. Mon ami a donné ses chaussures à réparer ; j'ai pleuré lorsque je l'ai vu sortir de sa poche trois pièces de cuivre : c'était peu pour un si grand génie. »

5. « Monsieur le préfet s'étudiait à satisfaire son ministre que faiblement. » Albert s'interrompt ici, puis dit qu'il a fort bien compris le sens ironique de l'anecdote, mais qu'il ne peut la rendre comme il l'a entendue.

Tous ces malades ont donc à peu près exactement compris le sens global des textes qui leur étaient proposés : ces résultats semblent, à première vue, en désaccord avec l'objet de leurs plaintes.

C'est qu'en effet, en présence de l'épreuve, l'attitude d'esprit du malade n'est plus la même que dans la vie courante. Il est prévenu à l'avance qu'il doit tendre son attention pour saisir quelque chose. Ce test fait donc intervenir un facteur nouveau : l'attention volontaire, l'effort mental. Les résultats obtenus prouvent que l'attention peut se fixer pendant quelques instants et que dans ces conditions le sujet est capable de comprendre et de saisir.

Mais c'est là un état qu'il ne peut pas prolonger très longtemps, comme nous le verrons lorsque nous étudierons plus particulièrement l'attention. Notre test nous a déjà montré que très rapidement il se fatigue, et, pour peu que l'épreuve dure quelque temps, il n'écoute et ne comprend plus.

D'une façon générale ces malades semblent surpris par tout ce qui se passe sous leurs yeux, ils ne le remarquent pas *spontanément,* il leur faut pour comprendre, déployer un certain effort d'attention, et souvent ils sont incapables de le faire si on ne les aide pas, si on ne les incite pas par la répétition des mêmes questions, les prières, les objurgations. Il leur faut dans tous ces cas un temps d'adaptation, une mise en train préalables.

Valentine est bien typique à cet égard. Au début de tout examen, elle reste un long temps hébétée, ne répond pas aux questions, fait entendre par signes qu'elle ne comprend pas. Puis peu à peu, elle parle par monosyllabes, à voix basse, enfin est capable de donner des éclaircissements un peu plus étendus.

Mais, remarquons-le, même dans cet état artificiel d'attention volontaire, l'étude du test précité indique que, si le malade comprend le sens global du texte qu'on lui a proposé, il est loin de le saisir dans tous ses détails, dans toute sa complexité. Plus il est déprimé, plus il est plongé dans un état voisin de la stupeur et plus son résumé est sec et imprécis. Que l'on relise par exemple les épreuves de Valentine et l'on verra combien la compréhension a été restreinte ; la malade a été sans doute frappée par le fait le plus saillant : mais tout détail, même le plus précis, le plus important, est passé inaperçu.

M. Dumas ramène le trouble de l'assimilation au trouble de la synthèse mentale : « Non seulement, dit-il, le sujet n'a plus les mêmes sensations, mais il n'est plus capable de faire rentrer ses sensations modifiées dans les cadres qu'il leur assignait autrefois, de les grouper, de les coordonner avec l'ensemble de ses souvenirs, de les adapter si l'on veut à sa propre personnalité. C'est ce que M. Janet appelle « l'incapacité de synthétiser les impressions nouvelles, qu'elles viennent du dedans ou du dehors[1]. »

Il s'agit bien là en effet d'un trouble de la synthèse mentale ; mais l'étude de notre test nous a prouvé que, si la synthèse s'effectue mal, elle est cependant possible dans certaines conditions, lorsque le malade est capable d'effort mental, lorsque la synthèse est renforcée et soutenue par l'attention volontaire. Le trouble n'apparaît tout d'abord que dans le jeu spontané de l'esprit. Nos malades ont besoin, pour comprendre et assimiler, de faire un effort, alors qu'à l'état normal l'assimilation se fait pour ainsi dire spontanément et automatiquement par l'évocation rapide des représentations.

Une comparaison fera mieux comprendre ma pensée. Si lorsque nous conversons par exemple sur un sujet banal, nous ne faisons aucun effort pour comprendre ce que nous dit notre interlocuteur, c'est que chacun des mots, chacune des phrases qu'il prononce éveille dans notre esprit des images familières, que les combinaisons d'idées qu'il nous présente évoquent en nous

1. Dumas. *La tristesse et la joie*, p. 70.

automatiquement des combinaisons analogues et qui constituent la matière de notre vie mentale de tous les jours. Mais lorsque nous assistons à un cours et que le professeur nous présente une suite de représentations que nous n'avons pas coutume de voir associées entre elles et qui constituent des idées que nous n'avions jamais envisagées, nous sommes obligés de faire un effort, de déployer une grande tension d'esprit pour que s'effectue le nouveau travail de synthèse; dans ce cas, en effet, les associations nouvelles ne se font plus suivant la forme accoutumée et le travail d'évocation nécessaire à la compréhension, au classement des idées nouvelles dans le bloc d'idées anciennes qui constitue notre connaissance actuelle, est singulièrement difficile.

Le mélancolique est semblable à notre auditeur; spontanément, ses images ne s'évoquent plus aussi facilement : une suite d'impressions, qui jadis lui était familière, n'éveille plus qu'avec difficulté la suite de représentations que les expériences antérieures avaient laissées dans son esprit. Il lui faut faire un effort, renforcer l'impression actuelle, repousser les idées obsédantes qui tendent sans cesse à envahir sa conscience, éveiller ses représentations qui sommeillent, pour que le travail de compréhension s'effectue.

En résumé *les troubles de la synthèse mentale me paraissent réductibles aux troubles de l'évocation des idées* que nous allons maintenant étudier.

II. — LES TROUBLES DE L'ÉVOCATION DES IDÉES

J'étudierai dans ce chapitre les différents troubles que présentent ces malades, lorsqu'ils veulent exprimer une idée. Mais j'y engloberai des phénomènes un peu plus généraux que ceux que l'on désigne communément sous le nom d'expression des idées ; car ainsi comprise la question se ramènerait à une simple étude du langage. Le trouble que j'envisage ici porte sur l'exercice intellectuel tout entier. J'entends par évocation des idées le phénomène par lequel les groupes de représentations, qui constituent notre matériel intellectuel, se présentent à notre conscience : dans quelle mesure ce processus psychique est-il vicié ? c'est ce que je me propose d'établir dans ce chapitre.

Sauf dans certains cas d'anxiété intense que j'étudierai plus loin, mes malades n'ont jamais présenté d'incohérence dans l'expression de leurs idées. Mais tous se plaignent de ne pouvoir penser qu'avec difficulté, quelques-uns décrivent même spontanément ce trouble avec une grande précision.

Des le début de l'affection, Albert a ressenti une grande gêne pour coordonner ses idées, il ne travaillait plus qu'au prix des plus grands efforts. Actuellement, il ne suit pas sans peine une conversation ; il répond lentement aux questions ; ses réponses sont rares et brèves, quoique assez précises. « Je suis comme si j'avais le cerveau vide, dit-il ; je ne puis rassembler mes idées, elle ne viennent pas. » Julie se plaint de ne pouvoir exprimer exactement ce qu'elle ressent ; il y a un vague terrible dans son esprit, elle ne peut s'arrêter à deux pensées de suite. « Il y a quelque chose en moi, dit-elle, qui m'empêche d'exprimer ce que je voudrais dire. » Tous mes malades n'analysent pas aussi bien le trouble ressenti ; mais, chez tous, l'expression des idées nécessite un certain effort, d'autant plus considérable et moins suivi d'effet, que le malade est plus déprimé, plus plongé dans la stupeur.

Aucun n'est plus typique à cet égard que Valentine ;

nous avons vu déjà qu'elle ne comprend que difficilement, mais elle exprime ses idées plus difficilement encore. « Je n'ai jamais d'idée claire, disait-elle à son entrée ; je me fatigue à chercher mes idées... je n'arrive pas à m'exprimer comme je voudrais. Ma mémoire a disparu. Tous mes souvenirs me semblent lointains. On me dit que j'ai perdu mon mari, l'an dernier, je m'en souviens à peine... Tout ce que je pense est à l'état vague... je vis constamment comme dans un rêve. » Actuellement elle se sent souvent incapable d'expliquer ce qu'elle ressent : « Je ne peux presque pas causer, parce que j'ai très peu d'idées et le peu d'idées que j'ai, je ne peux pas, je ne peux pas... les transmettre... je ne sais pas comment on dit... les réunir. »

Et en fait, on la voit faire des efforts, accompagnés d'un certain degré d'anxiété, pour arriver à expliquer ce qu'elle ressent.

Approfondissons un peu ce trouble de l'expression des idées et voyons comment nos sujets coordonnent leurs pensées, lorsqu'on veut les y contraindre d'une manière déterminée.

Je les prie de réunir les trois mots suivants en une phrase offrant un sens précis :

cheval — arbre — attaché,

puis

pierre — fer — feu.

Albert, avec les trois premiers mots, forme la phrase suivante :

« Cheval attaché à un arbre. »

Avec les trois seconds :

« Le fer fait feu en le frappant avec une pierre » ; encore a-t-il hésité très longtemps et a-t-il mis six minutes pour mener à bonne fin la seconde épreuve.

Julie ne parvient pas à construire une phrase avec les trois mots proposés; elle en est incapable, dit-elle, elle ne peut pas réfléchir, sa pauvre tête est vide, elle ne peut faire aucun effort.

Valentine et Jeanne n'essaient même pas de fixer leur attention pour accomplir l'épreuve.

Ce test donne donc des résultats négatifs dans la grande majorité des cas. Il dévoile chez ces malades une incapacité presque absolue de rassembler des mots en une phrase déterminée. Ce n'est qu'au prix de très grands efforts qu'ils y parviennent quelquefois : encore le résultat obtenu temoigne-t-il d'une pauvreté considérable de l'imagination et de la pensée.

La difficulté de rassembler les idées est conditionnée par la pauvreté même de ces idées, le trouble de l'expression des idées est donc un trouble de l'évocation des idées.

Étudions l'évocation des idées. J'ai tenté de le faire d'une façon précise à l'aide de tests, qui permettent de pénétrer davantage dans l'analyse des faits, de voir comment se fait l'évocation et dans quelle mesure elle est troublée.

J'ai emprunté divers tests au livre que M. Binet a consacré à « l'étude expérimentale de l'intelligence ». et je les ai appliqués aux quatre malades précités : Albert, Julie, Valentine et Jeanne. Tantôt je laissais le malade libre d'évoquer ses idées suivant ses préférences, tantôt je lui imposais un cadre d'évocation. Dans le premier cas, j'eus recours à un test d'évocation de phrases et de mots laissée au gré du malade, dans le second un mot ou un début de phrase indiquaient à l'esprit la direction dans laquelle l'évocation devait avoir lieu.

a. *Évocation libre de phrases.* — Je priais le malade

d'écrire à la suite dix phrases, en spécifiant bien qu'il devait écrire toutes les phrases qui se présenteraient à son esprit et le plus rapidement possible.

Julie accomplit l'épreuve dans une période de calme relatif, au prix d'un effort très visible, en se plaignant et en gémissant : « Je ne peux pas, je ne peux pas rassembler mes pensées. » Son attention se fixe cependant et elle ne se laisse pas distraire pendant toute la durée de l'épreuve. Voici les phrases écrites par elle :

« J'ai le plus vif désir de bien faire. »

« Je suis désespérée de mes actions. »

« Je me crois possédée du démon. »

« Matin et soir je supplie Dieu d'avoir pitié de moi. »

« Je crois avoir fait, mais involontairement, le malheur de mes enfants. »

« Toutes les personnes qui m'entourent exercent une vengeance. »

« Tout le monde me déteste. »

« Ma pauvre mère m'a peut-être maudite, malédiction qui m'a porté malheur. »

« Ma famille m'a reniée. »

« J'ai pensé que mes enfants si bons, si délicats, souffrent par ma faute. »

Julie a mis dix-sept minutes à mener l'épreuve à bonne fin.

Albert n'a été invité qu'à écrire cinq phrases ; il regarde autour de lui et écrit :

« Mon chapeau est blanc. »

« La table est en bois. »

« Votre montre est en or. »

« Ce registre a une couverture bleue. »

« Il fait très beau aujourd'hui. »

Durée, quatre minutes, trente secondes.

Jeanne prête peu attention à ce qu'on exige d'elle, gémit sans cesse, écrit :

« Je voudrais bien retourner chez moi. »

« Je crois qu'il est arrivé des choses extraordinaires. »

« Ce sont des docteurs qui m'ont amenée ici. »

« Je vais aller au Louvre faire des achats. »
« J'aime beaucoup mes parents. »
« Les enfants sont toujours beaux. »
Durée, sept minutes; la malade ne veut plus fixer son attention et recommence la longue suite de ses doléances.

Valentine ne peut se décider à prendre la plume ; elle regarde d'un air hébété ; on lui met le porte-plume entre les doigts, elle ne peut faire aucun effort : « C'est trop difficile pour moi, dit-elle. »

Dans tous les cas, l'évocation est lente et le contenu de la pensée reste pauvre et peu varié. Tantôt les associations sont dirigées par l'état affectif qui obsède l'esprit du malade ; tantôt le sujet adopte volontairement une attitude d'esprit déterminée, par laquelle il supplée à la difficulté d'évocation des images mentales : c'est ainsi qu'Albert écrit une suite de phrases, ayant trait aux objets qui se trouvent autour de lui.

Dans tous les cas il faut un effort mental visible; les phrases, et en somme les idées qu'elles expriment ne se présentent pas librement et spontanément à l'esprit, comme cela se passe chez les sujets normaux. Sans effort mental, comme c'est le cas de Valentine, l'évocation est nulle.

Chez tous ces malades l'esprit manque donc de spontanéité, de mobilité ; pour évoquer il lui faut adopter une certaine attitude, et même au sein de cette attitude, qui n'est maintenue que grâce à un effort assez considérable d'attention, l'évocation reste pénible et pauvre[1].

1. Il peut être intéressant de comparer les résultats du même test chez un sujet qui présente un certain degré d'excitation mentale : ici l'évocation se fait rapidement, sans effort et pour ainsi dire au hasard, c'est-à-dire de telle sorte que les phrases évoquées n'ont aucun lien entre elles, ainsi que le témoignent

b. *Recherche de mots.* — Je demandais à mes sujets d'écrire, le plus vite possible, 20 mots à la suite, quels que soient ceux qui se présenteraient à leur esprit. Je notais soigneusement le temps que mettait le sujet pour accomplir l'épreuve, son attitude, ses gestes, ses hésitations, ses distractions, toutes ses manières d'être en un mot.

J'ai fait écrire deux séries de 20 mots à la suite à chacun de mes sujets, une fois à Julie, deux fois à Albert, à six mois d'intervalle.

Je néglige les résultats obtenus chez Jeanne qui ne prêta aucune attention au test. Valentine ne peut même pas prendre le porte-plume.

Albert et Julie n'ont jamais évoqué de mots immédiatement, comme on l'observe à l'état normal. Un certain temps d'adaptation est nécessaire.

Julie, pendant ce temps, se plaint, se lamente, « elle ne pourra jamais trouver 20 mots » ; son attention ne se fixe qu'avec une extrême lenteur. Celle-ci fixée, au moins en apparence, l'évocation est encore très lente. Dans une première épreuve, Julie écrit 15 mots en quatre minutes ; dans une seconde, elle en écrit 20 en treize minutes. Les mots se présentent en séries se rapportant à un même groupe d'objets, ou sont directement inspirés par les objets qu'elle a sous les yeux. Entre chaque mot, elle

les exemples suivants, empruntés à un malade atteint d'excitation maniaque :

« Je me porte mieux.
« Il vaut mieux lire l'*Autorité* que le *Journal*.
« Le temps actuel me plait bien.
« Un paquet de cigarettes ferait mon affaire.
« Quel est le vrai état transitoire entre la vie et la mort ?
« Certaines choses me répugnent.
« C'est avec plaisir que je reçois des visites.
« Le passé n'est pas mort.
« A quand la fin du monde ?
« Aux mascottes il faut croire. »
Durée : quatre minutes, trente secondes.

cherche, hésite et se plaint. Je lui demande après l'épreuve quelles idées chaque mot a évoquées en elle ; les représentations concomitantes sont peu nombreuses, et lorsqu'elles existent, se bornent le plus souvent à l'image visuelle peu précise de l'objet désigné par le mot évoqué.

Chez Albert, les résultats sont à peu près identiques ; c'est la même lenteur, le même effort après chaque mot, la même attitude d'esprit. Voici un de ces résultats qui en dira plus qu'une longue description :

« Géométrie — angle droit — parallèle — plan — ligne droite — ligne courbe — mécanique — force — résultante — composante — mouvements — force vive — algèbre — monôme — binôme — coefficient — exposant — radical — équation — du premier degré. »

Durée, treize minutes.

Les représentations concomitantes sont ici encore très peu fréquentes [1].

Il y a dans les résultats fournis par ce test deux facteurs à envisager : *la direction de l'esprit* et *l'évocation des mots au sein de cette direction.*

Le sujet adopte ici encore une attitude d'esprit déterminée ; c'est dans une certaine direction que l'esprit cherche à provoquer des évocations. Cette direction ne s'établit pas sans difficulté dès l'abord : le malade doit faire un effort pour inhiber tout le groupe de représentations qui, sous l'influence de l'état affectif prédominant, tendent à occuper et occupent en fait sans

1. Voici un exemple des résultats fournis par le même test chez le sujet légèrement excité :

« Vestibule — camarade — lorgnon — amour — créer — distinction — main — carte — brochure — enfer — communion — séparation — intermédiaire — calvaire — lumineux — obscur — toujours — jamais — encore — un. ».

Durée : deux minutes, quarante-cinq secondes.

Quoique les représentations concomitantes aient été plus riches, le résultat témoigne d'une mobilité extrême d'esprit : sauf pour les derniers mots où l'on trouve des associations par contraste, aucun lien ne peut être établi entre les termes évoqués par le sujet.

cesse sa conscience. Lorsque cette direction est fixée, l'évocation est gênée encore par l'état affectif qui tend à accaparer de nouveau l'attention. Ce n'est qu'au prix d'un grand effort que cette direction est maintenue.

Mais alors même, le mot ne se présente que très difficilement, l'esprit reste vide, le malade cherche, hésite et se plaint de l'impuissance de ses efforts : « Écrivez donc n'importe quel mot qui se présente, dis-je à Julie. » « Mais ce serait bien facile, réplique-t-elle, s'il s'en présentait. » Les mots s'évoquent en séries se rapportant à un même groupe d'objets, ou sont inspirés par les objets que les malades ont sous les yeux. Les représentations concomitantes sont absentes ou très peu nombreuses.

c. *Évocation d'images ou d'éléments représentatifs à l'aide d'un mot.* — Je disais au sujet : « Je vais prononcer devant vous un mot ; vous me direz immédiatement ce que ce mot évoque à votre esprit, aussitôt qu'une idée, une image, une représentation quelconque se sera présentée à vous. » Après m'être assuré que le malade avait bien compris ce que j'exigeais de lui, je commençais l'épreuve.

J'ai employé une liste de 60 mots composée de substantifs, d'adjectifs et de verbes.

Albert, qui, au moment de l'épreuve est calme, mais toujours inquiet, méfiant et légèrement réticent, répond, dès le début, d'une façon tout impersonnelle.

Maladie... l'idée du malade.
Escalier.. évoque l'idée de monter des étages ou de descendre.
Faim...... évoque l'idée de manger, satisfaire un besoin.
Brûlant... idée de chaleur.

Pensant que le malade a mal compris ce que je lui demandais, je lui dis après le dixième mot : « Aucun de ces mots n'éveille en vous d'image déterminée ? » « Ça dépend : une maison (c'est le dernier mot présenté), ça se compose de murs, de fenêtres, de toits. »

Malgré mon interruption, c'est toujours dans le même sens qu'évolue sa pensée : il cherche la définition du mot. Plusieurs fois je cherche à rompre ce courant d'idées et je n'y parviens pas.

Le malade réagit donc à l'épreuve d'une façon fixe et uniforme. L'évocation n'est jamais spontanée ; il y a toujours effort mental : c'est une évocation volontaire. En outre, le sujet n'évoque jamais d'images particulières, de souvenirs, de faits de la vie antérieure, bien que j'essaie d'attirer son attention de ce côté. Les idées sont toujours vagues et peu précises ; le malade tente une définition, mais parvient rarement à la donner ; je cite au hasard :

Plaisir... s'amuser.

Lion...... animal carnassier.

Noir...... ce sont des images spécifiques.

Bonheur. être heureux.

Désir..... un besoin, on souhaite.

Imprécision des idées, manque de spontanéité de l'esprit qui se fige en une attitude et qui ne la quitte plus, quelles qu'aient été les sollicitations pour la lui faire abandonner, tels sont les faits que ce test met en lumière chez ce malade.

Julie, quoique inquiète et préoccupée, se prête volontiers au test et comprend immédiatement ce que je lui demande ; l'attention se fixe bien sur le mot et la réaction se fait rapidement ; si elle n'a pas lieu spontanément, la malade fait visiblement un effort pour évoquer quelque idée.

Voici une partie des résultats fournis par cette malade :

Maladie....... je n'ai jamais été malade ; il y a deux ans, j'ai eu une bronchite.

Faim......... je n'ai jamais eu faim de ma vie ; la faim ne me dit rien.

Brûlant....... je suis souvent brûlante la nuit.

Rapide........ ça ne me rappelle rien.

Fleuve........ je n'ai jamais vu de fleuve; ça ne me rappelle rien... puis ça me rappelle ma géographie.

Douleur....... j'en ai assez, j'en suis presque perclue.

Démangeaison autrefois j'en avais, j'avais la manie de me frotter sans cesse; je m'abîmais les bras.

Mémoire...... j'avais la mémoire très heureuse autrefois, aujourd'hui j'oublie tout; ainsi, l'autre jour, je cherchais la topographie d'une propriété, je n'ai pas pu.

Maison....... je pense toujours à ma maison, elle est à l'abandon; il me semble que l'État s'en est emparé ainsi que de mon porte-feuille.

Froid......... je redoute le froid, je redoute également les grandes chaleurs, mais froid ne me rappelle rien.

Mourir........ ah! je voudrais bien mourir, je le demande sans cesse à Dieu! si je mourais je ne penserais plus à toutes ces peines, c'est l'avenir qui m'effraie, je ne me le représente plus.

Inquiet....... ah! je suis inquiète, inquiète de l'avenir, je suis effrayée de l'avenir.

Sonore....... ça ne me dit rien.

Jaune........ la couleur jaune, j'aimais le jaune autrefois, mon salon était orange.

Chambre..... ça ne me dit rien... les chambres d'ici, la chambre de la maison.

Femme....... toutes les femmes que je vois ici, les malades.

Doux......... une personne douce... quand on parle d'une personne douce, je pense toujours à ma fille (la malade éclate en sanglots), il me semble qu'elle doit souffrir.

S'amuser..... je n'ai jamais tenu à l'amusement depuis la mort de mon mari, j'ai eu une vie bien triste... ça me rappelle mes amis; ah ! je les aimais bien sincèrement. Une de mes amies m'a blâmée de ne pas avoir gardé ma mère.

Chien......... jamais je n'ai entendu parler de chien qu'ici, je n'ai jamais vu de bêtes ; ça ne me dit rien.

Épouvante.... tout m'épouvante ; bien souvent la nuit, j'entends des craquements, je me dis que ce sont les meubles, et cependant je crois toujours que quelqu'un marche.

Crier......... jamais je n'ai crié... j'étais toujours très calme; jamais on ne criait dans ma famille, c'était une paix parfaite; ici, j'entends crier, cela m'effraie; on crie : « A moi, à moi ! » c'est quelque chose de terrible, etc.

Ici encore les évocations se font au sein d'une attitude d'esprit déterminée ; ce sont surtout des souvenirs qui se présentent à elle, les mots qui n'évoquent pas de souvenirs ne lui « disent rien ».

En outre et surtout la malade revient sans cesse à ses préoccupations habituelles ; sous toutes ses associations d'idées, il y a l'état affectif; au sein de cet état affectif, les évocations sont rapides; en dehors de lui, elles sont pénibles ou bien ne se produisent pas.

Les souvenirs évoqués sont empreints d'un certain ton émotionnel ; ce ne sont pas des souvenirs quelconques, des souvenirs intellectuels ; ce sont des souvenirs évoquant des sentiments tristes ou des regrets ; ici encore se manifeste la disposition affective prédominante.

Valentine se trouve, lors de l'examen, dans un état de demi-stupeur auquel se joint un certain degré d'anxiété à mesure que l'examen progresse.

Maladie.... (la malade répète « maladie » d'un air hébété). « Maladie.... à quoi cela vous fait-il penser? Dites-moi à quoi vous pensez immédiatement? » — « Je ne sais pas (Valentine paraît réfléchir.) Cela ne m'évoque rien... J'ai dû avoir des choses fausses dans la tête ; maladie, il y a des maladies très différentes, il y a de vrais malades, ils ont le corps fait comme il doit l'être, il y en a qui ne sont pas ce qu'elles doivent être, qui ont subi de mauvaises influences. Je ne puis rien faire, je ne sais rien faire ; quand je vois que j'ai pensé mal, je me dis, j'aurais dû faire autrement ; le peu de pensée que j'ai est contradictoire. »

Escalier... (après 30″). L'escalier d'ici ; j'ai souvent eu la pensée de monter cet escalier et d'aller me jeter par la fenêtre ; j'y suis allée une fois ou deux et je n'ai pas vu de fenêtre ouverte.

Faim...... faim... faim... faim... je ne sais pas (après 1′30″) je n'ai pas faim.

Brûlant.... (après 15″) je ne sais pas, je ne sais pas ce que c'est.

Rapide .... (après 20″) rapide, c'est aller vite, mais moi, je suis toujours immobile ; j'ai idée de faire des choses que je ne fais pas, j'ai l'idée d'aller à un endroit ou à un autre et je n'y vais pas.

Fleuve..... (après 30″) « Oh ! cela me rappelle beaucoup de choses, des choses horribles. » (Extrême lenteur d'expression) je demande : « Quelles choses? » — « Des choses très différentes encore. » — « Mais quelles choses? » — « Toujours la pensée de m'y jeter ; avant de venir ici j'avais la pensée de m'y jeter, mais je ne l'ai pas fait ; ici aussi j'avais la pensée d'en finir avec la vie, mais je ne l'ai pas exécutée. » Toutes ces paroles sont prononcées en hésitant, et avec une lenteur extrême.

A ce moment de l'examen, Valentine devient anxieuse ; dès lors elle ne fixe plus son attention et je n'obtiens plus d'elle que des réponses très peu précises, par exemple :

Mémoire... j'ai très peu de mémoire.

Maison .... ça me fait penser à beaucoup de choses. (Elle ne les exprime pas.)

Froid...... je ne sais pas, la crainte du froid, c'est une idée vague.

Il y a dans toutes ces épreuves un temps d'adaptation assez long. Valentine ne perçoit les mots et n'en comprend le sens qu'avec une extrême lenteur. L'évocation des idées est pénible ; la malade fait un effort pour fixer son attention. En dehors de ses préoccupations constantes, aucune représentation ne surgit à sa conscience ; et même lorsqu'elle exprime ces préoccupations, les idées évoquées sont singulièrement vagues et imprécises.

Jeanne, légèrement confuse, ne prête pas attention au test, ne répond pas le plus souvent ; les mots en rapport avec les idées délirantes éveillent seuls des représentations ; les autres ne correspondent à rien de précis.

Dans tous les cas que nous venons d'étudier le mode d'association des idées est simple : le mot évoqué exprime toujours une idée très proche de celle exprimée par le mot évocateur. C'est là un fait que l'on observe rarement chez l'homme normal. Il est le résultat de la pauvreté des images et de leurs modes d'association : l'esprit ne peut faire de sauts ; il n'associe que dans un petit cercle, que ce cercle soit déterminé par l'état affectif, qu'il le soit par une attitude volontairement prise et nécessairement maintenue. Ce dernier cas est d'ailleurs le plus rare ; le plus souvent, c'est la disposition affective qui oriente l'association ; l'esprit ne peut s'évader au dehors ; les associations se font, soutenues par l'état affectif, et seules peuvent se réaliser celles qui sont évoquées dans ce sens.

Mais, même au sein de l'état affectif prédominant, les évocations sont pauvres, peu variées, parfois même ne parviennent pas à se produire.

En résumé, l'esprit associe peu et seulement dans une seule direction, déterminée le plus souvent par la disposition affective prédominante.

Je serai bref sur le test suivant, parce qu'il ne fait que confirmer les conclusions précédentes.

Je proposais à la malade d'écrire une phrase commençant par chacun des mots suivants :

Sourire.

J'aime.

Le soleil.

Réjouissons-nous.

Il est triste.

Le beau.

Voici les résultats fournis par Julie :

Sourire : (ne peut pas construire une phrase commençant par ce mot ; écrit) : Je ne peux plus sourire.

J'aime (écrit immédiatement) Dieu et mes enfants.

Le soleil... Je n'aime que l'obscurité ; on pourrait mettre : Le soleil luit pour les bons, il ne luit pas pour moi.

Réjouissons-nous... Je ne me réjouis jamais.

(La malade refuse de construire une phrase commençant par ce mot.)

Il est triste... (écrit immédiatement) d'être au monde.

Le beau... temps m'attriste.

Valentine ne parvient, elle aussi, qu'à terminer les phrases dont le premier mot éveille en elle des idées tristes.

L'évocation se fait encore ici, quoique pauvrement, dans une direction déterminée, hors de laquelle elle ne peut s'effectuer.

Les résultats de tous ces tests conduisent donc aux conclusions suivantes :

Le ralentissement psychique du mélancolique est déterminé par la difficulté d'évocation des idées. L'évocation, très pénible, parfois même impossible hors de la disposition affective, est encore pauvre dans son sein.

Quels troubles fondamentaux sont à la base du trouble de l'évocation ? Celui-ci est-il primitif ou bien n'est-il que le résultat d'une inhibition produite par la douleur morale, c'est ce qui reste à déterminer ?

Or l'évocation des idées comporte plusieurs facteurs. Les tests précédents ont montré qu'elle se faisait toujours dans une certaine direction, déterminée par l'état affectif prédominant, ou bien par une attitude volontairement adoptée par l'esprit ; en outre, elle s'accompagne toujours d'une certaine dose d'effort mental, c'est-à-dire d'attention.

Je me propose maintenant d'étudier chez mes malades l'attention qui, en créant le monoïdéisme, favorise l'évocation, et la matière même de cette évocation, les éléments simples avec lesquels sont constituées nos idées complexes, c'est-à-dire les images mentales, les représentations mentales.

III. — LES TROUBLES DE L'ATTENTION

J'ai déjà été amené à parler de l'attention dans les chapitres précédents, car il est impossible de parler d'un trouble intellectuel quelconque sans faire intervenir un trouble de l'attention. Mais je me suis contenté jusqu'ici de mentionner ces troubles sans entrer dans de plus amples détails et sans en noter les caractères.

L'attention étant mêlée à toutes les formes de l'activité intellectuelle, je n'entrerai pas ici dans de grandes nuances d'analyse. A l'envisager d'une façon globale, elle est une application de l'esprit, que cette application se fasse automatiquement, d'une façon réflexe, spontanée, comme dit M. Ribot, sans aucun effort, ou bien qu'elle se fasse volontairement, d'une façon artificielle, avec effort mental. C'est simplement cette application de l'esprit que j'étudierai ici, en distinguant, suivant l'excellente classification de M. Ribot, l'attention spontanée et l'attention volontaire.

L'attention spontanée. — L'attention spontanée suppose un grand nombre de facteurs : l'intérêt qui, lui-même, est le résultat de certaines tendances, certains instincts, certains désirs, certaines représentations de plaisir et de déplaisir, liées à ces états, et un phénomène moteur d'adaptation, de convergence de l'esprit (Ribot), qui a pour conséquence une inhibition de toutes les représentations ou tendances opposées et, de ce fait même, un renforcement de la représentation considérée. L'attention spontanée ne peut donc être étudiée à l'état pur, elle ne peut être isolée de tous les phénomènes qui la conditionnent et qui peut-être même la composent, car ces phénomènes moteurs qui constituent l'attention sont probablement les mêmes que ceux qui constituent les tendances. En fait, ce que nous allons examiner ici, c'est simplement la faculté de remarque, opération mentale qui suppose l'attention, mais qui est sous la dépendance de beaucoup d'autres facteurs.

Les plus déprimés, les plus stuporeux de mes malades, Valentine par exemple, prêtent peu attention à ce qui se passe autour d'eux : ils restent inertes, figés, un peu indifférents à ce qui les entoure, n'allant pas vers les faits extérieurs. Ils ne remarquent en somme que ce qui les atteint, pour ainsi dire, malgré eux.

Alors qu'à l'état normal un sujet a l'attention en éveil et adapte immédiatement son esprit aux moindres faits de la vie journalière, ces malades ont besoin de faire un effort pour diriger leur esprit vers un objet quelconque. Lorsqu'on adresse par exemple la parole à Valentine, on s'aperçoit qu'elle fait un effort pour être attentive. L'attention n'est plus spontanée et réflexe, comme elle le serait dans des conditions normales ; elle est artificielle et volontaire.

Mais devons-nous en conclure que la faculté de remarque est diminuée, ou que l'attention spontanée est affaiblie ? Je ne le crois pas. Si la malade prête peu attention à tout ce qui l'entoure d'une façon générale, elle est attentive à tout ce qui peut apporter une confirmation à l'objet de ses préoccupations constantes, à ses idées délirantes (du moins en certains moments, car je n'oserais affirmer qu'il en fût toujours ainsi) ; nous verrons dans un instant que, lorsqu'elle est anxieuse, elle saisit ou croit saisir dans le moindre bruit, le moindre geste, des allusions à son malheureux état. L'attention est commandée, dirigée par l'état affectif prédominant; cet état la fixe sur tout ce qui l'intéresse, la détourne de tout ce qui lui est indifférent. Or l'anomalie, l'intensité de l'état affectif ont pour résultat d'intéresser le malade à beaucoup de faits qu'il eût négligés en son état normal, et partant, de détourner son attention d'un grand nombre d'autres qui l'eussent jadis intéressé. L'attention est viciée dans son application, mais rien ne prouve qu'elle soit affaiblie.

Les états d'anxiété rendent ces faits plus évidents encore; Marthe, toujours aux écoutes, remarque de menus incidents, examine avec attention les lignes du plancher, les dessins des assiettes dans lesquels elle croit voir des objets obscènes, des symboles de sa destinée future, tressaille au moindre bruit, étudie les moindres gestes, croyant y voir l'arrêt qui va la jeter à la rue ; Albert, toujours inquiet, remarque les moindres changements qui se font autour de lui, écoute ce que disent les autres malades et croit y trouver des allusions à son état; Julie voit dans les paroles des infirmières, des pensionnaires, des blâmes à son adresse. L'esprit dans tous ces cas est tendu dans une direction toujours la même; il prête attention aux objets de ses inquiétudes ; il passe, sans le remarquer, à côté de ce qui ne l'inquiète pas.

Mais ces faits ne permettent pas de conclure qu'il en est toujours ainsi. Nous verrons dans un instant que l'état intellectuel est différent dans les cas de dépression simple et dans ceux où il existe de la douleur morale : l'intelligence est plus lucide, la compréhension et l'évocation des idées sont beaucoup plus grandes dans ce dernier cas, il en est de même de la faculté de remarque spontanée.

J'ai dit, il y a un instant, que Valentine remarquait tout ce qui pouvait apporter une confirmation à ses préoccupations, il n'en est pas toujours ainsi. Souvent elle est inerte, et rien ne la peut faire sortir de sa torpeur. C'est là l'état habituel, quoique à un moindre degré, des déprimés simples, chez lesquels un état affectif aigu ne vient pas orienter l'esprit dans une direction déterminée; l'activité intellectuelle est trop faible pour permettre à l'attention de s'exercer spontanément.

Ces quelques faits démontrent la difficulté d'étudier séparément l'attention spontanée ; elle est tellement liée à tout l'exercice mental que les troubles qu'elle présente ne se différencient pas des troubles généraux de l'activité intellectuelle. Elle suit les oscillations de cette activité, plus forte lorsque celle-ci est relevée dans les cas de douleur morale, plus faible et parfois nulle lorsque l'activité est faible ou nulle, comme chez les déprimés et les stuporeux.

Mais, notons-le bien, les sujets tendent souvent, lorsqu'on les y incite, à suppléer à l'attention qui ne s'est pas fixée spontanément, par un effort de durée plus ou moins longue, effort qui, lui-même, est proportionné à leur capacité d'activité momentanée.

L'attention volontaire. — J'étudierai successivement la fixation et la continuité de l'attention.

a. *Fixation de l'attention.* — Tous les tests précédents ont montré que lorsqu'on force l'esprit à se fixer, il existe un certain temps d'adaptation. L'application de l'esprit ne se fait pas immédiatement d'une façon spontanée : un effort mental est presque toujours nécessaire.

Ce temps d'adaptation est d'autant plus long que l'état de dépression est plus considérable. Pose-t-on par exemple une question à Charles, on le voit faire une série d'efforts ; son visage reflète un état de contraction douloureuse qui montre bien que son attention tente de se fixer ; néanmoins aucune parole ne sort de sa bouche et la décharge se traduit par une crise de larmes. Valentine, au début de l'interrogatoire, met un certain temps pour fixer son attention.

Lorsque l'anxiété est intense, il devient impossible d'attirer l'attention du sujet ; mais il ne s'agit pas tant alors d'une faiblesse des phénomènes moteurs d'adaptation, que d'un empêchement, d'une inhibition de ces phénomènes par un fait de conscience plus puissant. Lorsque survient l'affaiblissement intellectuel, l'attention ne se fixe plus; le malade, incapable d'aucun effort, répète les mêmes gémissements d'un ton monotone, ne prête plus aucune attention à tout ce qu'on lui dit.

Le test suivant, permet d'apprécier comment les mélancoliques fixent leur attention. Je leur mettais entre les mains une gravure et les priais de l'examiner attentivement pendant deux minutes. Après quoi, ils devaient raconter par écrit ce qu'ils avaient remarqué.

La gravure que j'employai était une reproduction du Christ en croix de Gérard David, où les détails sont assez nombreux, sans être confus.

Ce test exige évidemment autre chose que la fixation de l'attention ; il faut que l'effort mental se continue pendant quelque temps, il faut que l'esprit remarque les divers détails de la gravure, il faut enfin qu'il retienne ce qu'il a remarqué. Il s'agit donc d'une forme de remarque, la remarque volontaire, qui suppose l'attention volontaire et la compréhension. Mais ce que le sujet doit comprendre est, dans l'espèce, particulièrement simple. Aussi m'a-t-il semblé que, malgré ses imperfections, cette épreuve permettait d'apprécier comment se fixe l'attention, et aussi dans quelle mesure un malade déterminé est capable d'analyser une composition très simple.

Albert examine attentivement la gravure pendant la première minute, son attention se relâche pendant les trente premières secondes de la deuxième minute et il n'y prête plus aucune attention pendant les trente dernières. Voici sa description :

« Gravure représentant un calvaire : dans le premier plan, le Christ sur sa croix regarde la vierge Marie qui prie pour son fils, quatre autres femmes prient également avec elle ; au pied de la croix se trouvent une tête de mort et un fémur. Un chien et trois soldats se trouvent à droite de cette croix. Dans le second plan se déroulent les chemins de Jérusalem dont on aperçoit les maisons ; des cavaliers et des soldats parcourent les chemins et on aperçoit dans le dernier plan le mont des Oliviers et les monuments de la ville avec leurs dômes et les jardins aériens. »

Tous ces détails sont exacts : le malade a remarqué l'essentiel de la gravure, il ajoute de vive voix quelques instants après de nouvelles remarques. Notons d'ailleurs que le sujet est très amélioré lorsque je le soumets à cette épreuve.

Julie regarde assez attentivement la gravure et en cite les détails à haute voix à mesure qu'elle les remarque.

Voici sa description :

« Le Christ sur la croix : sa sainte mère à genoux au pied de la croix, Jean son disciple bien-aimé, Marie, Marthe, les saintes femmes au pied de la croix ; de l'autre côté de la croix, les bourreaux. Un petit chien près du bourreau. Il y a bien quelque chose au fond, mais je n'ai pas bien distingué. »

La malade était, ce jour-là, légèrement anxieuse, craintive, préoccupée : son attention ne se fixa qu'avec lenteur. Les détails remarqués sont exacts, mais le nombre de ces détails est beaucoup moins grand que dans le cas précédent.

Valentine regarde la gravure pendant quarante-cinq secondes, puis la repousse, comme si elle l'avait suffisamment vue, son attention ne se fixe d'ailleurs que mollement ; ni la gravure, ni le test n'excitent son intérêt.

Comme elle est incapable d'écrire, je l'invite à dire de vive voix ce qu'elle a remarqué.

« Il y a une croix et des personnages. » C'est là tout ce qu'on peut lui faire préciser.

Je change alors le mode d'examen et lui remettant la gravure entre les mains, je la prie de me la décrire lorsqu'elle l'a sous les yeux. Elle répète : « Il y a des personnages, il y a des personnages... » — « Mais que font-ils ? » Long silence, puis : « Il y en a debout, il y en a qui ont l'air de marcher, il y a une femme à genoux, un mouton. » Longue pause : « Et encore ? » — Long silence, puis : « Il y a de la chose, de la terre. » — « C'est tout ce que vous remarquez ? » — « Une tête de mort, des bêtes, des personnes. » — « Que représente la gravure ? » — « Un Christ en croix. »

Chez Valentine, qui est dans un état de demi-stupeur, l'attention se fixe donc très mal, il faut l'inciter sans cesse, et encore, dans ces conditions, est-elle toujours chancelante et ne peut-elle se soutenir longtemps.

Les quelques résultats fournis par ce test nous montrent donc un *affaiblissement parallèle de la faculté de remarque et de l'attention*. La capacité de fixation de l'esprit est variable avec les sujets et d'autant plus faible que la dépression est plus accentuée et que l'état se rapproche d'avantage de la stupeur.

b. *Continuité de l'attention*. — L'attention s'épuise vite, la plupart des tests précédents nous l'ont démontré.

Elle défaille d'autant plus rapidement que le travail mental est plus difficile. Si l'on fait faire par exemple aux sujets une série de calculs de tête, dont la difficulté est progressivement croissante, on constate, d'une façon générale, que l'attention se fixe assez bien au début des épreuves, alors surtout que, le problème étant facile, la question évoque presque automatiquement la réponse. Lorsqu'il s'agit d'un calcul plus compliqué, l'attention faiblit ; le sujet n'est plus capable de l'effort suffisant pour inhiber ses préoccupations, afin que seuls les termes du problème occupent sa conscience.

Ces phénomènes sont d'autant plus apparents que le malade est plus déprimé et dans un état plus voisin de la stupeur.

De tous ces faits, il résulte que *l'attention est faible, qu'elle ne se fixe qu'avec une extrême difficulté et qu'elle ne peut être soutenue que pendant un temps extrêmement court.*

Mais ces troubles, communs à beaucoup de groupes morbides, présentent chez le mélancolique des caractères bien particuliers. Son attention sans doute est chancelante et ne se fixe que difficilement, mais il tente de la fixer. Sauf dans les cas de stupeur absolue et dans ceux d'anxiété extrême, il cherche à adapter son esprit à un problème déterminé, et il fait des efforts dans ce sens.

Il nous faut, pour expliquer ce fait, admettre, au-dessus de l'attention et la déterminant, tout un ensemble de phénomènes cérébraux, de *tendances*, dont le sentiment qu'il nous faut adapter notre esprit à telle circonstance particulière est le résultat ; bien plus, il semble que nous ayions, antérieurement à cette application, le sentiment que c'est telle direction que l'esprit va prendre, et que c'est dans cette direction que le résultat cherché sera trouvé : ce sentiment obscur est certainement le résultat de traces laissées dans l'esprit par les adaptations antérieures à des circonstances analogues. En présence des conditions nouvelles, il doit y avoir un premier éveil obscur d'images, de représentations, de tendances, qui ne sont pas précises encore, parce que l'attention n'est pas fixée, et que dans la foule des représentations contradictoires, aucune n'est encore parvenue au plein jour de la conscience. Antérieurement à la compréhension claire et nette des choses, il peut donc exister un sentiment obscur de ces choses, qui détermine la direction de l'esprit et le sens des mouvements d'adaptation de l'attention.

Eh bien ! cette tendance directrice me paraît intacte ou à peu près intacte chez le mélancolique qui souffre. Il sent que la réponse à donner est dans telle direction déterminée, il cherche à fixer son attention pour mieux éclaircir ses représentations, il cherche à les renforcer par l'effort mental. Mais l'impulsion motrice reste faible. Elle manque de vigueur et de ténacité : aussi l'attention se fixe-t-elle lentement et reste-t-elle défaillante. Néanmoins le malade est capable de comparer le faible résultat obtenu au résultat qu'il aurait dû atteindre, il sent son impuissance et il en souffre.

Le trouble de l'attention est donc en une certaine mesure consciemment senti par le malade. Nous étudierons plus loin le mécanisme intime de ce sentiment et le rôle qu'il joue dans la genèse de la douleur morale.

Nous pouvons peut-être, grâce à une hypothèse, tenter d'aller plus loin dans l'interprétation des troubles de l'attention chez les mélancoliques.

J'ai déjà parlé des tendances et j'aurai l'occasion d'en parler souvent au cours de cette étude; aussi me paraît-il nécessaire d'expliquer ce que l'on désigne par ce mot.

Les tendances sont les formes les plus profondes de notre activité mentale ; puisant directement dans la vie affective, elles sont les directrices de notre intelligence vers un but en rapport avec la satisfaction de nos besoins ; ce sont elles qui représentent le fondement de notre volonté : « Tout plaisir ou toute douleur, dit Harald Höffding [1], mettent plus ou moins l'organisme

1. H. Höffding. *Esquisse d'une psychologie fondée sur l'expérience*, p. 312 (Paris, F. Alcan).

en mouvement. La forme et la structure de ce mouvement sont déterminées par la structure originelle de l'organisme. Il y a tendance quand cette esquisse involontaire d'un mouvement se fait sentir à la conscience avec une certaine représentation du but auquel elle conduit. »

La tendance est donc une forme d'activité intermédiaire entre l'instinct et le désir ; elle est supérieure à l'instinct parce qu'il y a en elle une certaine conscience du but à atteindre ; mais cette représentation est encore vague et imprécise, alors qu'elle est distincte dans le désir et qu'il s'y adjoint la conscience de la distance qui sépare la simple représentation de la possession effective.

Comme l'instinct donc, la tendance est une impulsion motrice, mais une impulsion motrice accompagnée de la conscience du but ou de l'objet de l'action.

On peut donc dire qu'il y a des tendances à la base de toute notre activité intellectuelle ; il y en a du moins dans tous les cas où nous voulons quelque chose et où nous n'avons pas une claire conscience des mouvements à accomplir pour atteindre l'objet de notre vouloir.

Il y a donc en ce sens des tendances à la base de notre attention volontaire. Nous fixons notre attention parce que nous attachons un intérêt au moins momentané à un objet déterminé. Cet objet ne peut être que le premier d'une série qu'il nous faudra parcourir pour arriver à notre but, nous apercevons ce but et nous sentons qu'il nous faut faire beaucoup de détours avant d'y parvenir. Nos tendances sont le support actif qui nous guide dans cette recherche, l'impulsion motrice qui est à la base de toute activité.

Or, comme l'a fort bien montré M. Ribot [1], l'attention est un phénomène moteur d'adaptation.

On peut, il est vrai, considérer la thèse de Ribot comme trop absolue et voir dans l'attention autre chose qu'un simple phénomène moteur; mais, même si l'on admet qu'elle est quelque chose de plus qu'un mouvement ou qu'une combinaison de mouvements, on ne peut nier que le phénomène moteur est non seulement une des conditions de sa production, mais encore un de ses éléments essentiels. En d'autres termes, si l'attention n'agit pas seulement par des muscles, elle agit néanmoins en partie par des muscles; elle est donc en partie un mouvement qui s'est effectué. En ce sens elle est une forme plus parfaite de la tendance : la tendance étant le mouvement à l'état naissant, l'impulsion motrice, l'attention est le mouvement achevé, la contraction musculaire effectuée.

Toutes nos recherches précédentes ont montré que les tendances existaient encore chez la plupart de nos malades, au moins dans certaines circonstances, lorsqu'ils sont un peu excités, lorsqu'ils souffrent, chez ceux qui sont autre chose que de simples déprimés. Or ce sont précisément ces malades qui tentent de fixer et de soutenir leur attention. En présence d'un ordre quelconque, d'un test à accomplir, ils peuvent faire un certain effort d'adaptation ; ils cherchent à comprendre ce qui se passe autour deux ; ces malades sont encore en un mot capables d'impulsions motrices, ils peuvent encore esquisser certains mouvements d'adaptation.

Mais tous les mouvements manquent de force, d'étendue, de continuité, l'impulsion motrice s'épuise vite. L'attention, si elle tente de se fixer, ne parvient à

1. Ribot. *Psychologie de l'attention.* Paris, F. Alcan.

le faire que d'une façon fort imparfaite, encore ne peut-elle être soutenue pendant longtemps.

Plus le malade est excité, plus ses tendances sont relevées, plus il est actif, plus il désire et plus il veut, plus il essaie de fixer son attention, mais plus aussi il sent la difficulté qu'il éprouve à accomplir cet acte en apparence si simple. Aussi son effort est-il des plus pénibles ; le malade sent ses tendances par l'obstacle même qu'elles rencontrent à leur réalisation.

L'effort est en définitive le sentiment de l'obstacle que les phénomènes dépressifs opposent aux tendances motrices renaissantes.

IV. — LES TROUBLES DES IMAGES MENTALES

Les images mentales se présentent rarement dans la vie psychique à l'état isolé. Agrégées ensemble de façon plus ou moins complexe, elles forment des groupes qui représentent la réalité. Ces groupes sont susceptibles d'une reproduction identique aux impressions causales dans les *faits de souvenir;* ou bien ils peuvent se désagréger pour entrer dans de nouvelles combinaisons, dans l'*imagination proprement dite.*

Les troubles des souvenirs. — Les principaux souvenirs ne paraissent pas effacés chez ces malades. Si l'on prie chacun d'eux de raconter les événements marquants de sa vie, qui ont dû le frapper, il le fait assez bien quoique avec effort : chez certains même (Julie, Albert) le rappel est tout à fait normal.

Dans d'autres cas cependant, le rappel du souvenir est beaucoup plus difficile, sinon même impossible. Les choses se présentent ainsi chez les malades plongés dans un état de profonde dépression ou dans la stupeur.

C'est ainsi que Valentine ne parvient à rassembler ses souvenirs qu'avec une extrême difficulté. Mais il ne s'agit pas là d'un trouble électif de la mémoire de reproduction. Bien que lent et pénible, le rappel du souvenir l'est moins que l'évocation des représentations libres : Valentine s'exprime plus facilement lorsqu'il lui faut raconter un fait de sa vie passée que lorsqu'elle veut rendre ce qu'elle ressent actuellement. Les images revivent plus facilement lorsqu'il s'agit d'une reproduction simple, que lorsqu'il s'agit d'une combinaison nouvelle.

Ces faits peuvent sembler étranges à un examen superficiel ; on peut se demander en effet pourquoi les agrégats d'images qui constituent les souvenirs se reproduisent plus facilement que chacune des images qui entrent dans la constitution de ces agrégats.

Mais, dans le souvenir, il s'agit d'une reproduction simple de représentations mentales, étroitement unies entre elles par l'impression causale : le souvenir est un fait fixé, figé, qui ne souffre pas de modifications, qui n'évolue pas ou qui n'évolue que peu. Au contraire l'imagination exige une désagrégation et une combinaison toujours nouvelles des faits mentaux. Ici l'image ne fait plus partie d'un tout ; elle est mobile, s'associe tantôt à tel élément, tantôt à tel autre. Alors qu'une image déterminée est facilement reproduite lorsqu'elle fait partie d'un souvenir, elle peut ne plus être aussi facilement évoquée si l'esprit doit l'extraire du groupe complexe qui constitue ce souvenir, pour la présenter à l'état isolé ou la combiner avec d'autres images.

Ces faits sont confirmés par le mode même d'évocation des souvenirs. Telle de ces malades (Julie par exemple) nous racontera toute sa vie passée, si on lui laisse enchaîner ses souvenirs au hasard, qui ne pourra évoquer à volonté dix souvenirs déterminés. Les souvenirs se présentent en séries qui s'évoquent mutuellement ; mais le malade ne peut qu'au prix de grandes difficultés dissocier ces séries pour en extraire un souvenir précis isolé.

Les troubles des images mentales proprement dites. — Les tests, grâce auxquels j'ai déjà étudié l'évocation des idées, ont montré que les images revivaient difficilement. Sauf chez Julie, chez laquelle les idées sont encore assez nombreuses, bien qu'encore monotones et légèrement stéréotypées, les représentations évoquées sont extrêmement pauvres.

Il eût fallu rechercher ce que deviennent les diverses images mentales, visuelles, auditives, tactiles, gustatives, olfactives, motrices, verbales. Mais une telle recherche à l'état pur est extrêmement difficile chez un aliéné, elle exige une analyse intime dont ces sujets ne sont pas le plus souvent capables. Il ne suffit pas en effet d'étudier ces images par la simple reconnaissance d'un objet déterminé, car l'image effacée peut être rappelée alors et paraître normale, alors que sa reviviscence est facilitée par l'objet évocateur, et l'on ne constate pas un trouble qui cependant existe ; ou bien l'épreuve montre que tel objet n'est pas reconnu ; mais l'on ne peut différencier le trouble sensitif du trouble imaginatif. Il faut demander au malade de se représenter telle ou telle image déterminée, et savoir de lui dans quelle mesure il se la représente. Je l'ai tenté chez quelques malades, leurs réponses ont été si contradictoires qu'elles ne méritent pas qu'on s'y arrête.

Néanmoins les résultats de certains tests précédents

(évocation de mots, de phrases, dans lesquelles les mots ou phrases évoquées ne s'accompagnaient guère de la représentation de leur objet), ainsi que d'autres faits que je vais exposer me paraissent indiquer que, chez mes malades, l'image mentale est plus ou moins effacée, qu'elle n'a pas de tendance à revivre spontanément, qu'il faut un effort mental, une concentration d'attention pour la faire apparaître et que ce trouble a des degrés divers suivant l'état de dépression du sujet.

J'ai tenté d'étudier les images verbales de la façon suivante. Je prononçais devant le sujet une syllabe quelconque et je lui demandais de la compléter, de façon à former un mot le plus rapidement possible : je notais le temps qui s'écoulait entre le moment où la syllabe avait été prononcée et celui où le malade avait répondu par un mot. La liste dont je me servais était composée de 50 syllabes : je prononçais chacune d'elles cinq minutes après que le malade avait répondu à la précédente et après l'avoir prévenu par un « Attention », afin qu'il ne fut pas distrait.

Je n'exposerai pas ici les résultats obtenus chez chaque malade en particulier, car cet exposé très fastidieux risquerait fort d'ennuyer le lecteur.

D'une façon générale, le sujet met un certain temps à percevoir la syllabe évocatrice, puis il y a un effort très visible pour trouver un mot. Le mot évoqué est en général un mot court, qui parfois est la simple reproduction de la syllabe évocatrice. Voici quelques exemples :

ri . . . . rire.
mo . . . . mot.
ro . . . . roche.
bê . . . . bête.
ra . . . . rare.

Ce n'est qu'au bout d'un temps relativement long qu'une syllabe évoque un mot. Ainsi le temps moyen est chez Albert de 2″5, chez Julie de 6″,5, chez Valentine de 30″.

Cette épreuve montre donc qu'il existe un certain degré d'amnésie verbale. Ce trouble a d'ailleurs été déjà signalé par d'autres auteurs : le cas cité par M. Séglas est si net que je ne puis résister au plaisir de le reproduire en entier[1].

Je présente à la malade un journal et je lui fais lire une phrase de deux lignes. Elle lit quelques mots, puis s'arrête au mot « manutention ».

D. Eh bien, continuez.

R. Je ne connais pas ce mot-là.

D. Epelez-le.

R. Je ne vois pas les lettres.

D. Continuez.

La malade lit toute la phrase :

D. Que signifie ce que vous venez de lire?

R. Je ne sais pas.

D. Recommencez à lire.

La malade recommence. Arrivée au mot manutention, elle hésite longtemps, puis, après bien des efforts, lit péniblement « manutention ».

D. Que veut dire ce mot?

R. C'est comme une fabrique.

La malade relit toute la phrase.

D. Que signifie ce que vous venez de lire?

R. Je ne sais pas.

J'explique alors à la malade le sens de la phrase en la lui lisant moi-même. Je cause d'autre chose et au bout de quelques instants, je lui demande ce que je lui ai lu : elle me donne de suite le résumé de la phrase en question.

Plusieurs expériences donnent des résultats identiques.

Une autre fois je lui fais lire la phrase suivante : « Une grande fête aura lieu au casino de Rueil au profit de l'orphelinat des arts. »

1. Séglas. *Mutisme mélancolique*. Soc. méd. psych., 29 juin 1901.

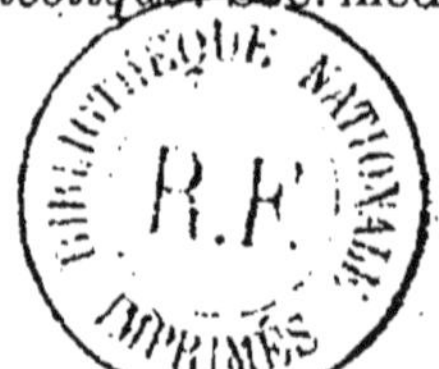

Elle s'arrête au mot « casino ».

D. Continuez.

R. Je ne sais pas ce mot-là.

D. Epelez.

R. Mais je ne vois pas.

D. Essayez.

R. Ca... Ca... Cati... Je ne sais pas. Catino.

D. Mais non : « Casino ».

R. (Étonnée), regarde le mot, dit : C'est vrai, casino, un concert.

D. Relisez tout.

La malade relit, prononce couramment casino et s'arrête à « profit, de l'or... de l'or... je ne sais plus ».

Elle approche et éloigne son journal et dit : Je ne vois pas.

Je me mets à causer d'autre chose et lui demande à brûle-pourpoint :

D. Savez-vous ce que c'est qu'un orphelinat?

R. C'est là où l'on met les orphelins.

Je lui cause un peu de sujets indifférents et la prie, au bout de quelque temps, de me relire la même phrase, ce qu'elle fait sans hésitation.

Et Séglas conclut : « La malade ne voit pas certains mots et ne peut pas les épeler. Elle n'y arrive que si l'on réveille en quelque sorte la représentation mentale de ce mot par d'autres procédés, mot prononcé, explication de ce mot. Et cependant elle peut donner elle-même la signification de ce mot lorsqu'on le prononce devant elle. C'est de l'amnésie verbale visuelle. D'ailleurs, chez elle, les images auditives sont beaucoup moins atteintes.

« De plus il est des mots que la malade peut lire, mais que, même pris isolément, elle dit n'avoir plus pour elle la signification habituelle. »

Il ne s'agit pas ici d'une amnésie verbale complète : l'image verbale n'est pas détruite ; la malade ne reconnaît pas certains mots ; les impressions visuelles n'éveillent plus les images visuelles correspondantes, mais les images auditives et les représentations complexes qui constituent la chose signifiée sont capables de le faire ; notons que l'image visuelle, une fois mise en branle, est capable par la suite d'être évoquée par l'impression visuelle.

Le trouble des images mentales me paraît donc constant ; il consiste en un effacement plus ou moins considérable de ces images, et partant en une difficulté de reviviscence. Les représentations mentales sont troublées dans leur mobilité, dans leur faculté d'évocation, d'association, de rapprochement. Le malade cherche encore à évoquer dans une direction déterminée, mais il n'y parvient que lentement et avec peine, et parfois même n'y parvient pas du tout.

*
* *

Les considérations précédentes et surtout les faits sur lesquels ces considérations s'appuient, permettent, de réduire les troubles de l'évocation des idées à leurs facteurs essentiels.

Les idées s'évoquent spontanément ou sous l'influence d'un effort volontaire, mais toujours suivant une tendance directrice. Dans le premier cas, c'est l'intérêt, l'état affectif du moment qui les guide, état variable, changeant avec les circonstances, mais qui, chez notre mélancolique, est fixe, représenté par un certain nombre de sentiments, de dispositions affectives, de tonalité triste. Dans le second cas, il s'agit d'un état d'attention volontaire plus ou moins intense, déterminé lui-même par la conscience qu'a le sujet d'un but à atteindre, et des mouvements d'adaptation nécessaires pour y parvenir. L'évocation des idées suppose donc deux choses : une tendance directrice au sein de laquelle j'englobe tous les phénomènes obscurs qui déterminent la fixation de l'attention elle-même ; des représentations qui, au sein de cette tendance, et par la fixation de l'attention, se meuvent, se groupent et se coordonnent.

Les divers facteurs de l'évocation des idées sont lésés ici d'une façon fort inégale. La tendance directrice subsiste, le mélancolique, même stuporeux, sent quelle direction doit prendre son esprit pour s'adapter à telle situation déterminée et il fait des efforts dans ce but. Mais cet effort n'est pas toujours suivi d'effet, et l'attention ne se fixe que difficilement ; elle reste faible, défaillante et se fatigue rapidement. Enfin les représentations mentales ne s'évoquent plus avec la même facilité, elles sont lésées, non dans leur contenu, car chaque idée, chaque image, chaque représentation, lorsqu'elle parvient à la conscience est toujours représentative des mêmes choses ; mais cette apparition ne se fait que lentement et parfois ne parvient pas à se faire, car ces images plus ou moins effacées ont perdu de leur vivacité.

En résumé, l'esprit a conservé sa logique intérieure, mais les éléments ne sont plus aptes à se mouvoir, à s'ordonner avec la même rapidité au sein de cette logique, du fait même de leur lésion primordiale.

***

Le ralentissement psychique des mélancoliques se ramène donc à un trouble d'évocation des idées. Mais ce trouble est-il primitif ? ou bien n'est-il, comme le prétendent Schüle et beaucoup d'autres auteurs, que la conséquence d'une inhibition, créée par la douleur morale aiguë, « l'idée-douleur » remplissant la conscience et ne permettant plus le libre exercice intellectuel ?

Cette dernière hypothèse peut sembler vraisemblable dans un certain nombre de cas où la douleur morale est le phénomène primitif et où le trouble d'évocation est le résultat de la désagrégation mentale, déterminée par le choc émotionnel. Mais il n'en est pas ainsi dans les cas de dépression simple, et dans tous ceux où la dépression et le trouble d'évocation ont précédé la douleur morale.

Kraepelin voit dans tous les cas de mélancolie d'involution présénile une forme de mélancolie affective dans laquelle l'anxiété, la douleur morale est le fait important qui domine toute la scène. Sans doute l'anxiété existe toujours dans ces cas ; mais parce qu'elle est le phénomène le plus bruyant, celui qui attire l'attention, est-elle le phénomène qui commande tous les autres ? Je ne le crois pas.

On ne peut résoudre cette question que par l'analyse exacte des faits qui ont marqué le début de la maladie. Mais cette étude n'est pas souvent facile, car des troubles simplement dépressifs ont pu passer inaperçus de l'entourage et le sujet n'est généralement amené à l'asile que lorsque son agitation douloureuse est incompatible avec la vie en liberté.

Je n'ai pas pu obtenir de renseignements précis sur le début de l'affection de tous mes malades ; il en est néanmoins de suffisamment probants, pour montrer que les troubles intellectuels précèdent parfois les réactions affectives et par conséquent ne dépendent pas d'elles.

Amélie (mélancolie présénile), est, à l'entrée à l'asile, malade depuis huit mois ; pendant les cinq premiers mois elle était sombre, taciturne, sentait du dégoût pour toutes choses, avait perdu toute énergie : les larmes, le désespoir aigu, l'anxiété n'ont apparu que depuis trois mois. Pendant cinq mois on ne constata donc que des troubles de dépression simple, c'est-à-dire du ralentissement psychique avec sentiment vague d'impuissance morale et physique.

Il semble bien que chez Valentine il y ait eu avant l'apparition de l'anxiété une période de dépression simple qui aurait duré peu de temps, mais les faits ne sont pas assez précis pour que je puisse l'affirmer nettement.

Julie a eu, il y a trois ans, un premier accès de mélancolie, caractérisé seulement par de la fatigue, une incapacité absolue de penser et de travailler, du découragement, sans que se manifestât l'anxiété qu'elle a ressentie depuis.

Mais voici deux cas des plus nets.

En octobre 1901, Albert, à la suite de surmenage, éprouve une grande lassitude physique et mentale, accompagnée d'insomnie et de perte d'appétit; son travail devenait pénible, il n'assemblait plus ses idées qu'au prix des plus grands efforts et encore n'y parvenait-il pas toujours. Ce n'est que secondairement à cet état que le désespoir le prit, encore ce désespoir n'était-il pas aigu, il y avait seulement constatation sombre de son état. La véritable anxiété avec désespoir intense ne fit son apparition que beaucoup plus tard, en octobre 1902.

Paul, le 12 octobre 1902, s'enfonce une baleine de parapluie dans l'oreille, et est pris, immédiatement après, d'un état d'anxiété intense dans lequel il se croit perdu sans retour et fait une tentative de suicide. En apparence l'anxiété était ici nettement primitive. Les renseignements fournis par la femme du malade m'apprirent que depuis deux ou trois mois il n'était plus le même, qu'il était devenu sombre, distrait, négligent, et qu'au lieu de travailler avec courage et entrain comme il le faisait jadis, il délaissait son ouvrage et ne paraissait plus s'y intéresser.

Dans un certain nombre de cas *la dépression simple et les troubles de l'idéation précèdent donc les réac-*

tions affectives; il est évident que dans tous ces cas ils ne dépendent pas d'elles.

Mais, même dans les cas où la maladie a nettement débuté par une phase d'anxiété, le trouble de l'évocation persiste en dehors des périodes d'anxiété, aussi me semble-t-il qu'on peut le considérer comme un trouble indépendant et primitif par lequel se manifeste l'état mélancolique.

Ce trouble d'évocation des idées me paraît particulièrement important dans les phénomènes de *stupeur*.

On a prétendu que la stupeur cachait un délire très actif, de nature pénible, et qu'elle était le résultat d'une inhibition produite par ce délire et par l'état anxieux qui l'accompagnait (Baillarger). Il est possible qu'il en soit ainsi dans certains cas : une hallucination terrifiante, un état d'anxiété extrême peuvent produire une inhibition momentanée. Mais il est difficile d'admettre que ces émotions intenses persistent longtemps sans donner lieu à des phénomènes d'excitation intellectuelle et motrice. Il faut donc admettre que, dans ces cas, il y a, à côté du phénomène affectif aigu, un arrêt idéatif et moteur qui ne dépend pas de lui.

Valentine, par exemple, présente évidemment un état de douleur morale pénible avec idées délirantes multiples; mais la stupeur cède un peu lorsque l'anxiété augmente; les idées délirantes qu'elle ne pouvait exprimer quelques instants auparavant deviennent alors plus précises, l'excitation intellectuelle et motrice est plus grande. Tous ces phénomènes rétrocèdent en même temps que l'anxiété.

Bien loin d'augmenter la stupeur, l'activité délirante la fait donc disparaître. Aussi me semble-t-il plus exact de considérer les stuporeux non comme des délirants actifs, non même comme des inhibés par un état affectif aigu, mais comme des arrêtés, des sujets chez lesquels les représentations mentales sont tellement engourdies qu'elles ont perdu tout pouvoir de reviviscence.

*
* *

La capacité d'évocation des idées est d'ailleurs un peu différente, suivant que le malade est plongé dans la dépression simple ou que la douleur morale a fait son apparition.

Il est d'observation courante que l'évocation des idées est plus facile au sein de l'état affectif qu'en dehors de lui; quoique les idées délirantes soient pauvres et monotones, les malades les expriment cependant avec plus de facilité qu'ils n'expriment des idées qui n'ont pas trait à leurs préoccupations constantes. L'évocation des idées en effet est facilitée ici par la fixation de l'attention spontanée, les états affectifs aigus, agents de désorganisation, ne venant pas rompre la chaîne associative, puisqu'elle est soutenue par eux, qu'elle se fait en leur sein.

Mais on a voulu faire jouer un autre rôle à la douleur morale. « Malgré la dépression et l'arrêt mental, dit M. Dumas, la douleur arrive à reconstituer pour un temps les facultés de synthèse, elle triomphe un moment de l'inertie du sujet, de la gêne de ses fonctions psychiques, elle le rend à lui-même. La dépression est refoulée, sinon vaincue. » Et ailleurs : « La douleur morale est tonique, excitante, évocatrice. »

Cette opinion est-elle vraiment fondée? Et d'abord voyons les faits.

Il est exact que certains malades qui souffrent ont une richesse idéative plus grande que des déprimés simples. Julie, Albert, bien qu'ils éprouvent quelque difficulté pour évoquer leurs idées, s'expriment mieux et plus rapidement que Charles. Il est même des malades qui, comme Valentine, presque stuporeuses en leur état ordinaire, émettent leurs idées délirantes dans les périodes anxieuses.

Mais les faits ne se présentent pas toujours ainsi. Albert, dans ses périodes d'anxiété, en proie à la terreur la plus vive, a l'esprit concentré sur un nombre très restreint d'idées, et répète les mêmes phrases d'une façon monotone : « On arrête, on assassine ma femme, on la coupe en morceaux » ; Julie, lorsqu'elle est anxieuse, développe beaucoup moins son délire que dans les périodes où elle est plus calme ; enfin Jeanne, qui émet un nombre d'idées délirantes assez grand lorsqu'elle est calme, beaucoup plus confuse dans les périodes d'anxiété, répète sans cesse les mêmes plaintes et les mêmes gémissements.

En réalité, lorsqu'on étudie les rapports de l'activité intellectuelle et des états affectifs aigus, il faut envisager deux cas : la douleur morale moyenne et l'anxiété.

Dans le premier cas, comme le montre fort bien Dumas, l'évocation des idées est plus facile, et quoique le malade reste un déprimé, il synthétise beaucoup mieux.

Mais, dans ce cas même, peut-on dire que c'est la douleur morale qui excite les synthèses ? Je ne le crois pas. Il est certaines conditions organiques qui déterminent la douleur morale, je les passerai en revue dans un des chapitres suivants, et je chercherai à démontrer alors que ces conditions sont les mêmes qui excitent l'activité intellectuelle, en d'autres termes, que la douleur morale et l'excitation intellectuelle sont les conséquences d'un processus organique unique.

Quand la douleur morale est à son maximum, et c'est le second cas, les synthèses sont dissociées, l'évocation des idées est, de ce fait, rendue plus difficile.

« L'émotion qualifiée, dit Dumas, désagrège les synthèses mentales, fragmente et dissémine tous les systèmes d'idées, de représentations ou d'images, qui se formaient dans l'esprit. C'est par là que l'émotion-choc et l'émotion-surprise sont les plus puissants agents de désagrégation mentale, comme l'a montré P. Janet. »

C'est ainsi que sous l'action de l'anxiété peut apparaître de l'incohérence. Marthe, qui est fort cohérente et exprime des idées délirantes assez bien ordonnées, dans l'état de calme relatif où elle se trouve habituellement, qui alors est bien orientée, est capable de remarques fines et justes, prononce, dans ses périodes d'anxiété, au milieu de ses gémissements, des phrases sans suite telles que : « Présent d'autel sacrifié, Monsieur ! Ah ! Monsieur ! Laissez-moi donc prix d'autel, Monsieur, ah ! Madame ! Lentement déroulé mon mouchoir d'autel pris ! Prise d'autel mal fermé ! etc. »

Dans ce cas, la dissociation peut porter non seulement sur l'association des idées entre elles, mais encore sur l'image verbale elle-même et la paraphasie est créée. « Un répissant, trissant, trissant sans cesse. Un récussaré rognon attendrissant, le rognon il ne faut pas le laisser dans la poêle, il devient trop dur. Friche, sèche, dolorosa, ah Marie ! quel malheur ! Avricourt tout court, tout court. Tu es, tu es ra-ré-ré-rongeur d'église, répunassé, répunassé, répunassé-raviron-raviron-ron-ron. Madame. »

Loin donc de renforcer les synthèses, l'anxiété les désagrège; le mélancolique qui, dans ses périodes de calme relatif, est ordonné quoique déprimé, devient alors incohérent et confus; l'excitation douloureuse, bien loin de rendre la pensée plus riche, se traduit simplement par une répétition plus grande des mêmes idées, ou plus exactement des mêmes paroles qui sont alors plutôt une simple décharge motrice, en rapport avec un état affectif intense, que l'expression d'une pensée précise.

V. — LES TROUBLES DE LA SENSATION ET DE LA PERCEPTION

Les mélancoliques ne perçoivent plus le monde extérieur comme autrefois, c'est là un fait que tous les auteurs ont décrit, et qui, sous sa forme la plus accusée, se traduit par un groupe particulier d'idées délirantes, les idées de transformation et de négation. J'étudierai ces idées en détail dans un instant : j'ai en vue ici seulement ces troubles de la perception extérieure, dont le malade se rend compte et qu'il n'interprète pas encore d'une façon délirante.

L'image la plus fréquente, employée par les malades pour exprimer ce trouble, est la suivante : « La réalité, disent-ils, n'est plus aussi réelle qu'autrefois ; tous les objets sont comme perçus à travers un nuage. »

« Je vois tout dans un nuage, dit un malade de Dumas[1], les choses ne sont plus comme elles l'étaient. » Billod rapporte le cas d'une jeune Italienne à qui les objets apparaissent comme enveloppés d'un nuage :

1. Dumas. *Op. cit.* p. 60.

« Il me semble que je suis dans un théâtre, que les gens sont des acteurs, que tout ce qui m'entoure, c'est des décors. »

« Il me semble, dit Valentine, que je ne suis plus dans la vie réelle », et Julie se plaint d'avoir sans cesse un voile devant les yeux : elle se demande souvent si les objets qu'elle voit sont bien réels, s'ils sont bien tels que tout le monde les voit.

A quels facteurs se réduisent en dernière analyse ces troubles de la perception ? Ils peuvent être conditionnés par deux ordres de faits : des troubles de la sensibilité, c'est-à-dire des troubles périphériques, consistant en une faiblesse de l'impression, ou bien des troubles centraux, c'est-à-dire des troubles de la sensation et de la perception. Examinons successivement ces deux ordres des faits.

La sensibilité est, d'après la plupart des auteurs, légèrement affaiblie dans tous ses modes.

On trouve souvent un certain degré d'affaiblissement de la sensibilité à la douleur : on observe des anesthésies, soit générales, soit localisées.

Chez sa malade Marie (une circulaire), Dumas trouve de l'hypoalgésie sur toutes les parties du corps. Schüle note des anesthésies localisées à la sphère du trijumeau, Séglas un allongement du temps de réaction dolorifique.

Chez une de mes malades, Amélie, la sensibilité à la douleur était très notablement diminuée, surtout aux membres inférieurs.

Chez Julie, chez Valentine, chez Albert la sensibilité à la douleur était intacte.

La sensibilité tactile est diminuée d'après beaucoup d'auteurs. M. Dumas, qui l'a étudiée, suivant le procédé du Dr Bloch, avec un crin terminé par un petit fragment de papier et se courbant, suivant la pression, le long d'un cadran gradué, trouve que, chez Marie, deux grammes ne sont pas sentis sur le dos, la poitrine et le ventre, et 80 ou 90 centigrammes à la partie supérieure des jambes, chiffres supérieurs à toute espèce de moyenne.

L'acuité tactile est en général diminuée ; sur le dos de la main, Julie ne perçoit qu'un écartement du compas de Weber de 4 centimètres, Valentine et Albert de 2 centimètres. La malade de Dumas, Marie, ne percevait une double impression tactile qu'avec un écartement de 5 centimètres.

L'acuité visuelle n'est pas très modifiée; l'acuité chromatique l'est davantage : Julie, par exemple, reconnaît mal le bleu, et l'on observe, chez la plupart des malades, une certaine hésitation dans l'identification des couleurs. L'acuité photométrique est souvent diminuée.

L'acuité auditive est fréquemment inférieure à la normale : Julie n'entend plus le tic tac d'une montre à une distance supérieure à 40 centimètres des deux côtés, chez Jeanne cette distance varie de 10 à 75 centimètres suivant le degré de concentration de son attention.

D'une façon générale, la sensibilité est donc touchée chez les mélancoliques : si tous ses modes ne sont pas atteints chez le même malade, ils le sont chez des malades différents.

Mais je ne crois pas qu'il s'agisse ici de troubles de la sensibilité périphérique, il s'agit bien plutôt d'un trouble central, c'est-à-dire d'un trouble de la sensation. Son siège n'est pas, à la périphérie, dans l'impression, ou dans la conduction de l'impression ; il est cérébral; c'est un trouble de la perception de l'impression.

En effet, l'état d'attention élève en une certaine mesure le seuil de la sensation ; Dumas l'avait déjà constaté, quoiqu'il estime cette élévation insignifiante. Chez Jeanne l'acuité auditive varie de 10 à 75 centimètres suivant le degré d'attention, Julie arrive à percevoir des différences de coloration, qu'elle ne percevait pas auparavant, lorsqu'on la force à fixer fortement son attention.

Ces faits, il me semble, n'existeraient pas si le trouble constaté était un trouble périphérique : certainement il serait fixe, et ne varierait pas sous l'influence des variations de l'attention.

La sensation consciente est d'ailleurs un phénomène complexe, lié à l'intégrité de l'intelligence entière.

M. Binet nous montrait naguère les variations individuelles de l'acuité tactile en rapport avec les variations individuelles de l'intelligence[1].

Les troubles de la sensibilité des mélancoliques me paraissent liés aux troubles généraux de l'intelligence. La perception des impressions, la discrimination de ces impressions sont affaiblies, parce que les représentations provoquées sont moins vives et que la conscience ne les perçoit plus que d'une façon atténuée.

*
* *

Les troubles de la perception me paraissent ressortir aux divers ordres de troubles que nous venons de constater, les troubles de la sensation d'une part, ceux de l'attention et des images mentales de l'autre.

Le monde extérieur paraît vague, peu précis, parce que la sensation a perdu de son intensité habituelle, et aussi parce que les images mentales qui, à l'état nor-

1. Binet. *Année psychologique*, 1903.

mal, sont évoquées par les sensations présentes pour créer la perception et la reconnaissance, s'évoquent difficilement et sont plus ou moins effacées. L'esprit sent que quelque chose est changé, parce qu'il a gardé la trace de ses perceptions passées et que l'impression produite sur lui par la réalité présente lui semble différente de l'impression laissée en lui par la réalité passée.

Si l'on force le sujet à analyser un peu sa perception actuelle ou s'il le fait spontanément, il voit bien que les détails sont semblables, telle Suzanne qui *reconnaît* bien les traits de son mari et prétend cependant que ce n'est pas lui, qui dit que « tout ici est en terre et que cependant ce n'est pas la terre », tels ces malades qui répètent que « tout est pareil et que cependant ce n'est pas pareil ». Une malade de Masoin disait, désignant le fils de la maison : « C'est Jean, mais je ne le connais pas depuis que je suis ici[1]. »

Chacun des traits particuliers qui constituent l'ensemble de la réalité est reconnu, mais l'esprit est incapable d'embrasser cet ensemble. L'attention, en se portant sur une perception particulière, renforce la sensation et les images mentales évoquées ; partant la réalité de cette perception particulière est reconnue. Mais la vie journalière est composée, non d'un petit groupe, mais d'une grande multiplicité de perceptions particulières : l'attention, faible d'ailleurs elle aussi, ne peut agir sur toutes les sensations et images qui les composent : aussi celles-ci restent-elles faibles et peu précises, et cette imprécision est immédiatement sentie par le sujet.

Le malade reconnaît bien par exemple qu'il se trouve en présence de Jean, il reconnait les traits de Jean ; il

1. Masoin. *Obs. pour servir à l'histoire des négations*. Soc. méd. psych., 17 décembre 1900.

reconnaît que tout est en terre autour de lui, que tout est semblable. Mais l'impression, quoique étant semblable en qualité, est différente en intensité, parce qu'elle est moins précise et moins vive qu'autrefois : aussi le sujet, tout en reconnaissant que tout est semblable, conclut-il néanmoins que quelque chose est changé : il y a rapprochement, mais non identification absolue entre l'impression présente et l'impression passée ; le malade reconnaît l'objet, mais reconnaît en même temps que l'impression produite par cet objet est un peu différente des traces laissées en lui par l'impression de jadis : d'où son opinion contradictoire, qui le porte à affirmer la présence de l'objet tout en la niant.

Je montrerai plus loin qu'une autre cause de méconnaissance gît dans l'état affectif, mais celle que je viens de décrire entre probablement pour une part plus considérable dans le phénomène observé.

DEUXIÈME PARTIE

Les troubles volontaires.

J'étudierai d'abord rapidement les phénomènes moteurs qui paraissent en rapport avec des troubles psychiques.

Les impulsions motrices sont en général faibles. On peut les évaluer *approximativement* en mesurant les pressions de la main au dynamomètre ; je dis *approximativement*, car de telles recherches « exigent le consentement et même la connivence du sujet. On doit donc s'assurer par tous les moyens possibles de la sincérité de l'effort et l'on n'est jamais absolument certain de cette sincérité chez les déprimés trop inertes, chez les mélancoliques actifs, trop concentrés dans leur délire et chez les excités trop peu cohérents. Alors même que l'effort serait sincère, on ne doit pas oublier qu'il ne peut s'exécuter sans images motrices, sans représentation, qu'il exige des conditions psychiques qui peuvent manquer ou être affaiblies, et que, par conséquent, il ne peut être pris pour une traduction toujours exacte de l'acte musculaire ». (Dumas).

Aussi n'ai-je envisagé les résultats fournis par le dynamomètre que comme des approximations grossières, destinées à me renseigner, non pas sur la force musculaire, mais sur l'état fonctionnel des neurones moteurs, depuis les centres cérébraux où s'élaborent les impulsions motrices jusqu'à leur expression en une contraction musculaire.

J'ai pris ces mesures, plusieurs jours consécutifs, le matin, à peu près à la même heure chez ces différents malades et les chiffres, que je donne ici, sont les moyennes de 10 mesures.

			Normale de la femme.	
	M. D.	M. G.	M. D.	M. G.
Julie	18	15	30	25
Jeanne	19	15		
Marthe	20	17		
Suzanne. . . .	16	15		
			Normale de l'homme.	
Albert.	35	30	45	40
Paul.	32	30		
Charles	30	25		

Ces mesures, qui concordent avec celles de nombreux observateurs, montrent la diminution des impulsions motrices chez ces malades.

L'état habituel de leurs muscles est le relâchement et l'hypotonie : de là les caractères de l'attitude et de la physionomie des déprimés. La nuque se relâche, et la tête s'incline sur la poitrine ; le visage s'allonge et s'effile par suite de la faiblesse des masséters et des muscles des joues. « Les yeux sont passibles de deux sortes d'expression : quand les sphincters orbiculaires sont paralysés, ils paraissent plus grands; quand la paupière supérieure retombe par suite de la parésie du releveur, ils sont plus petits et semblent mi-clos. C'est cette dernière expression qui prédomine chez les déprimés. » (Dumas).

Tous les mouvements manquent d'énergie et d'amplitude; les plus automatiques, la marche par exemple, les actes habituels (se vêtir, se déshabiller, manger) s'exécutent normalement, mais avec lenteur. Charles, ne marche que très lentement; il lui faut un temps et un effort considérables pour faire un pas, s'asseoir, se lever, exécuter le moindre mouvement, souvent même il reste arrêté au milieu d'un acte qu'il ne peut mener à bonne fin.

Valentine, en état de stupeur, est à peine capable d'exécuter le mouvement le plus simple ; lui ordonne-t-on de lever le bras droit en l'air, elle répond tout d'abord que cela lui est impossible ; l'exhorte-t-on davantage, elle fait un effort, lève légèrement l'avant-bras, mais le laisse retomber presque aussitôt. On ne parvient pas à la faire écrire; après beaucoup d'incitations, elle prend la plume, mais la main reste inerte sur le papier : elle ne fait aucun mouvement pour tracer quelques caractères; enfin la pression de ses doigts sur la plume est si faible que celle-ci s'échappe de sa main au bout de peu de temps.

On peut se rendre compte du peu d'énergie des impulsions motrices en étudiant les écrits de ces malades. « Le phénomène le plus important en l'espèce et qui donne à la calligraphie du mélancolique son caractère spécifique, dit Rogues de Fursac qui a si finement décrit les troubles des écrits chez les aliénés[1], consiste dans le défaut d'énergie des mouvements graphiques. Le sujet n'exerçant plus sur sa plume une pression suffisante, les lettres qu'il trace sont d'une finesse anormale. » Ces caractères, déjà accusés chez les mélancoliques qui souffrent, sont encore plus accentués dans la dépression simple où « les dimensions des lettres sont réduites et inférieures à la normale », où « le tracé de chaque lettre trahit l'hésitation, la maladresse, beaucoup étant mal formées et incomplètes », où « enfin les lettres sont mal liées, en général séparées les unes des autres dans un même mot. » (Rogues de Fursac).

Tous ces fait me semblent relever de phénomènes centraux, d'un affaiblissement des images motrices, comparable à l'affaiblissement des images sensorielles. De même que les images sensorielles s'évoquent difficilement, de même les images motrices n'ont plus la même vivacité ; l'impulsion motrice manque dès lors de force d'énergie, la contraction musculaire reste faible. Les deux groupes de phénomènes sont caractérisés par le même déficit : l'effacement, la difficulté de reviviscence. L'arrêt moteur est conditionné par les mêmes troubles élémentaires que l'arrêt intellectuel.

Les troubles de la volonté sont caractérisés par l'aboulie : l'inertie des déprimés simples, l'humilité et la résignation des anxieux et des délirants en sont la traduction. Beaucoup de malades constatent eux-mêmes l'affaiblissement de leur pouvoir volitionnel : ils ne peuvent plus vouloir, disent-ils. Quelques-uns s'étonnent

[1] Rogues de Fursac. *Les écrits et les dessins dans les maladies nerveuses et mentales.*

de leur inertie : Julie ne s'explique pas comment elle peut se laisser conduire par des bonnes, pourquoi elle leur obéit, elle si autoritaire autrefois. D'autres pensent que leur aboulie est le fait d'une personnalité étrangère dont la volonté les domine. D'une façon générale leur docilité est assez grande, on les guide, on les dirige assez facilement, sauf dans le cas où les idées délirantes s'accompagnent de méfiance : mais, même dans ce cas, on peut voir des malades se laisser conduire à des actes qu'ils croient devoir leur être préjudiciables ; c'est ainsi que Valentine mange lorsqu'on l'y incite, quoiqu'elle soit persuadée que les aliments qu'elle ingère sont la cause de ses transformations successives. De même ils se plaignent souvent d'être poussés à certains actes qu'ils considèrent eux-mêmes comme répréhensibles. Ce sont là des formes d'automatisme qui se développent à la faveur de l'affaiblissement du pouvoir volontaire.

Tout acte volontaire est le résultat d'une synthèse mentale, conditionnée par un état affectif et qui aboutit à un mouvement. Or, tous les processus qui, à l'état normal, concourent à l'accomplissement d'une volition sont diminués chez le mélancolique. D'abord les instincts, tendances, désirs qui la déterminent sont affaiblis, comme nous le verrons dans un instant; d'où le défaut d'impulsion. Puis les troubles de la sensation, de la perception, de l'assimilation retranchent le sujet du monde extérieur, le soustraient aux excitants externes de la volonté. En troisième lieu, les troubles de l'évocation des images l'empêchent de coordonner des idées en une fin déterminée. Enfin l'aboutissant lui-même du processus volontaire, l'acte moteur, est affaibli par le défaut de reviviscence des images motrices.

L'aboulie est donc conditionnée par des phénomènes

variés, par le trouble des différents éléments psychiques qui concourent à l'accomplissement d'un acte déterminé : troubles de l'affectivité, défaut d'évocation des images mentales, sensorielles et motrices, troubles de la sensation, troubles de l'attention... etc. Si en un mot le sujet veut d'une façon moins énergique que par le passé, c'est que, par suite de tous ces troubles, la synthèse mentale est affaiblie et que les éléments moteurs de l'esprit, sous toutes leurs formes, sont incapables d'une reviviscence spontanée.

Les effets de la douleur morale sur les actes volontaires sont analogues à ceux qu'elle produit sur les actes intellectuels : tantôt il existe un relèvement de l'activité motrice, qui reste cependant inférieure à la normale, dans les cas de douleur morale de moyenne intensité; tantôt au contraire, il y a une désorganisation complète de la volonté, dans les cas d'anxiété intense; les actes deviennent alors incohérents, et le sujet est incapable de combiner une action qui lui permette d'échapper aux prétendus malheurs qui le menacent.

TROISIÈME PARTIE

Les réactions affectives et l'origine de la douleur morale.

Ce qui caractérise avant tout la mélancolie ce sont les réactions affectives : le mélancolique est surtout un malade qui souffre. Mais la souffrance revêt un aspect particulier, qui lui est imprimée par la dépression physique et mentale qui l'accompagne. L'anxiété est paroxystique, la dépression est continue : en dehors des périodes de douleur morale aiguë, le mélancolique est dans un état de prostration où il ne perçoit sa souffrance que sous la forme de l'accablement, d'une sorte de courbature mentale confusément perçue.

Aussi est-il bon pour la commodité de l'étude de dissocier les deux états, et comme le fait M. Dumas d'étudier séparément la *tristesse passive* et la *douleur morale aiguë ou anxiété*.

I. — LA TRISTESSE PASSIVE

La tristesse passive est constituée pour un certain nombre de sentiments fondamentaux déjà bien mis en valeur par M. Dumas. Parmi ces sentiments, les uns sont la conscience des modifications organiques qui caractérisent l'état mélancolique, les autres sont liés aux phénomènes de déficit psychique qui constituent la dépression.

Sentiments liés à l'intégrité des fonctions organiques. — La vie affective puise par toutes ses racines dans la vie organique : sous la forme la plus basse, elle n'est que la conscience de cette dernière : aussi certaines manifestations de la tristesse passive sont-elles simplement le résultat de troubles organiques.

La vie organique se révèle à notre conscience par un sentiment très vague, qui est perçu surtout lorsque son libre exercice est troublé. La masse des impressions internes, qui, par les nerfs périphériques arrivent au cerveau, n'y provoquent à l'état normal qu'un état vague et indistinct, que l'on désigne sous le nom de *cœnesthésie*.

La cœnesthésie, dit H. Höffding[1], est « la tonalité

1. H. Höffding. *Esquisse d'une psychologie fondée sur l'expérience.* F. Alcan.

fondamentale qui résulte de l'état total de l'organisme, de la marche normale ou anormale des mouvements vitaux, particulièrement des fonctions végétatives... Composition, quantité et distribution du sang, vivacité de la circulation, sécrétions plus ou moins abondantes des glandes, relâchement ou contraction des muscles (non soumis à la volonté — en particulier des muscles vasculaires — et soumis à la volonté) rapidité ou difficulté de la respiration, cours normal ou anormal de la digestion — tout cela agit à la fois, sans qu'aucun des facteurs énumérés ait besoin d'entrer en scène isolément ».

Ce sont les nerfs sensitifs qui puisent directement dans l'intimité des organes les impressions dont la masse constitue la cœnesthésie.

Mais, à côté de cette sensibilité directe, il semble que nous avons conscience du fonctionnement de nos organes par un mode détourné, plus psychologique pourrait-on dire.

Chacun d'eux en effet traduit son activité propre par un besoin particulier : la faim, la soif, le besoin de respirer, le désir sexuel... etc., sont des besoins en rapport avec l'activité normale de nos organes. Leur satisfaction engendre un sentiment de bien-être, et leur non-satisfaction, un sentiment de malaise, analogues à ceux qui dérivent directement du bon ou du mauvais fonctionnement somatique, mais accompagnés d'une conscience plus nette de leur origine.

Quoique se distinguant des précédents par ce caractère, ils rentrent eux aussi dans le groupe des sensations organiques, puisque leur point de départ se trouve dans les terminaisons périphériques des nerfs centripètes.

Nous n'avons aucun moyen clinique de dépister les troubles périphériques qui sont à la base des troubles de la cœnesthésie, et nous ne pouvons exprimer d'une façon précise les sentiments qui correspondent à ces troubles : tout ce que l'on peut en dire, c'est qu'ils se manifestent sous la forme d'un malaise vague, indéterminé, d'un léger degré d'inquiétude, d'un *manque de sécurité*, pour employer le mot si heureux de M. Brissaud. Ce sentiment, sur lequel je reviendrai plus loin, est fréquent chez ces malades et joue un rôle dans la genèse de la douleur morale.

Plus accessibles à l'analyse sont les besoins proprement dits.

Or l'étude des faits démontre que tous ces besoins sont affaiblis chez les mélancoliques.

Il est d'observation courante que la faim et la soif ne sont plus que très faiblement senties par eux, que parfois même elles sont totalement abolies.

C'est ainsi que s'explique leur sitiophobie. Même lorsqu'ils ne sont pas dominés par une idée délirante, ils s'alimentent fort mal, ne réclament pas leurs aliments : il faut souvent les forcer à manger ou à boire.

De même les besoins en rapport avec l'expulsion des excréments sont pervertis, ces malades vont peu à la selle ; parfois même lorsque l'état de dépression est très accentué, le besoin de défécation étant totalement aboli, le gâtisme apparaît.

Les besoins particuliers étant moins forts, l'énergie des instincts, qui en sont la somme, est, elle aussi, réduite.

Parmi eux, l'instinct de conversation est très affaibli.

Nous venons de voir que le malade ne prend plus aucun souci d'assurer sa propre subsistance, qu'il ne va plus au-devant des aliments.

A côté de cette forme passive, la diminution de l'instinct de conservation se traduit plus activement par les tentatives répétées de suicide.

On explique généralement les tentatives de suicide, si fréquentes chez les mélancoliques, par l'anxiété et par les idées délirantes ; si le mélancolique se donne la mort, dit-on, c'est pour échapper à l'angoisse qui l'étreint, pour fuir les supplices auxquels il se croit destiné et l'état de terreur intense dans lequel il vit continuellement. Sans doute l'anxiété et l'épouvante qui drainent à leur profit toute l'activité mentale et les idées délirantes, qui n'en sont que l'expression, sont des mobiles importants de suicide chez ces aliénés. C'est dans les périodes d'anxiété, et lorsque le délire est le plus accentué que se produisent ces tentatives. Mais à côté de ces mobiles actifs, il faut faire jouer un rôle à l'affaiblissement de l'instinct de conservation.

Toute action en effet est le résultat d'un ensemble de mobiles directeurs qui ont triomphé de la résistance d'un autre groupe de mobiles opposés. Or parmi ceux qui dirigent nos actions, l'instinct de conservation est sans contredit le plus puissant. Toutes les forces de notre vie organique sont dirigées vers ce but : persévérer dans notre être. Il ne peut être surmonté et refréné que dans certains cas extrêmement rares où il semble s'effacer devant des forces plus puissantes.

Chez le mélancolique, cet affaiblissement de l'instinct de conservation est continu ; il persiste en dehors des phases d'anxiété. Il est intéressant de comparer à cet égard le mode de réaction particulier des mélancoliques et des persécutés.

Certains persécutés, en effet, se croient tourmentés par leurs ennemis, ils pensent qu'ils vont être victimes d'un guet-apens, que l'ennemi est près d'eux pour leur donner la mort, mais au lieu de se laisser abattre par cette idée, ils tendent toute leur énergie pour faire face au danger qui les menace, et au lieu de l'éviter par le suicide ils frappent celui par qui ils se croient menacés. Ici l'instinct de conservation est à son maximum ; il relève toutes les forces de l'organisme, le persécuté tue pour persévérer dans son être.

Si le mélancolique préfère la mort, c'est qu'il ne sent pas en lui les ressorts suffisants pour se défendre, c'est que toute son activité intellectuelle et organique est abaissée, c'est qu'il n'a plus de besoins, qu'il n'a plus de désirs, qu'il ne tient plus à la vie ; l'instinct de conservation ne la lui peint plus sous des couleurs attrayantes, rien ne l'incite à surmonter le malheur momentané qui l'accable.

La dépression ici règne en maîtresse, et l'affaiblissement, la perte même de l'instinct de conservation n'est que le résultat de cette dépression générale.

L'anxiété et les idées délirantes ne trouvent donc aucun obstacle devant elles; dès que l'idée de suicide est née, elle se réalise facilement : l'acte suit presque immédiatement la pensée de l'acte. Dès qu'elle s'est implantée, elle tend à son accomplissement et les faibles ressorts de l'activité mentale sont tout entiers dirigés dans ce sens : la mort est le seul but vers lequel tendent alors ces malades.

A côté de ces déficits de la vie affective, les troubles de la vie organique se traduisent par certains sentiments particuliers, qui sont comme l'embryon de ceux que nous constaterons à la base de la douleur morale.

Beaucoup de malades accusent un sentiment de *lassitude;* Julie se plaint sans cesse de faiblesse, de fatigue ressentie surtout le matin ; Valentine se sent privée de forces. Ce sentiment de fatigue se complique souvent d'un sentiment d'*accablement*, en rapport probablement avec l'effort pénible qu'ils doivent accomplir pour effectuer un mouvement quelconque.

M. Dumas a fort bien analysé, d'ailleurs, ces sentiments et a montré les relations qui les unissent à des troubles organiques déterminés.

« La diminution du tonus musculaire, dit-il[1], a pour conséquence le sentiment de lassitude et de lourdeur, origine de bien des métaphores : nous sentons notre tristesse dans les muscles des joues qui retombent, dans la tête qui pend sur la poitrine, dans les jambes qui plient ou qui tremblent, dans les bras qui ballent, inertes.

« La diminution de l'innervation volontaire, l'effacement des images motrices, la difficulté extrême de tout effort physique de volonté et de tout effort mental d'attention soutenue, la fatigue qui suit ces efforts, concourent pour donner au sujet le sentiment et l'idée de son impuissance physique et mentale.

« Les troubles physiques retentissent d'une façon précise dans la conscience ; la saveur même obsède les sujets ; le froid de la peau détermine soit de petits frissons, entre cuir et chair, soit de grands frissons qui secouent par moments le corps tout entier.

« Les troubles chimiques se traduisent par une sensation générale, liée à l'appauvrissement et à l'insuffisance de la nutrition. M. Beaunis, qui constate une sensation analogue dans la faiblesse qui suit la faim, écrit à ce sujet : « Ce sentiment général lui-même n'est « que la résultante d'une multiplicité de sensations par- « tielles, vagues, obscures, mal définies, partant des « diverses régions de l'organisme. Faire la part de cha-

1. Dumas. *La tristesse et la joie*, p. 388.

« que tissu dans ce tableau est à peu près impossible. »

« Les variations respiratoires sont surtout senties lorsqu'elles sont brusques, comme il arrive dans l'émotion-choc ; cependant une sensation spéciale de gêne paraît bien accompagner, chez plusieurs malades, le ralentissement respiratoire, et cette sensation est l'origine du soupir.

« Comme les précédentes, les variations circulatoires ne deviennent tout à fait conscientes que dans les chocs émotionnels ; dans la tristesse chronique, elles sont peu senties et l'on n'éprouve guère qu'un sentiment de gêne au cœur, correspondant au ralentissement des systoles et à leur affaiblissement ; c'est ce sentiment que nous exprimons par l'expression « avoir le cœur gros » et, dans tous les cas de vaso-constriction périphérique et d'hypertension, nous traduisons ainsi une vérité physiologique des plus précises.

« Les conséquences générales de l'anémie sont les troubles de la nutrition et nous savons quel sentiment leur correspond, mais il en est de plus particulières qui donnent naissance à des sensations également particulières. — C'est ainsi que l'anémie cérébrale est sans doute la cause de la sensation de vide cérébral qu'accusent bon nombre de mélancoliques et que la stagnation du sang veineux dans les centres paraît provoquer la céphalée.

« Il est bien difficile de dire si des sensations spéciales correspondent à l'arrêt ou à la gêne des fonctions de sécrétion ; dans tous les cas, on sent les conséquences organiques de cette gêne ou de cet arrêt et ce sont des sensations bien connues ; on a la bouche sèche ou visqueuse, la peau sèche, la digestion gênée, etc. »

Sentiments liés à l'exercice des facultés psychiques. — J'étudierai ici les sentiments éveillés par la conscience du déficit intellectuel, et les transformations, que font subir à certains groupes de connaissances, les sentiments ainsi produits.

a. J'ai montré précédemment que les mélancoliques se plaignaient spontanément des troubles survenus dans l'exercice de leurs facultés intellectuelles. Ils en prennent conscience par un sentiment pénible qui le plus souvent est un *sentiment de contrainte*, de manque de liberté dans l'expression de leur pensée, un *sentiment d'impuissance* en un mot : « Je ne puis pas » est une formule qui revient très souvent dans les propos ou les écrits des mélancoliques.

L'analyse qu'ils font de leur état est secondaire à ce sentiment; ils se sentent impuissants, puis ils cherchent à exprimer cette impuissance.

L'humilité, la résignation, si fréquentes, sont le résultat du sentiment d'abaissement du ton vital et du sentiment d'impuissance.

Tous ces sentiments se confondent d'ailleurs tellement que leur différenciation, nécessaire pour la description, est fatalement toujours arbitraire.

Il faut voir dans l'*état de doute* un état affectif dans lequel entrent quelques concepts intellectuels. Il dérive de la conscience que prend le sujet du vague qui règne dans son esprit, et, par là, est lié aux troubles de la perception et de l'évocation des idées : « Tout ce que je pense est à l'état vague, dit Valentine, je vis constamment comme dans un rêve. »

« Il y a un vague terrible dans mon esprit, dit Julie, je ne puis m'arrêter à deux pensées de suite ; je voudrais vous exprimer bien ce que je ressens, et c'est toujours ce vague, cette incertitude. Je doute de tout ce qui m'entoure. »

Si la pensée devient un peu plus active, on voit apparaître les *sentiments de découragement et de dégoût* que j'examinerai dans un instant.

b. Un sentiment pénible de tristesse passive, composé de lassitude, d'accablement, de contrainte, d'impuissance, de doute..., etc., domine donc la conscience. Or, toutes nos opérations intellectuelles revêtent un peu la teinte de l'état affectif présent : c'est ainsi que, suivant que nous sommes gais ou déprimés, notre perception du monde extérieur se revêt d'une tonalité affective éclatante ou sombre, et que tout nous paraît tantôt beau, gai et plein de promesses, tantôt au contraire triste, morne et sans issue.

L'incapacité dans laquelle se trouve le mélancolique, de ressentir des émotions joyeuses, le sentiment d'accablement qui l'opprime, communiquent un aspect sombre à tout ce qui l'entoure. Aussi le monde extérieur lui paraît-il terne et sans vie ; tout est plus gris, plus petit qu'autrefois. Jeanne, par exemple, nous dit que « le monde est triste maintenant ; un voile de tristesse est répandu sur le visage de chacun ; le soleil et la nature sont plus tristes qu'autrefois ».

Ce voile de tristesse, dont le mélancolique recouvre toutes choses, n'est autre que sa propre tristesse intérieure, à travers laquelle se réfractent toutes ses impressions avant d'arriver à sa conscience.

C'est là un phénomène qui entre pour une part dans le sentiment que tout est transformé. L'impression n'est plus la même, non seulement parce que les troubles de l'assimilation ne permettent plus de percevoir la réalité avec autant d'intensité qu'autrefois, mais encore parce que toutes les choses paraissent sombres, ternes et sans éclat.

Les réactions affectives jouent aussi un rôle dans le sentiment que les choses sont moins réelles que jadis.

« En dehors de la sensation par laquelle nous avons l'illusion d'atteindre immédiatement la réalité objective, dit fort justement M. Dugas[1], le principe de la croyance ne peut être cherché que dans le sentiment, lequel communique aux objets réels ce complément d'existence, appelé l'existence subjective, sans laquelle ces objets seraient comme s'ils n'existaient pas. »

Des éléments affectifs sont liés à toutes nos perceptions ; nous ne connaissons bien les choses qu'autant que nous les sentons, c'est-à-dire qu'autant que ces choses éveillent en nous l'intérêt, s'accompagnent de sentiments de plaisir ou de tristesse. Toute représentation qui n'éveille pas un sentiment, ne s'impose pas à nous avec les caractères très précis et très nets de la réalité : elle prend un aspect un peu abstrait d'irréalité, auquel le doute est toujours plus ou moins attaché. La croyance à la réalité n'est pas seulement déterminée par une intensité plus grande des sensations et des perceptions ; elle l'est aussi par le sentiment, qui fait que nous ne percevons avec intensité que les choses qui excitent en quelque manière notre intérêt, compris dans son sens le plus large.

Or, nos malades ont perdu la faculté d'être émus par les choses parce qu'ils ont un certain degré d'indifférence affective ; ils ne sont plus frappés par elles au

1. Dugas. *L'imagination.*

même titre que jadis ; à la difficulté de les percevoir, de les connaître, vient s'ajouter la difficulté de les sentir. Rien d'étonnant donc si elles leur paraissent moins réelles qu'autrefois.

Tous les sentiments supérieurs, qui dérivent d'affections simples auxquelles se joignent des éléments intellectuels, sont affaiblis, parce que les deux facteurs qui les composent le sont eux-mêmes. C'est ainsi que la *curiosité* et l'*intérêt* diminuent ou disparaissent totalement.

Parmi ces sentiments, *les affections de famille* sont particulièrement faibles. Les malades deviennent indifférents à tout ce qui touche leurs parents, leurs enfants et ne les voient plus avec joie.

M. Dumas a constaté l'indifférence affective de sa malade, Marie, en faisant apparaître son petit garçon sans qu'elle ait été prévenue.

« Elle était assise lorsque la porte s'est ouverte et ne s'est même pas levée en reconnaissant son fils ; elle n'a pas poussé un cri, pas fait un geste, et, comme je lui tenais le pouls, j'ai pu constater que son indifférence était bien vraie. Elle n'avait pas eu d'émotion vive ; seulement son visage assombri s'est éclairé un peu, ses yeux ont brillé, tandis qu'elle avançait la main et tendait la joue. La conversation que la mère engage avec le fils est fort brève ; elle ne demande pas de nouvelles de son mari, ne s'informe de rien ou à peu près... Quand vient le moment de la séparation, elle dit adieu à son fils et l'embrasse très paisiblement, sans démonstration. Elle est donc bien affaiblie dans son émotivité, dans son affectivité, repliée sur elle-même et désintéressée de tout[1]. »

J'ai constaté des faits analogues chez la plupart de

1. Dumas. *Op. cit.*, p. 42 et 43.

mes malades ; beaucoup remarquent leur indifférence et s'en plaignent. Suzanne se reproche sans cesse de ne plus aimer ses parents. Valentine, au début de sa maladie, peu de temps après le décès de sa mère, dit qu'elle n'en éprouve aucun chagrin : quelque temps après elle écrit : « Je ne me rends même pas compte de ce que sont mes enfants : on dit qu'on aime ses enfants ; moi je n'éprouve aucun sentiment pour eux. Je ne comprends plus rien aux sentiments. »

Cette indifférence contribue à la formation d'un trouble de la reconnaissance, à la méconnaissance des parents ou des enfants.

C'est ainsi que Julie ne veut pas reconnaître sa fille dans la personne qui vient la voir : « Ce sont bien les traits de ma fille, sa façon de parler, sa démarche : cette personne sait des choses que seule ma fille peut savoir, et cependant il me semble que ce n'est pas ma fille, parce que, si ma fille venait me voir, je ressentirais une grande joie, tandis que je ne ressens aucun plaisir, lorsque je vois cette personne. » Il s'agit là d'un trouble analogue à celui que nous avons constaté dans la perception des objets extérieurs. Le sujet ne sent plus avec autant d'intensité, et ce trouble du sentiment contribue au trouble de la reconnaissance.

Il est remarquable que cette indifférence affective s'allie souvent chez les malades à une crainte anxieuse sur le sort qui est réservé aux leurs. Mais parfois, même sous cette crainte, se cache une indifférence assez grande pour son objet. « Que sont devenus mes enfants ? s'écrie Julie dans son anxiété ; je ne sais ce qu'ils sont devenus ; c'est quelque chose d'affreux et cependant je suis impassible, je suis calme, je suis indifférente au malheur qui les frappe. »

II. — LES ÉTATS AFFECTIFS AIGUS : LA DOULEUR MORALE ET L'ANXIÉTÉ

La *douleur morale* est un sentiment complexe, perçu d'une façon plus ou moins précise par le malade : elle est un composé de sentiments plus simples que je vais essayer d'analyser ici.

Tout d'abord, il faut bien remarquer que la douleur morale se développe sur un fond de dépression et que ce n'est que pour la commodité de la description que l'on distingue les deux états qui, s'ils se trouvent parfois séparés, se trouvent beaucoup plus souvent réunis. Il existe sans doute des déprimés simples qui ne présentent jamais de douleur morale et d'anxiété ; mais il n'existe pas de mélancoliques anxieux qui ne présentent de la dépression simple, qui, pour parler plus exactement, ne soient avant tout des deprimés, chez lesquels se développent de temps en temps des crises anxieuses.

Mais il est tout un groupe de sentiments, plus spéciaux aux malades qui souffrent, que l'on observe dans l'intervalle des crises d'anxiété, et qui constituent un état de transition entre la dépression simple et la douleur morale, dont ils sont pour ainsi dire l'embryon. Les malades qui les ressentent, en effet, ne sont plus passifs ; un certain degré d'activité se manifeste en eux.

Il s'agit d'abord d'un *état d'inquiétude, de crainte vague et indéterminée, d'attente*, que l'on trouve souvent au début de la maladie, et qui ne fait qu'augmenter et se préciser à mesure qu'elle progresse. Albert, en période d'amélioration, quoique ne souffrant plus de douleur morale aiguë, ni de crises anxieuses, reste un inquiet : chaque bruit le fait tressaillir ; quand il pénètre dans une pièce, il regarde autour de lui, inspecte du regard les moindres coins. Ses craintes se portent surtout sur sa femme : « On ne sait pas ce qui peut arriver, dit-il, on voit tant d'histoires de cambriolage et d'assassinat. » C'est un état d'inquiétude vague qui ne se précise plus comme jadis en un délire déterminé, mais qui est encore ressenti par lui d'une façon pénible.

Jeanne, Julie, Valentine, même en dehors des crises d'anxiété, restent inquiètes, expriment des craintes vagues et mal formulées ; il leur semble toujours qu'un malheur va fondre sur elles ou sur leurs proches, elles ne savent ce qu'elles vont devenir, ce que l'on veut faire d'elles.

On trouve tous les intermédiaires entre cette inquiétude vague et celle qui se précise en un délire, entre la simple appréhension, le pressentiment d'un malheur indéterminé et la peur mieux précisée, l'effroi, la terreur.

Le *découragement* et le *dégoût*, qui se rencontrent fréquemment au début de l'affection, sont une forme plus accentuée du sentiment d'impuissance.

Ils sont ce sentiment qui prend conscience de lui-même et qui se projette vers l'avenir : le sujet sent qu'il est impuissant, et il croit qu'il sera toujours impuissant, que nul relèvement n'est possible pour lui dans l'avenir.

Ce sentiment est surtout très accentué chez Albert, qui, dès le début, est envahi par un découragement profond, en voyant qu'il ne peut vaincre son incapacité de travail : il se dit alors qu'il ne pourra jamais plus rien faire, que ses facultés intellectuelles sont irrémédiablement perdues, et il tente de se donner la mort.

Tous ces sentiments entrent dans la douleur morale ; on peut les diviser en deux groupes :

a. L'ensemble de ceux qui constituent la dépression simple, la tristesse passive, et qui peuvent s'exprimer sous la formule très générale de l'impuissance physique et mentale : mais, alors que, dans la dépression simple, le sujet sent ces troubles d'une façon confuse, qu'il les accepte passivement, dans la mélancolie active, ces sentiments prennent un caractère d'acuité plus intense, la conscience les perçoit mieux, et la simple impuissance, sentiment pénible, devient le découragement douloureux.

b. Des états affectifs plus particuliers aux malades qui souffrent et dont l'inquiétude est la forme la plus générale et la moins précise.

La douleur morale acquiert un degré d'intensité variable, depuis les états de souffrance sans réaction, de douleur morale moyenne jusqu'à ceux d'anxiété intense.

L'*anxiété* se manifeste par un sentiment particulier d'oppression, de gêne fonctionnelle très généralisée, que l'on désigne sous le nom d'*angoisse*[1].

L'angoisse est caractérisée par un certain nombre de signes physiques, parmi lesquels on observe presque constamment de l'oppression avec sentiment pénible de constriction à la gorge, des palpitations,

1. On a longtemps confondu les états d'angoisse et d'anxiété, ou plus exactement on ne les différenciait que par le degré d'acuité de la douleur morale, réservant le mot d'angoisse aux cas aigus, paroxystiques et celui d'anxiété aux cas moyens et continus. Il y a là, me semble-t-il, une confusion dans les termes qui exprime un défaut d'analyse des faits. Aussi me semble-t-il préférable d'adopter l'opinion de M. le professeur Brissaud et de réserver le terme d'angoisse à un sentiment physique extrêmement pénible, expression immédiate de troubles organiques, dans lequel n'entrent pas des éléments intellectuels.

des bouffées de chaleur, des sueurs froides; le malade anhèle, fait des efforts pour respirer, s'agite, sanglote, pousse des cris entrecoupés. Il accuse le plus souvent la sensation d'un poids qui lui écrase la poitrine, parfois des douleur précordiales.

Il est des cas où l'angoisse domine la scène et où les phénomènes psychologiques passent au second plan. Il s'agit d'un phénomène organique qui ne se traduit dans le domaine psychologique que par les seules sensations que je viens de décrire, sensations extrêmement pénibles, quoique non précisées sur un objet déterminé. Sous cette forme, l'angoisse existe dans un certain nombre de maladies organiques, l'angine de poitrine, par exemple, mais est rare dans la mélancolie.

Dans les cas qui nous occupent en effet, aux signes physiques qui constituent l'angoisse, se joignent des symptômes qui traduisent un état psychologique plus précis : c'est, avant tout, un sentiment d'attente, d'inquiétude extrêmement pénible qui agite le malade, le force à marcher au hasard, à courir aux portes, à chercher dans la fuite un remède à la crainte qui l'étreint : « Partons, partons d'ici », disait une malade dans cet état — « Mais où voulez-vous aller? » — « N'importe où, pourvu que ce ne soit pas ici, partons, partons. » Le malade, poussé par l'inquiétude, veut fuir le lieu où il est, sans savoir pourquoi, sans but déterminé.

En général, ce désir de fuir est d'ailleurs tout factice : le sentiment de l'impuissance, et, partant, la résignation s'ajoutent à l'inquiétude et à l'attente.

L'état affectif dont nous nous occupons ici est donc un état complexe formé de la réunion de plusieurs autres : *sentiment pénible, angoissant d'un trouble physique indéterminé, que le malade considère comme la conséquence du malheur qui l'accable; attente effrayée, anxieuse de l'avenir; sentiment d'impuissance d'incapacité d'échapper aux maux présents et futurs; découragement profond, résignation, tel est le complexus psychologique que nous désignons sous le nom de douleur morale aiguë ou d'anxiété.* Ces éléments psychologiques peuvent d'ailleurs s'y mélanger en proportion variable, suivant que domine le sentiment du malaise présent ou la crainte de l'avenir.

C'est là ce qui se passe dans l'anxiété simple à laquelle ne se mêle aucun délire. On retrouve le même élément dans l'anxiété délirante, mais souvent précisé, concrété en une idée délirante déterminée ; les sentiments vagues que je viens d'énumérer deviennent alors le remords, la peur, l'effroi, la terreur, etc., suivant le contenu du délire. Je n'insiste pas ici sur ce point, j'y reviendrai dans un instant. Mais sous toutes les modalités que le contenu intellectuel du délire peut imprimer à l'anxiété, on retrouve les éléments essentiels qui la constituent : l'impuissance et la résignation d'une part, l'attente d'autre part, qui impriment leur marque à toutes les réactions du malade.

Origine de la douleur morale. — Quelle est l'origine de la douleur morale? c'est-à-dire sous l'influence de quels facteurs un mélancolique qui, jusque-là, était triste, déprimé, ressent-il tout à coup une douleur aiguë, devient-il anxieux? tel est le fait que je me propose d'étudier maintenant.

La première hypothèse qui se présente à l'esprit, la plus simple assurément, est que la douleur morale est secondaire à des idées délirantes de contenu pénible; les malades souffriraient, parce qu'ils croient avoir commis des crimes ou être sous le coup des plus grands châtiments.

Malheureusement les faits ne répondent pas à cette conception.

D'abord il est un grand nombre de malades chez lesquels la douleur morale ne s'accompagne d'aucune idée délirante, il en est d'autres chez lesquels la douleur est si intense et les conceptions délirantes tellement vagues que celles-ci ne peuvent expliquer celle-là. Ils ne peuvent dire pourquoi ils souffrent, les uns demandent : « Qu'ai-je fait pour souffrir ainsi ? » les autres se bornent à gémir : « Que je suis malheureux ! » sans expliquer les causes de leur malheur.

Ensuite il faut remarquer que, dans l'ordre d'apparition des symptômes, la douleur est antérieure au délire. Comme nous le verrons plus loin, c'est « sous le coup de fouet de la douleur » que s'organisent les conceptions délirantes.

Secondairement, il est vrai, le délire peut influer sur la douleur morale ; il la fixe, il lui apporte un support grâce auquel elle s'exprime et s'objective. Mais ce n'est là qu'un phénomène accessoire, le délire peut se modifier, la douleur reste. Elle accepte tout ce qui la renforce et repousse toutes les idées qui pourraient la contrarier.

M. Séglas attribue à la douleur morale une double origine : le trouble de la cœnesthésie d'une part, l'arrêt psychique de l'autre ; le sujet sent les transformations organiques dont son corps est le siège, il constate son arrêt mental et en souffre.

Mais M. Dumas fait remarquer « que la cœnesthésie n'est pas douloureuse d'elle-même, qu'elle n'est que pénible et qu'elle ne peut prêter à des interprétations douloureuses que sous l'influence de la douleur morale aiguë ».

Quant à l'arrêt psychique, il existe dans la dépression simple, alors même qu'il n'y a pas douleur morale. Il ne suffit pas à lui seul pour expliquer cette douleur.

Malgré l'exactitude de ces objections, il me semble qu'il y a beaucoup de choses à retenir dans l'hypothèse de M. Séglas; il suffit de la rendre plus conforme aux faits en montrant les intermédiaires psychologiques par lesquels le mélancolique prend conscience de son arrêt psychique et en souffre.

Examinons donc les conditions psychologiques au milieu desquelles naît l'anxiété.

Si je prie Julie d'accomplir un test fort simple, d'écrire vingt mots à la suite par exemple, la conscience de son incapacité croissante lui donne un léger mouvement d'anxiété : « Ah ! je n'ai pas d'imagination du tout ! je suis tout à fait bornée ! Ne pas pouvoir trouver un mot, c'est fort ! » Julie a conscience que l'épreuve est facile à accomplir, elle tente de le faire, et souffre en voyant le maigre résultat de ses tentatives.

Charles est assis, calme, immobile, ne se lamentant pas, ne gémissant pas ; je le prie de se lever, de faire le tour de la chambre ; il tente avec effort d'obéir à cet ordre, mais ses mouvements sont lents et pénibles, il ne se lève qu'à grand'peine, puis fait un pas, essaie d'en faire un second, mais ne parvient pas à effectuer le mouvement ; il reste ainsi un pied en avant, l'autre en arrière, faisant effort pour détacher ce second du sol ; son visage se contracte ; enfin, sans parler, il éclate en sanglots, et l'anxiété apparaît.

Dans ces cas les malades ont conscience du mouvement à faire, en même temps que de leur incapacité à l'accomplir. Ainsi, comme le dit M. Séglas, l'anxiété est déterminée par le sentiment de l'arrêt psychique, de l'impuissance.

Mais, en constatant que la douleur morale est souvent déterminée par le sentiment d'impuissance, nous n'avons fait que reculer le problème, sans le résoudre ; les déprimés simples, eux aussi, sont impuissants ; ils en ont conscience et cependant ils ne souffrent pas. Ce sentiment chez eux reste vague et ne revêt jamais le caractère de précision et d'acuité qu'il prend chez l'anxieux.

Il nous reste donc à déterminer comment le mélancolique prend une conscience nette du sentiment d'impuissance et comment naît l'inquiétude.

M. Dumas fait remarquer qu'il existe dans la mélancolie anxieuse « deux états représentatifs, comme deux états affectifs superposés ; un état d'excitation douloureuse et d'activité mentale, un état de tristesse passive et d'inertie mentale ».

L'activité mentale est, en effet, plus grande dans certains cas de mélancolie anxieuse que dans la dépression simple, mais non dans tous les cas. Valentine, par exemple, est anxieuse, et cependant son activité mentale est nulle ou presque nulle ; elle ne peut presque rien exprimer, met un temps infini à rassembler quelques pauvres idées.

Mais *elle fait effort* pour le faire, elle a conscience que, pour trouver ces idées, il faut se mettre dans tel état cérébral déterminé : les tendances directrices de l'esprit, la logique intérieure sont intactes. Le trouble consiste surtout en ceci : que le contenu ne s'évoque pas pour remplir le cadre où la malade sent que doivent naître les idées.

Ainsi donc l'analyse des faits nous montre, non pas que l'activité intellectuelle est plus considérable chez le mélancolique qui souffre que chez le déprimé simple, mais que *les tendances directrices de l'esprit sont relevées,* que *la logique intérieure est plus grande.*

Le déprimé simple ne souffre pas, parce qu'il ne fait aucun effort pour sortir de l'état de torpeur qui l'a envahi ; au contraire, l'anxieux cherche à vaincre sa torpeur et c'est le sentiment de son incapacité intellectuelle et motrice, qu'il prend par la conscience de l'inutilité de ses efforts, qui le fait souffrir.

Ce n'est pas le relèvement de l'activité intellectuelle, mais le relèvement de la tendance qui est à la base de la douleur morale. Si la tendance supporte l'activité intellectuelle, elle ne la suppose pas toujours. Nous constatons bien en effet que certains mélancoliques qui souffrent sont plus actifs que ceux qui ne souffrent pas ; mais nous ne le constatons pas toujours. Au contraire, tous les mélancoliques qui souffrent expriment certaines tendances qu'ils tentent de réaliser par un certain effort. Mais cet effort n'est pas toujours suivi d'effet, et c'est par là que le sujet prend conscience de son impuissance.

Nous avons vu plus haut ce qu'étaient ces tendances. En dernière analyse elles se ramènent à des embryons, à des esquisses de mouvements, mouvements qui ne sont pas sentis comme tendances lorsqu'ils s'exécutent facilement, mais qui sont sentis comme tels lorsqu'un obstacle s'oppose à leur exécution. « Toute tendance, dit Höffding, implique une certaine inquiétude ; plus la résistance augmente, ou, d'une manière générale, plus la satisfaction de la tendance est différée, plus aussi l'inquiétude se transforme en douleur. »

D'une façon générale, *l'inquiétude naît lorsque nous sentons une résistance à nos tendances, à nos désirs :* par là, nous prenons conscience qu'ils pourraient bien ne pas se réaliser, conscience qui se traduit par un sentiment de crainte d'autant plus fort que la tendance est plus essentielle, plus vitale pour nous. L'inquiétude naît en définitive du conflit qui existe entre nos tendances et les obstacles qui s'opposent à leur réalisation. L'obstacle ici, c'est l'impuissance, dont le sujet a pris une conscience très nette.

Le relèvement de la tendance engendre donc :

1° Le sentiment que cette tendance rencontre les plus grands obstacles pour se réaliser, c'est-à-dire un sentiment d'impuissance ;

2° Et partant, la crainte qu'elle ne puisse se réaliser ; c'est-à-dire l'inquiétude.

On peut faire apparaître l'anxiété chez des sujets qui semblent de simples déprimés en éveillant en eux certaines tendances, en excitant leur effort mental. C'est ainsi que, chez beaucoup d'entre eux, l'anxiété ne naît que lorsqu'on veut les faire sortir de leur torpeur : c'est le cas de Valentine et de Charles, chez lesquels on voit l'anxiété naître, croître, se développer à mesure qu'on les interroge, qu'on les force à préciser leur pensée, qu'ils font effort et que cet effort n'est suivi d'aucun résultat. En dehors de ces cas, le sujet inerte n'est pas anxieux, parce que, ses tendances n'étant pas éveillées, il ne sent pas la résistance qu'il éprouverait pour effectuer les actes les plus simples.

Nous avons vu plus haut, en étudiant les relations qui existent entre la douleur morale et l'activité intellectuelle, que M. Dumas voit dans la douleur une condition du relèvement de l'activité intellectuelle : la douleur morale excite l'activité intellectuelle, relève, fortifie les synthèses ; elle est tonique et excitatrice. Aussi, pour expliquer pourquoi tel sujet reste un mélancolique passif, tandis que tel autre souffre, M. Dumas est-il obligé d'invoquer une différence originelle des sensibilités. « Les mélancoliques actifs sont les mélancoliques qui souffrent, dit-il, et leur souffrance tient à leur sensibilité même[1] », et plus loin il ajoute : « C'est la différence des sensibilités qui fait la différence des mélancolies ; une sensibilité obtuse en restera à la dépression simple ou à la stupeur sans délire, une sensibilité plus fine fera de la douleur morale et postérieurement de la mélancolie délirante. » Plus loin encore, lorsqu'il étudie le problème au point de vue physiologique, il montre que les explications données n'arrivent « qu'à évoquer en définitive la différence de l'excitabilité cellulaire, et, bien que le fait soit peut être exact, cela ne vaut pas beaucoup mieux que d'invoquer la différence des sensibilités. »

Il me semble que le rôle que je fais jouer au relèvement de la tendance me permet de mieux expliquer les faits.

Que l'on remarque d'abord que, s'il est des déprimés simples qui n'ont jamais de douleur morale, nombre de mélancoliques anxieux ont traversé une phase de dépression simple au début de leur maladie ; leur sensibilité, leur excitabilité cellulaire auraient donc varié au cours de l'affection.

En fait, elle a varié parce que les tendances se sont réveillées, et que le sujet, du fait du relèvement des tendances, a senti la résistance, l'arrêt.

Ce n'est pas la douleur qui fortifie les synthèses, c'est le relèvement des tendances qui éveille la douleur. Les mélancoliques actifs souffrent en raison de leur activité même.

Telle est une des conditions de la douleur morale, la condition psychologique, pourrait-on dire. Dans

1. Dumas. *Op. cit.*, p. 110.

tous les cas que nous venons de passer en revue *la douleur morale est le résultat de la conscience que le sujet prend de son arrêt mental par suite du relèvement de ses tendances fondamentales.*

Mais ce n'est là qu'une condition : beaucoup de crises d'anxiété ne se développent pas suivant la formule que je viens d'indiquer.

Dans bien des cas l'anxiété naît spontanément sans cause psychologique appréciable : le sentiment d'impuissance n'est pas suffisant pour expliquer cet accident paroxystique, véritable crise nerveuse au cours de laquelle les tendances sont dissociées, l'activité mentale désagrégée.

Voici par exemple Paul. Je cause avec lui : il est calme et parle avec suite et cohérence. Tout à coup, sans aucune cause extérieure appréciable, la respiration s'accélère, devient précipitée, haletante et l'anxiété apparaît. Le malade ne marche plus qu'à petits pas, tremble de tous ses membres ; parfois ses jambes se dérobent sous lui. Il ne répond plus aux questions que je lui pose, il ne prête que peu d'attention à ce qui ce passe autour de lui, mais se lamente, pousse des gémissements, proteste de son innocence. Cet état dure environ une demi-heure, parfois plus. Lorsque l'accès est calmé, Paul nous apprend que la crise est survenue tout à coup ; il est devenu oppressé et anxieux sans savoir pourquoi, et seulement alors il a vraiment conscience qu'il est perdu, et que les maladies dont il est atteint contagionnent tous ceux qui l'entourent.

Voilà donc un cas où la crise d'anxiété survient brusquement, sans être préparée par des phénomènes psychologiques antérieurs.

Beaucoup d'autres cas pourraient être allégués où

notre explication psychologique se trouverait en défaut. Cette explication ne préjuge en rien d'ailleurs le fondement physiologique de l'émotion. Que l'angoisse en effet soit primitive ou qu'elle soit secondaire à des représentations, il n'en reste pas moins que, ce qui constitue l'angoisse, c'est un trouble organique, et que, si l'on supprime ce trouble, le sentiment pénible disparaît : l'état affectif est ici la conscience directe d'un trouble physiologique complexe et dont le siège est encore inconnu.

Quelle est la nature de ce trouble? est-il d'origine périphérique ou centrale? je n'entrerai pas dans la discussion de ces questions, car je n'apporte aucun fait, aucun argument nouveau qui puisse contribuer à leur solution[1].

Néanmoins, qu'il me soit permis de faire remarquer que la douleur morale est un fait de conscience et que quand bien même elle serait physiologiquement constituée par des troubles périphériques, à côté du fait physiologique, qui constitue l'angoisse, il y a le fait psychologique, la douleur morale, c'est-à-dire la conscience cœnesthésique d'un trouble physiologique, accompagnée d'un certain nombre de représentations mentales qui lui communiquent sa teinte particulière, le désespoir, le dégoût, le remords, l'inquiétude, l'effroi,

1. Consulter : Lange. *Les émotions*, trad. Dumas. F. Alcan.
W. James. *Qu'est-ce qu'une émotion?* trad. Dumas. F. Alcan.
Ribot. *Psychologie des sentiments*. F. Alcan.
Dumas. *La tristesse et la joie*. F. Alcan.
Dumont. *Théorie scientifique de la sensibilité*. F. Alcan.
Mantegazza. *Physiologie de la douleur*.
Meynert. *Maladies du cerveau antérieur*.
Nahlowsky. *Das Gefühlsleben in seinen wesentlichsten Erscheinungen und Bezügen*. Leipzig, 1884.
H. Höffding. *Esquisse d'une psychologie fondée sur l'expérience*, trad. Le Poitevin. F. Alcan.

la terreur,... etc. C'est par là que l'affre mélancolique se différencie de l'affre qui accompagne certaines maladies organiques dans lesquelles le sentiment d'angoisse existe, pur, sans aucune représentation mentale qui le déforme ; c'est par là que notre mélancolique est un aliéné et qu'il se distingue de l'homme chez lequel des troubles organiques déterminent des états de souffrance, qui sont plus exactement rapportés au trouble fonctionnel qui les déterminent.

QUATRIÈME PARTIE

Le délire et sa genèse

1. — LE DÉLIRE EN GÉNÉRAL

La genèse du délire mélancolique a depuis longtemps préoccupé les aliénistes et les psychologues. Déjà Griesinger en avait donné une explication très plausible et que la plupart ont acceptée en serrant de plus près les faits.

« Le malade, dit-il, se sent en proie à la tristesse : or il est habitué à n'être triste que sous l'influence de causes fâcheuses ; de plus, la loi de la causalité exige que cette tristesse ait un motif, une cause, et avant qu'il s'interroge à ce sujet, la réponse lui arrive déjà : ce sont toutes sortes de pensées lugubres, de sombres pressentiments, des appréhensions, qu'il couve et qu'il creuse jusqu'à ce que quelques-unes de ces idées soient devenues assez fortes et assez persistantes pour se fixer au moins pendant quelque temps. Aussi ce délire a-t-il le caractère de tentatives que fait le malade pour s'expliquer son état[1]. »

1. Griesinger. *Traité de mal. ment.*, trad. Doumic.

Dans cette explication, le délire apparaît donc comme une *justification* de l'état affectif; dans son besoin de logique, le malade est poussé à imaginer des causes à une tristesse qui serait, sans elles, incompréhensible pour lui. Cette théorie a une apparence syllogistique qui, comme nous le verrons, ne saurait convenir à la grande majorité des faits. Griesinger a soin cependant de corriger ce qu'elle a de trop absolu, en indiquant le caractère semi-automatique des idées délirantes.

Séglas, qui adopte la théorie de la justification, a développé davantage cette notion d'automatisme. « Je vous ferai remarquer toutefois, dit-il dans ses leçons cliniques, que ces interprétations, ces déductions de l'aliéné ne sont pas la résultante d'un raisonnement aussi nettement conscient qu'on pourrait l'imaginer. Les troubles qui existent dans l'exercice volontaire de l'intelligence, dans la formation des idées, s'accompagnent d'un autre côté, et comme conséquence nécessaire, d'un certain degré d'automatisme psychologique, origine première des idées délirantes, reprises ensuite par la conscience pour être alors énoncées nettement par le sujet à titre de tentative d'explication. Aussi la remarque de Griesinger qu' « avant que le malade s'interroge, la réponse lui arrive déjà », est-elle en ce sens absolument exacte. C'est un fait dont il importe de tenir compte lorsqu'on dit, en résumé, que le délire du mélancolique n'est, de sa part, qu'une tentative d'interprétation de l'état psychologique dans lequel il se trouve. »

M. Dumas, à son tour, reprend l'explication de Griesinger, mais en montrant le rôle que joue la douleur morale dans la genèse du délire, élément que Griesinger avait négligé. « A-t-on le droit, ajoute-t-il, de parler de justification, d'effort logique fait par le malade pour s'expliquer sa douleur ? — Je le crois, à condition qu'on n'exagère pas ici la part de la volonté ; puisque la malade va chercher, dans le lointain de ses souvenirs, des peccadilles auxquelles il n'avait jamais pensé, il faut bien qu'il se livre à une sorte de travail de réflexion, et d'ailleurs il raisonne son délire, il déduit sa douleur de ses fautes, ou de ses idées hypochondriaques, il tente de se suicider pour expier ses crimes, il donne l'impression d'une pensée appauvrie, monotone, mais cependant synthétique encore : on peut bien dire qu'il justifie.

« Sa douleur n'évoque donc pas son délire par un simple processus automatique, comme la faim évoque l'image d'un bon repas ; elle tonifie momentanément sa pensée, la pousse à chercher des motifs de souffrance. Sous le coup de fouet de la douleur, les facultés de synthèse renaissent, se reforment, tendent à l'interprétation et à la recherche. Toutes les idées délirantes d'humilité, d'hypochondrie, de négation, de remords, malgré les origines diverses que nous leur assignons, viennent répondre à ce besoin de synthèse et de coordination. »

Chacune de ces opinions vient préciser les conditions dans lesquelles se développe le délire et compléter ce que la théorie de Griesinger avait de trop absolu.

Je veux insister à mon tour sur certains caractères du délire mélancolique qui, à mon avis, n'ont pas été suffisamment mis en relief, et qui permettent de comprendre sa genèse d'une façon un peu différente.

*
* *

Conditions dans lesquelles naît le délire mélancolique. — M. Dumas, dans le passage cité plus haut, a fort bien montré le rôle de la douleur morale dans la genèse du délire. Les mélancoliques qui délirent sont des mélancoliques qui souffrent et c'est seulement sur le fond de la douleur morale que se développent les idées délirantes.

Voici des faits qui illustrent cette opinion et en montrent l'exactitude :

Valentine, avant de délirer très nettement, a présenté une phase de dépression avec sentiment d'incapacité, préoccupations, inquiétude, crainte pour l'avenir. A cette époque, l'anxiété était déjà apparue, mais les idées délirantes n'étaient pas encore très nettes : la malade parlait surtout du changement qui était survenu dans sa vie mentale ; ses idées d'incapacité et de transformation n'étaient en somme que la traduction fort exacte des troubles qu'elle ressentait. A la suite d'une période d'amélioration et de rémission de quelques mois pendant lesquels elle abandonna ses craintes, reprit quelques occupations et put même être considérée comme guérie, la douleur morale reparut avec une intensité beaucoup plus grande qu'auparavant. C'est alors qu'elle exprima de véritables idées délirantes (idées de transformation, idées de damnation, idées de culpabilité..., etc.), qui, une fois constituées, contribuèrent à renforcer l'élément affectif et à augmenter l'état anxieux.

Paul, avant qu'une baleine de parapluie ne lui perforât accidentellement le tympan, avait traversé une phase de dépression simple, sans troubles délirants. Le choc traumatique développe en lui un état émotionnel plus intense ; il se croit perdu, et, en même temps que l'anxiété, apparaissent les idées hypochondriaques.

On pourrait multiplier les exemples. Concluons avec M. Dumas que *le délire est toujours secondaire à une phase de douleur morale.*

Quelles relations unissent donc la douleur morale au délire ?

M. Dumas voit dans la douleur morale la cause du relèvement des synthèses et de l'activité mentale, qui permet l'éclosion du délire.

Dans un chapitre précédent, j'ai montré que je ne partageais pas cette opinion et que je considérais au contraire la douleur morale comme un phénomène secondaire au relèvement des tendances directrices de l'activité mentale. C'est donc indirectement que le délire se trouve lié à la douleur morale. Le relèvement des tendances et de l'activité mentale le conditionnent immédiatement. Mais le relèvement des tendances et la douleur morale ne produisent pas le délire dans tous les cas. Il est des malades qui, malgré une anxiété intense, ne délirent jamais : il en est d'autres qui, comme Valentine, ne délirent pas dès leur première crise anxieuse. La douleur morale et le relèvement des tendances, s'ils sont une condition nécessaire du développement du délire, n'en sont pas une condition suffisante.

M. Dumas, qui a vu la difficulté du problème, s'est arrêté devant lui, sans lui trouver une solution : « Nous sommes obligés d'admettre, dit-il, que, parmi les sujets qui souffrent, tous ne tendent pas également au délire et je ne vois pas très bien, je l'avoue, les raisons qui font prédominer les réactions délirantes sur les réactions non délirantes de la mélancolie active. Faut-il penser que les idées délirantes exigent un arrêt plus considérable dans les fonctions de jugement et de déduction, ou bien qu'elles supposent une imagination plus riche, des représentations plus complexes ou plus nettes ? Toutes les hypothèses sont permises ; ce que je veux signaler, c'est simplement que certains sujets s'en tiennent à la douleur sans délire, comme d'autres à la tristesse sans douleur, et cela pour des raisons internes que nous connaissons mal. »

Je n'apporterai ici aucun fait nouveau qui permette de franchir cette limite de notre connaissance ; néanmoins il me semble qu'une analyse plus approfondie, en déterminant mieux les caractères du délire mélancolique, montrera, sinon pourquoi tels sujets délirent et tels ne délirent point, au moins l'aspect un peu différent que prend l'expression des troubles psychiques fondamentaux chez les sujets qui délirent et chez ceux qui ne délirent pas.

De certains caractères du délire mélancolique.—Tous les auteurs ont observé que le délire mélancolique était extrêmement pauvre : les conceptions délirantes, peu nombreuses, peu variées, sont reproduites d'une façon monotone : elles se développent peu, progressent peu, évoluent peu. Ces caractères s'expliquent facilement par le ralentissement psychique et la difficulté d'évocation des idées.

Mais si l'élément intellectuel est peu riche, l'élément affectif a une importance prédominante, si prédominante parfois qu'il existe seul ou presque seul. Ce qui domine avant tout l'état du mélancolique, c'est un sentiment pénible que tantôt il s'explique à lui-même, que tantôt il ne s'explique pas, sentiment qui revêt des aspects variés suivant le contenu du délire. C'est le rôle que joue ce sentiment dans la composition du délire que j'étudierai tout d'abord.

Je ne parlerai pas ici des cas où, le délire n'étant pas encore constitué, la douleur morale existe presque seule, mais de certains états où le délire, très imprécis, est à peine formulé, où le malade en proie à la douleur n'exprime que très rarement des idées délirantes.

Chez Blanche, l'élément affectif domine presque

seul : sans doute la malade délire ; mais ce délire n'est exprimé que d'une façon très imprécise : « Je ne sais pas », répond-elle, lorsqu'on lui demande d'expliquer sa pensée, de développer un peu le récit de ses malheurs. Ce qu'elle sait surtout, c'est qu'elle est une malheureuse, qui s'est rendue responsable de quelque chose ; de quoi ? Elle ne peut le dire, « elle ne sait pas s'exprimer d'ailleurs » ; elle a toujours peur, elle est toujours inquiète, elle ne sait pas ce qu'est devenue sa maison, elle a entendu dire qu'elle était vendue, mais elle n'a pas là-dessus une opinion bien arrêtée ; elle craint d'être complètement ruinée, une inondation a peut-être tout détruit chez elle.

Le langage ici n'exprime rien de précis sur la prétendue cause de la douleur : la malade qui est peu instruite, qui ne s'analyse pas, exprime surtout son sentiment d'anxiété intérieure, et ne le rattache qu'à des idées très vagues, qui n'ont ni consistance, ni précision.

Je pourrais, chez chacun de mes malades, montrer la prédominance de l'état affectif, montrer qu'Albert et Marthe sont dominés par un sentiment d'inquiétude, que Jeanne éprouve surtout un sentiment de changement, etc., tous ces sentiments étant joints à un sentiment d'impuissance et d'accablement ; je réserve cette analyse pour le moment où j'étudierai les divers sentiments qui entrent dans la composition des principales idées délirantes. Je me contenterai ici de l'étude de deux cas, celui de Valentine et celui de Julie : je les choisis à dessein parce que, chez Valentine, l'état de stupeur domine la scène, et que Julie, au contraire, témoigne d'une richesse intellectuelle assez grande.

Le 9 novembre 1903, j'étudiais Valentine et lui appliquais un test d'évocation d'idées, au cours duquel elle réagissait avec une extrême difficulté. Tout à coup, la malade qui, jusque-là, était simplement déprimée, hébétée, presque stuporeuse, manifeste des signes d'anxiété, et me demande que je lui ouvre la porte donnant sur le jardin ; elle se lève ; l'excitation intellectuelle est un peu plus prononcée, elle supplie qu'on lui ouvre cette porte ; elle voudrait voir ce qui se passe par là : elle ne peut expliquer pourquoi : « Mais faites-la moi ouvrir cette porte, je veux aller par là. » — « Mais pourquoi ? » — « Je ne sais pas pourquoi. » Pressée de questions, elle finit par avouer que c'est pour aller se faire tuer et chercher à empêcher qu'il se commette tant de crimes. « Comment savez-vous qu'il se commet tant de crimes. » — « Parce que j'y ai pensé : quelqu'un a dû me donner quelque puissance — non pas de puissance, car c'est tellement bête — qui faisait, qui faisait... » ; la malade ne peut exprimer ce qui l'inquiète ; elle gémit qu'elle veut empêcher un crime horrible de se commettre. « Mais quel crime ? » — « On va tuer quelqu'un. » — « Qui ? » — « On va tuer un innocent. » — « Mais qui ? » — « Vous le savez bien. » — Je ne sais pas ; mais vous, le savez-vous ? » — « Vaguement. » L'anxiété augmente ; Valentine gémit : « Faites-moi ouvrir. Je ne puis pas vous expliquer pourquoi ; mais c'est dans un bon but. Il va se passer des choses horribles ; je ne puis pas l'expliquer ; si je le pouvais, je le ferais. Il y a des catastrophes terribles dont je ne suis pas seule cause, mais auxquelles j'ai été poussée. On me le dit, on me dit que je suis un monstre, une sale bête, un cochon. On parle de catastrophes, de choses irréparables, de choses terribles, que j'aurais pu empêcher en agissant autrement que je n'ai agi, en me tuant, en me détruisant. » La malade n'émet toutes ses paroles qu'avec difficulté, après des hésitations, des efforts.

Ce qui domine ici, on le voit, c'est un ensemble de sentiments, plutôt que d'idées bien précises, sentiment d'inquiétude, puis d'épouvante, uni à un sentiment d'accablement, d'indignité, à des remords qui la poussent à se croire responsable de malheurs qu'elle pressent, mais qu'elle ne peut se représenter. « Tout me semble épouvantable, horrible, dit-elle en d'autres occasions, je ne pense qu'à des choses épouvantables » qu'elle ne peut pas préciser. On ne peut presque pas dire qu'il s'agit là d'idées délirantes, ce sont des sentiments délirants et rien de plus. L'état affectif emplit la scène : la malade croit bien à l'existence réelle de quelque chose qui détermine cet état affectif en elle, mais ce quelque chose, elle ne peut l'imaginer ; elle se borne à exprimer, en l'objectivant, le sentiment qui la domine.

Julie, dont la liberté d'esprit est plus grande, traduit à chaque instant dans ses propos, ce caractère du délire mélancolique. Je cite textuellement certaines des phrases par lesquelles elle exprime son délire : le caractère presque exclusivement affectif de celui-ci se dégage, sans qu'aucun commentaire soit nécessaire, des expressions qu'elle emploie.

« *Il me semble* que je fais le malheur de mes enfants. »

« *Il me semble* que je commets des crimes pendant la nuit : *je n'ai rien de précis qui me permette de l'affirmer, mais j'ai le pressentiment* que je dois mal faire ; *il y a quelque chose d'extraordinaire ici, quelque chose qui épouvante. Tout m'effraie.* »

« Je voudrais vous expliquer ce que je ressens, ce que je redoute ; mais je ne peux pas, *il me semble que quelque chose plane sur moi, qu'un malheur épouvantable va m'anéantir.* »

« *Il me semble* parfois que tout ce que je dis est absurde. »

« Je commets certainement des crimes la nuit. Mais pourquoi les commettrais-je ? C'est que je serais damnée, que je serais sous l'influence du démon ; vous devez d'ailleurs savoir ce que je fais la nuit. » — « Je sais que vous ne faites aucun mal. » — « *Mais si je ne faisais aucun mal, je ne serais pas tourmentée comme je le suis.* »

« Je sens le démon en moi ; *je le sens à cet état de désespérance.* »

« Il se passe ici quelque chose de terrible, *je ne puis préciser cela ;* je dors et cependant je ne dors pas. »

« *Il me semble* que tout le monde me déteste, que toute

l'humanité est contre moi, je me demande : Qu'ai-je fait? qu'ai-je fait vraiment ? »

Ces propos sont tenus par la malade en dehors des états d'anxiété : ils expriment des états affectifs dans lesquels dominent des pressentiments de malheur, des inquiétudes, des craintes vagues, un effroi répandu sur toutes choses, du désespoir, un sentiment d'indignité, des remords, etc. Ce dont la malade est certaine; c'est de cet état : elle doute du reste. Elle croit commettre des crimes, mais cette croyance reste vague et peu précise ; elle sait au contraire avec certitude, parce qu'elle le sent, qu'elle est une malheureuse désespérée et que le remords la déchire; elle n'est pas sûre de faire le malheur de ses enfants, mais elle est certaine que quelque chose d'épouvantable et de terrible plane sur elle.

Partout l'élément tangible est l'élément affectif; il dirige les idées qui restent faibles et chancelantes. Toute idée en accord avec lui est acceptée sans contrôle par le sujet; néanmoins, de temps en temps, l'absurdité de certaines d'entre elles le frappe; il doute de son délire, mais l'élément affectif plus fort vient triompher de cette hésitation d'un moment.

Ces faits démontrent donc que *le délire mélancolique est un délire formé surtout de sentiments*, que les idées, qui précisent, objectivent ces sentiments, peuvent être absentes, que, dans tous les cas, elles n'en sont que l'expression.

Ce sont ces sentiments variés, dans l'analyse plus détaillée desquels j'entrerai plus loin, qui constituent le fond du délire mélancolique. Aussi me semble-t-il juste de dire que le *délire mélancolique est bien plutôt un délire affectif qu'un délire idéatif*. Ce qui domine l'état du mélancolique, ce sont des remords, des craintes, des sentiments plus ou moins complexes et non des idées délirantes proprement dites; on a dit que le délire mélancolique est un délire d'attente : cette expression est la traduction imagée du langage psychologique que j'emploie ici.

Genèse du délire. — Il y a ici à préciser deux questions, et, dans la mesure de nos connaissances actuelles, à résoudre deux problèmes.

1° La théorie de la justification, par laquelle on explique généralement la genèse du délire mélancolique, est-elle bien en accord avec les faits?

2° Par quels caractères psychologiques les mélancoliques qui délirent se différencient-ils de ceux qui ne délirent pas?

1° Tout d'abord par quoi est constitué le délire mélancolique ?

Comme tout délire, il est constitué par des éléments affectifs et des éléments intellectuels, mélangés en proportion variable et qui comportent la croyance à leur objet. Le délire n'est en effet vraiment constitué que lorsque le sujet est convaincu que ses conceptions correspondent à des réalités; lorsqu'il y a doute, on ne peut dire qu'il y ait véritablement délire. Nous aurons donc à examiner ici les rapports qui existent entre les éléments intellectuels et les éléments affectifs, et les conditions qui déterminent la croyance.

J'ai déjà montré que le délire mélancolique est un délire affectif : la douleur morale est à sa base, c'est sur elle qu'il se développe, c'est elle qui le soutient; il suit ses fluctuations, devenant plus intense quand elle est plus aiguë, diminuant ou disparaissant quand elle rétrocède. Il exige pour se développer un relèvement de la synthèse mentale, un certain degré d'activité intellectuelle ; aussi n'existe-t-il que chez les mélancoliques actifs, que chez ceux qui sont capables d'un certain travail de synthèse, que dans les cas où l'évocation des idées est encore possible, lorsqu'il n'y a ni arrêt psychique trop considérable, ni inhibition totale de la pensée par un état d'anxiété intense.

J'ai étudié plus haut les conditions dans lesquelles se relevait l'activité intellectuelle et se développait la douleur morale : ces deux éléments étant donnés, voyons comment l'état affectif influe sur la direction de l'activité mentale.

J'ai montré, dans un chapitre antérieur, à l'aide de tests d'évocation appliqués surtout à Julie et à Valentine, que l'évocation spontanée des idées se faisait très souvent au sein de l'état affectif prédominant, et que le sujet, qui cherchait à évoquer hors de cet état, s'y trouvait ramené spontanément par la propre tendance de son esprit. Le test, qui consistait à achever des débuts de phrases, a démontré ce fait d'une façon encore plus évidente : l'évocation, facile lorsque le début de phrase contenait une idée triste, était presque impossible dans le cas contraire.

Il suit de là que, dans la mélancolie, *les associations d'idées sont surtout des associations affectives,* mode d'association dont la réalité a été bien établie par MM. Fouillée, Godfernaux, Ribot, Höffding, etc.

« Une certaine disposition, une certaine manière de sentir, dit M. Ribot, est la cause directe et immédiate des associations. Elle est permanente ou transitoire. — Permanente, elle répond au tempérament ou au caractère : suivant que l'on est gai, mélancolique, érotique, ambitieux, il se produit une sélection inconsciente parmi les idées qui surgissent dans la conscience ; un artiste et un homme pratique, en face du même objet, ont deux modes totalement distincts d'association. — Transitoire, elle répond chez le même individu aux états de santé ou de maladie, aux changements de l'âge : chacun de ces états distincts produit une sélection distincte. »

Il s'agit là d'associations immédiates et non de l'élaboration d'idées par une sorte de raisonnement conscient ou inconscient. Le sujet évoque des idées pénibles, parce que l'état de malaise dans lequel il se trouve exclut toute représentation de caractère agréable.

Le délire naît lorsque l'anxiété se développe, parce que la douleur morale est secondaire à un relèvement des synthèses et de l'activité intellectuelle qui permet aux représentations mentales de s'évoquer plus facilement ; l'état affectif groupe, coordonne, dirige ces associations. Ainsi se forment des combinaisons d'idées en accord avec les sentiments prédominants, la douleur et l'accablement, l'impuissance, l'inquiétude, l'attente, la crainte, la terreur, etc. Ces synthèses nouvelles refoulent les synthèses normales, affaiblies primitivement, désagrégées secondairement par l'anxiété et se substituent à elles.

Dans ce processus, il ne peut être question de syllogisme conscient ou inconscient, ni de justification. Il s'agit d'un simple travail associatif automatique, d'une simple évocation d'idées par un ensemble d'états affectifs déterminés.

Certains faits plaident d'ailleurs contre la théorie de la justification. Kræpelin, qui ne l'accepte pas, fait remarquer que le délire ne présente pas toujours ce caractère d'explication cherchée par les malades ; au début de la maladie, ceux-ci se défendent souvent de toutes leurs forces contre les reproches qui surgissent à leur esprit[1].

Le délire mélancolique prend d'ailleurs souvent un caractère obsédant et automatique : il s'impose au malade qui doute encore de sa réalité. C'est ainsi que Julie se plaint parfois de ne pouvoir repousser les préoccupations qui l'envahissent, de ne pouvoir chasser toutes ces idées absurdes qui s'emparent d'elle ; elle se rend fort bien compte que tout cela est impossible; elle se dit qu'elle a toujours été une honnête femme et qu'il est bien peu probable qu'elle ait réellement commis les crimes dont elle s'accuse ; cependant cette idée reparaît sans cesse et lorsque l'état d'anxiété croît un peu, elle prend de nouvelles forces et finit par emporter la croyance.

Jeanne, lorsqu'elle n'est pas anxieuse, expose avec facilité ses idées délirantes ; parfois elle s'interrompt pour dire qu'il est absurde d'avoir des idées semblables.

Tout plaide ici contre l'hypothèse de la justification, le délire n'est pas recherché par le malade, il est accepté et subi par lui.

« D'autre part, comme le fait remarquer M. Rogues de Fursac[2], l'apparition de l'idée délirante n'apporte pas le calme auquel on serait en droit de s'attendre si celle-ci constituait réellement l'explication cherchée par le sujet. » Bien loin de là le degré d'extension le plus grand de l'idée délirante coïncide avec le degré le plus intense de douleur morale.

Le délire n'est donc pas imaginé par le sujet pour

1. Kræpelin. *Psychiatrie*, 7e édit.

2. Rogues de Fursac. *Manuel du psychiatrie*, 2e édit., p. 83. Paris, F. Alcan.

expliquer les tourments qu'il ressent. Les idées délirantes naissent de certains états affectifs déterminés, et sont, suivant les circonstances, acceptées ou repoussées par les malades.

Est-ce à dire que l'hypothèse de la justification soit fausse en tous points ? Je ne le crois pas. La justification survient à titre d'explication secondaire. Le malade n'imagine pas le délire pour justifier l'état affectif, mais le délire une fois créé, il invoque l'état affectif pour prouver la réalité des faits qu'il allègue dans son délire. C'est ainsi que Julie cherche à prouver qu'elle commet réellement des crimes pendant la nuit, en invoquant la fatigue qu'elle ressent le matin ; elle ne conserve, dit-elle, aucun souvenir de ces actes atroces, mais serait-elle aussi tourmentée, aussi désespérée, si elle ne se livrait pas à des actions épouvantables, qu'elle ne peut même pas se représenter ? C'est ainsi que Valentine, ayant senti surgir dans son esprit le mot malédiction, a maudit tout ce qui l'entourait ; comme depuis cette époque elle souffre atrocement, elle en conclut que cette malédiction, prononcée par elle, est la cause de tous les malheurs qui l'atteignent depuis, qu'elle est l'origine de toutes les transformations qu'elle a subies et qu'elle subit encore.

La justification, le syllogisme interviennent donc parfois, mais d'une façon secondaire ; le raisonnement, lorsqu'il est intact, établit secondairement un lien entre les diverses idées délirantes, leur prête une apparence systématique de logique intellectuelle, alors qu'en réalité toutes ces idées trouvent leur origine dans la *logique des sentiments ;* il ne s'agit pas là en un mot d'un mode de raisonnement logique, mais d'un *raisonnement affectif*, qui n'a rien à voir avec le principe de causalité.

2° Tout délire implique un élément de croyance. A l'étude de cette croyance en la réalité de faits extérieurs, correspondant aux représentations suscitées par l'état affectif pénible, est liée notre seconde question : pourquoi certains mélancoliques délirent-ils tandis que d'autres ne dépassent pas le stade de la douleur morale simple ?

Non seulement certains anxieux ne délirent jamais, mais encore beaucoup de malades, avant de délirer, ont une phase de douleur morale et d'anxiété sans délire : aussi Krafft-Ebing fait-il sortir la mélancolie délirante de la mélancolie sans délire « dont elle représente l'apogée ». « Le tableau peut, dit-il, rester, pendant des mois, dans le cadre d'une mélancolie sans délire; l'adjonction de l'angoisse précordiale et l'intensité que prend cette dernière constituent alors une seconde phase jusqu'à ce qu'enfin les idées délirantes, souvent aussi les hallucinations, amènent la maladie à l'apogée de son développement. » « Mais, ajoute Dumas, auquel j'ai emprunté cette citation, cette interprétation me semble tomber devant ce fait que plusieurs mélancoliques ne font pas de délire, *quelle que soit l'intensité de leur douleur et de l'angoisse qui l'accompagent.* »

Examinons donc ce qui différencie un mélancolique qui ne délire pas, d'un mélancolique qui délire. M. François[1] cite le cas d'un mélancolique anxieux qui constate en lui une lucidité d'esprit et de conscience étonnante. « L'âme reste, écrit-il, plus intelligente et plus lucide. » Ailleurs, il s'exprime ainsi : « Au fur et à mesure que la matière s'épuise, le sens de l'âme se développe ; loin de diminuer, les facultés

1. François. *Etude sur la lypémanie anxieuse.*

intellectuelles augmentent. La conscience éveillée me fait voir ma malheureuse condition et toutes les misères de ce monde. » Dans une quatrième note je découvre la même idée : « L'intelligence est plus vive, la conscience plus lucide. » Enfin, pour la cinquième fois je la trouve sous la forme suivante : « L'âme, dans une lucidité effrayante, est torturée par la tristesse, les regrets. »

Ce que le malade exprime ici, c'est une conscience analytique très exacte de la modification survenue en lui ; il ne dépasse pas cette constatation, il ne trouve pas l'origine du sentiment pénible qu'il éprouve, dans des faits extérieurs à lui, il a conscience de la modification.

On observe de même chez Valentine, dans la période prédélirante de l'affection, une conscience du changement survenu en elle, et une analyse assez exacte des troubles psychiques qu'elle ressent. Dans la période délirante cette conscience et cette analyse persistent, mais la malade rapporte les modifications qu'elle constate en elle à une cause imaginaire, en la réalité de laquelle elle croit. En outre le sentiment de transformation est si considérable que le sujet en tire la croyance à une transformation complète de sa personnalité. Dans ce cas, l'état cœnesthétique pénible est devenu si fort qu'il a groupé autour de lui de nouvelles synthèses mentales, et que ce groupe nouveau s'est substitué à l'état cœnesthétique ancien, accompagné des synthèses anciennes : aussi la malade ne se reconnaît-elle plus. L'élément affectif, qui, dans la période prédélirante, était isolé, n'avait pas accaparé toute la personnalité, permettait encore une certaine liberté intellectuelle, s'est développé au point que nulle critique ne peut s'exercer hors de lui et contre lui.

Le même phénomène s'observe chez Albert : au début, ce malade éprouve un sentiment d'arrêt, d'incapacité, d'impuissance, mais est encore capable de connaître les faits qui déterminent cet arrêt; il prend conscience de son impuissance, mais il ne la dépasse pas, il ne la rapporte pas à une cause factice parce qu'une certaine activité intellectuelle est encore possible en dehors de l'état affectif. Plus tard lorsque le sentiment a tout envahi, aucune idée ne peut se produire en dehors de lui et le délire est né.

Cette opinion reçoit aussi sa démonstration de l'examen des faits qui se produisent dans les périodes d'amélioration. Albert, dans cette période, demeure un inquiet; néanmoins, lorsqu'il se trouve en présence de faits concrets, réels, son inquiétude reste sans objet, parce que sa perception exacte des faits extérieurs vient réduire les idées fausses qui pourraient se former. Mais son inquiétude prend corps lorsqu'il s'agit de faits qui ne peuvent être contrôlés immédiatement par lui. Ainsi subsiste l'idée fausse que l'on arrête sa femme.

Je pourrais multiplier les exemples : Julie croit commettre des crimes, mais elle n'en a aucune preuve; sa mémoire intacte lui apprend qu'elle n'a jamais commis de crime, mais elle pourrait en commettre la nuit dans un état de somnambulisme et d'inconscience. Elle doute cependant, et ses doutes sont d'autant plus considérables que les états intellectuels sont prédominants, sa certitude augmente avec l'état affectif pénible.

Le délire croît donc d'autant plus que l'état affectif est plus puissant, lorsqu'il a groupé autour de lui toute l'activité intellectuelle du sujet.

Lorsque l'on parle de l'anxiété et de la douleur morale, il ne faut pas considérer seulement leur *intensité*, mais aussi leur *extension*. La douleur morale et l'anxiété peuvent exister sans déterminer de phénomènes délirants lorsque subsistent à côté d'eux une perception, une conscience analytique exactes. Mais lorsque, à cause de l'obscurcissement de ces facultés, l'état affectif accapare toute la personnalité, l'élément délirant apparaît. Les représentations évoquées alors ne trouvent plus aucune contradiction dans l'esprit et la croyance à leur objet s'en suit nécessairement.

Ce qui me paraît donc caractériser la mélancolie délirante, c'est, d'une part, *l'extension de l'élément affectif*, et, d'autre part, *l'obscurcissement des représentations adéquates à la réalité*, soit que ces représentations soient troublées primitivement par un état de déficit trop marqué (trouble des perceptions internes et externes, affaiblissement de la conscience intellectuelle) ou par l'hypertrophie de certaines d'entre elles (hallucinations), soit que l'état affectif ait désagrégé les synthèses existantes et reconstitué des synthèses nouvelles qui accaparent toute la personnalité.

II. — ÉTUDE DES PRINCIPALES IDÉES DÉLIRANTES

Je me propose ici d'étudier l'origine et le développement des principales idées délirantes. Ces idées, qui s'entremêlent chez le même malade, sont parfois le résultat d'interprétations fausses de troubles fonctionnels réellement ressentis.

Le mélancolique est peu imaginatif ; en dehors des cas où une hallucination est venue apporter une preuve tangible au délire, le sujet invente peu; il s'accuse par exemple d'actes qu'il a réellement commis, mais dont il exagère outre mesure l'importance. Le délire, de ce fait, est peu varié et se laisse ramener assez facilement à quelques formules simples.

Un examen rapide et superficiel montre que l'activité intellectuelle de certains délirants est plus grande que celle de certains autres et que certaines formes de délire se rencontrent plus souvent chez les uns que chez les autres.

Il en résulte que chez certains les idées délirantes reflètent, en les transformant, en leur attribuant des causes imaginaires, les troubles réels de la cœnesthésie, tandis que chez d'autres le travail de synthèse plus grand invente des groupes délirants nouveaux, que le sujet relie ensuite aux troubes ressentis ; les idées de transformation et de négation sont surtout l'expression de la première forme, tandis que dans le second cas les idées d'auto-accusation, d'expiation et de persécution prennent une importance plus considérable.

J'étudierai successivement :

1° Les idées de transformation ;
2° Les idées de négation ;
3° Les idées de domination et de possession ;
4° Les idées d'indignité et de culpabilité ;
5° Les idées d'expiation et de damnation ;
6° Les idées de persécution.

Idées de transformation : hypochondrie physique et morale. — Sous leur forme la plus simple, ces idées ne sont que la simple traduction des troubles cœnesthétiques et psychiques élémentaires : le sujet a conscience d'une modification survenue dans sa cœnesthésie et dans son intelligence, modification qu'il exprime avec plus ou moins d'exactitude, il s'agit alors d'un *sentiment de transformation personnelle.* Ou bien il croit que les objets extérieurs ne sont plus les mêmes qu'autrefois, et, a *sentiment d'un changement extérieur*.

J'ai déjà montré que ce dernier phénomène était le résultat de troubles de la perception externe; les troubles des images mentales et de la sensation d'une part, et les modifications de la tonalité affective, qui accompagne chacune de nos perceptions, de l'autre, concourent à le former.

Quant au sentiment de changement interne, il est le résultat des modifications survenues dans la cœnesthésie, modifications que je considère à la fois comme périphériques et centrales : les impressions internes, modifiées par les troubles organiques, ne sont plus senties comme autrefois, et ce trouble est encore renforcé par l'arrêt psychique, qui doit agir sur les sensations internes, comme il agit sur les sensations externes, en rendant l'identification plus pénible.

Mais il n'y a pas idée délirante aussi longtemps que le sujet reconnaît la nature subjective du changement : c'est le cas des mélancolies avec conscience. Il y a délire au contraire, dès que le sujet amplifie le trouble constaté, n'en reconnaît plus la valeur et lui attribue une cause imaginaire.

Il est souvent difficile d'ailleurs de dire où commence le délire et où finit l'analyse exacte du trouble constaté. Dans tous les cas, l'idée de transformation sort directement de ce trouble, comme le montre nettement le cas de Valentine. Voici des écrits ou propos de la malade dans lesquels on voit l'évolution progressive de l'idée simple de changement, qui devient petit à petit une idée délirante de transformation pour aboutir à un trouble très caractérisé de la personnalité.

A son entrée en mars 1900, Valentine s'exprime ainsi : « Je n'ai jamais d'idée claire, je me fatigue à chercher mes idées. Je voudrais comprendre et cela m'est impossible... Je n'arrive pas à m'exprimer comme je voudrais.

Ma mémoire a disparu. Tous mes souvenirs me semblent lointains. On me dit que j'ai perdu mon mari l'an dernier, je m'en souviens à peine. . Tout ce que je pense est à l'état vague... je vis constamment comme dans un rêve... J'agis comme une mécanique sans me rendre compte... Je n'ai pas de chagrin, pas de peine, je n'éprouve rien. Je ne sens ni joie, ni tristesse. Tous ces mots, je les prononce, mais je ne les comprends plus. C'est le vide dans mon cerveau. Je ne me rends même pas compte de ce que sont mes enfants : on dit qu'on aime ses enfants, moi je n'éprouve plus aucun sentiment pour eux. Je ne comprends plus rien aux sentiments naturels, » et elle ajoute : « C'est effrayant de ne plus être comme personne, de ne rien comprendre de ce qui se passe autour de vous. »

Il y a dans cette description une analyse fort exacte d'un certain nombre des troubles décrits précédemment. La malade en a pris conscience non seulement par son intelligence, mais aussi par son affectivité; c'est par un sentiment d'effroi et d'épouvante que se traduit souvent le trouble qui l'envahit, et, sous l'influence de ce sentiment, on voit poindre ce qui va devenir l'idée délirante : « C'est effrayant de ne plus être comme personne, de ne rien comprendre à ce qui se passe autour de vous. »

Voici un écrit daté du 10 avril 1900 dans lequel elle exprime les mêmes faits, mais d'une façon un peu plus accentuée dans le sens des idées de transformation :

« Quel singulier état que le mien ! et comment peut-on vivre ainsi ? C'est effrayant, quel vide, quel oubli de tout, tout me paraît impossible, je ne comprends rien ni personne tant je vis comme une brute parce que l'on me fait manger, mais je ne sais rien comme personne, ne me souviens de presque rien, je ne vais que comme une machine, je n'ai pas d'idées comme on le suppose et ne suis comme personne, ce qui m'irrite un peu, il ne me semble pas que je sois dans la vie réelle, je ne sais pas ce que c'est que l'affection. Je ne crois à rien, n'aspire à rien. Je ne comprends pas que l'on puisse vivre comme cela, je ne comprends rien aux choses de la vie. »

Enfin l'idée délirante apparaît ; en proie à une anxiété intense, la malade dit, en novembre 1900, qu'elle est totalement transformée, prétend qu'elle est un lapin, montre sa peau qui, dit-elle, est ratatinée comme celle d'un lapin. Une fois installée, cette idée persiste : Valentine prétend qu'elle a subi une série de transformations extérieures et intérieures, qu'elle a perçues par des douleurs, des frémissements, des impressions ressenties dans tout le corps.

« Vous me demandez ce que j'éprouve intérieurement ? un grand rétrécissement de tout le corps qui s'est fait lentement et avec des douleurs très variées ; j'ai éprouvé diverses transformations que je ne puis désigner, mais que vous devez connaître et cela depuis longtemps, je respire peu et fort mal, j'ai l'estomac très rapetissé, manger me fait souffrir puisque je n'ai pas d'appétit et que je ne digère presque pas, je souffre aussi dans le ventre, la poitrine, la gorge, tout cela est fort étroit et vous me faites manger trois fois plus que je ne puis absorber et des choses bien trop nourrissantes... je suis très bête, je sens que l'on m'en veut, qu'on me méprise sans trop savoir pourquoi, car tout ce que j'ai dit, j'ai été poussée à le dire ou à le faire, puisque je n'avais ni intelligence, ni volonté, ce n'est pas ma faute si je suis transformée en une bête quelconque et je ne puis agir comme une femme, il y a longtemps que je n'en ai ni les idées, ni les sentiments, je suis effrayée de l'état auquel je suis réduite et de la persécution dont je suis l'objet (mars 1902).

A la même époque, elle écrit encore : « Corps très diminué, rétréci, suppression de bien des organes, aucune fonction naturelle, il me semble, presque pas de respiration, changement des formes du corps, hésitation dans tous les mouvements, engourdissement très grand dans la tête et dans le corps, aucun appétit, nourriture énorme qu'il faut absorber sans pouvoir la digérer, douleurs particulières dans la tête, dans le cou, la bouche, souffrances couchée, en marchant, état qui doit bien être celui d'une bête particulière et non celui d'une femme, presque pas de compréhension, sauf qu'on est l'objet de malédictions et de punitions constantes, grande erreur de se croire une femme, de l'avoir dit et écrit. »

Ici l'idée et le sentiment délirants ont tout envahi, les mêmes faits que jadis sont interprétés, rapportés à des causes imaginaires (ici idées de culpabilité, de châtiment et de damnation); ils prennent une valeur qu'ils n'ont pas dans la réalité. En outre, de son sentiment de transformation, la malade a conclu que sa personnalité était changée, elle ne se reconnaît plus, elle n'est plus Valentine, elle est un être qu'elle ne peut définir.

Ainsi le sentiment de transformation est si profond qu'il aboutit à un trouble de la personnalité. On ne saurait s'en étonner puisque le sentiment de la personnalité, l'idée du moi sont composés de toutes nos impressions particulières, auxquelles la cœnesthésie imprime une tonalité propre.

« Le sentiment vital, dit H. Höffding, se compose d'impressions pour la plupart très vagues, mais qui, néanmoins, donnent à chaque instant sa marque et sa nuance au contenu de notre vie psychique; il forme ainsi un arrière-plan souvent négligé, mais qui n'en est pas moins important, puisqu'il exerce sur la conscience que nous avons de notre moi réel, une influence plus considérable qu'aucune représentation ou aucune pensée. »

Le trouble de la personnalité se produit quand le

sentiment vital se trouve tellement changé que le malade ne se reconnaît plus, et se considère comme transformé soit partiellement, soit totalement.

« L'interprétation psychologique de ces cas, dit M. Ribot [1], n'est pas douteuse : perturbations organiques, dont le premier résultat est de déprimer la faculté de sentir en général, le second de la pervertir. Il se forme ainsi un groupe d'états organiques et psychiques qui tendent à modifier la constitution du moi, profondément, dans sa nature intime, parce qu'ils n'agissent pas à la manière des émotions brusques dont l'effet est violent et superficiel, mais par actions lentes, sourdes, d'une ténacité invincible. D'abord cette nouvelle manière d'être apparaît à l'individu comme étrangère, hors de son moi. Peu à peu, par accoutumance, elle y fait sa place, en devient partie intégrante, en change la constitution et, si elle est de nature envahissante, le transforme en entier. »

Ce qui me paraît donc différencier la phase délirante, c'est l'extension du sentiment de transformation qui a accaparé toute la conscience, qui a attiré à lui tout l'exercice intellectuel et qui ne permet plus à la logique rationnelle de s'exercer en dehors de lui ; toutes les faibles ressources de l'esprit sont employées secondairement à justifier et à renforcer ce sentiment.

Les idées de transformation ne s'expriment pas toujours d'une façon aussi précise : les malades ne comprennent pas exactement ce qui est survenu en eux ; ils sont dans un état d'épouvante qu'ils ne peuvent définir : « Je sens que je deviens un monstre, dit Julie ; tout mon corps se transforme ; quelque chose d'épouvantable plane sur moi. »

1. Ribot. *Mal. de la personnalité*, p. 61. Paris, F. Alcan.

Secondairement le sentiment de transformation peut être interprété par le malade et rattaché à d'autres systèmes délirants; la transformation lui apparaît alors comme un châtiment subi en expiation des fautes commises. Ainsi Julie se croit châtiée des crimes qu'elle commet chaque jour, par une transformation lente et progressive de tout son corps : sa gorge est resserrée, sa bouche et sa langue sont gommées, elle a, en certains endroits, des os qu'elle n'avait pas autrefois, elle éprouve des sensations d'étouffement, elle ressent des douleurs bizarres, des mouvements anormaux, elle devient un monstre.

Les idées de transformation, qui naissent le plus souvent d'un sentiment vague de changement, peuvent être renforcées par des interprétations fausses de sensations organiques, normales ou pathologiques : les borborygmes ou les mouvements intestinaux, des sensations anormales dans la bouche, du pyrosis, des douleurs quelconques sont considérées alors par le malade, comme la preuve de la transformation qu'il subit.

Ces sensations variées, ainsi que les troubles de la cœnesthésie, sont aussi la cause des nombreuses idées hypochondriaques que l'on rencontre chez les mélancoliques.

L'hypochondrie est morale ou physique, suivant que les préoccupations du sujet se fixent sur son état mental ou sur son état physique.

Dans les deux cas, le malade a conscience de la modification que le trouble organique apporte dans le fonctionnement des divers organes, modification à laquelle viennent s'ajouter de la douleur morale et du désespoir : il se croit perdu, pense qu'il ne recouvrera jamais l'usage de ses facultés. L'analyse morbide le pousse à interpréter, à amplifier toutes les sensations qu'il éprouve : l'oppression de l'anxiété est pour Paul le signe d'une phtisie incurable ; une cicatrice à la tête est pour Rachel un trou par lequel s'est écoulée toute sa substance cérébrale.

Des troubles de la perception externe aux idées de transformation du monde extérieur, il n'y a qu'un pas. Ici encore le passage au délire est marqué par la plus grande intensité du sentiment de changement et par la non-identification des impressions présentes aux impressions passées. Ces faits vont être étudiés avec détail dans le paragraphe suivant.

Les idées de négation. — Les idées de négation, comme les idées de transformation, peuvent porter sur la personnalité même du malade ou sur le monde extérieur. Ces idées ont déjà été étudiées au point de vue de leur psychogenèse par de nombreux auteurs.

En 1883, M. Bernard publiait dans le *Progrès médical* une observation de Charcot, concernant un homme qui, à la suite de préoccupations, d'insomnie, d'anorexie, perdit la mémoire visuelle des objets ; « il lui était devenu impossible de se représenter mentalement des villes, les monuments, les paysages, les objets qui lui étaient le plus familiers ; les visages mêmes de ses parents et de ses amis ne pouvaient plus être rappelés à son souvenir et ne se retraçaient plus dans son esprit. En un mot, il avait perdu le pouvoir, autrefois très développé chez lui, de voir mentalement les objets absents. »

Cotard, qui a décrit pour la première fois le délire des négations, a observé deux cas de perte de la vision mentale chez des mélancoliques anxieux[1] : un de ses

1. Cotard. *Perte de la vision mentale dans la mélancolie anxieuse. Etudes sur les mal. cérébrales et mentales.*

malades ne peut plus se représenter certains points de la ville qu'il habite, sa propre maison, ce qu'il faisait autrefois avec une grande facilité; un autre « étant allé dernièrement passer quelques jours dans sa famille, en province, nous raconte qu'à son retour, à peine monté en wagon, il lui fut impossible, malgré tous ses efforts, de se représenter les traits de ses enfants, de sa mère et de ses sœurs qu'il venait de quitter. »

C'est à la perte de la vision mentale qu'un grand nombre d'auteurs ramènent les idées de négation portant sur le monde extérieur. Quant aux idées de négation portant sur le malade lui-même, elles ont été bien étudiées par Séglas, dans son beau livre sur le « délire des négations ». J'y reviendrai dans un instant.

a. *Idées de négation portant sur le monde extérieur.* — Elles ne sont que la forme ultime des idées de transformation, le malade commence par sentir que quelque chose est changé dans sa perception, il ne voit plus les phénomènes extérieurs de la même façon que jadis; il commence par ne plus les reconnaître, et il finit par les nier.

Nous avons vu comment étaient déterminés les troubles de la perception. Comme l'ont montré les auteurs auxquels je viens de faire allusion, il existe chez beaucoup de mélancoliques une perte de la vision mentale, qui, étant une amnésie d'évocation (Séglas), peut se ramener au trouble général des images mentales que j'ai étudié dans un précédent chapitre. En outre les sensations étant moins vives, tout paraît au sujet moins réel que jadis. Le trouble de la perception et le sentiment d'irréalité et de transformation du monde extérieur qu'il engendre sont donc réductibles aux troubles de la sensation et à l'effacement des images mentales.

Mais ces facteurs sont-ils suffisants pour déterminer les idées de négation ? Je ne le crois pas. L'étude un peu détaillée d'un cas concret montrera que cette idée délirante est le résultat de troubles assez complexes qui viennent se grouper autour du trouble de la perception.

Jeanne nie l'existence d'un grand nombre de faits du monde extérieur, mais elle ne nie pas tout en bloc ; elle admet que les objets qu'elle a tous les jours sous les yeux existent réellement ; mais elle les trouve transformés et rapetissés. Elle soutient que, hors la maison de santé, tout est détruit dans le monde, tout à disparu. « Il n'y a plus de territoire, dit-elle, Paris n'existe plus ; il n'y a plus de France, plus d'Allemagne, plus de Bretagne ; en dehors de V. E. il n'existe plus rien. » De même, bien qu'elle trouve le personnel de l'asile changé, maigri, triste, malheureux, elle admet son existence ; mais, hormis lui, il n'existe plus aucun habitant sur la terre ; toutes les malades qui sortent disparaissent ; toutes les personnes, qu'elle a connues autrefois, et qu'aujourd'hui elle ne voit plus, n'existent plus.

L'hypothèse la plus simple, en présence de ces faits, est d'admettre l'existence de troubles de la vision mentale : la malade nierait l'existence de tout ce qu'elle n'a plus sous les yeux, parce qu'elle ne peut plus se le représenter ; elle admettrait l'existence des objets présents, parce que l'impression actuelle est encore capable d'évoquer les traces laissées dans son esprit par l'impression passée. Mais une explication aussi simple tombe un peu devant les faits : Jeanne est capable, lorsqu'on attire son attention sur eux, de se représenter les lieux qu'elle connaissait, et qui pour elle n'existent plus actuellement.

Remarquons en outre que l'idée de négation est ici élective : il n'y a pas un trou dans le champ des représentations, à l'endroit ainsi disparu. Bien que la malade affirme que rien n'existe plus, elle n'entend pas par ces mots qu'il n'y a plus partout que du vide. Sa négation ne porte que sur les être animés et sur leurs œuvres. Si on la force à fixer son attention sur telle ville qui n'existerait plus, elle raconte que cette ville est remplacée par une forêt ; l'esprit s'est borné à substituer un groupe de représentations à un autre.

Les diverses images mentales ne sont donc pas totalement effacées : la malade est capable de les évoquer, de les faire renaître dans certaines conditions déterminées, notamment lorsqu'on dirige son attention.

Il en est de même de ses souvenirs. Quoiqu'elle nie son existence antérieure, qu'elle dise n'en avoir conservé aucun souvenir, elle raconte cependant sa vie, d'une façon peu liée et au hasard des associations d'idées, il est vrai, mais de telle sorte que tous les détails s'évoquent les uns après les autres.

Les images mentales existent; mais elles sont vagues, peu précises : de même les sensations manquent d'intensité, comme le prouvent les troubles de certaines acuités sensorielles que j'ai relatés plus haut. Tous ces troubles diminuent, sensations et images prennent une intensité et une précision plus grandes, lorsqu'on parvient à fixer son attention.

L'attention joue donc un rôle assez considérable dans le retour d'images, qu'à un examen superficiel on eût pu croire disparues. Le trouble de la vision mentale est compensé par l'effort mental et n'apparaît pas lorsque l'esprit se fixe avec vigueur sur un point déterminé. La difficulté d'évocation spontanée rétrécit le champ des représentations, et, en dehors de tout acte volontaire d'attention, la malade n'embrasse que le petit nombre de représentations évoquées par les objets présents.

Pour bien comprendre ces faits, il nous faut admettre qu'à chaque instant de notre vie mentale, outre la conscience du groupe particulier de représentations sur lequel se fixe actuellement notre esprit, nous avons une aperception globale, un sentiment général du contenu de notre pensée, qui résulte de la présence constante dans notre subconscient de la masse des représentations qui forment la totalité de notre connaissance ; bien que ces représentations sommeillent alors et que la conscience ne puisse se fixer d'une façon claire que sur un petit nombre d'entre elles, elles manifestent leur présence par un certain nombre de tendances qui leur sont propres, et peut-être aussi par une certaine tonalité affective particulière. Or cette aperception interne peut être diminuée chez notre malade parce que les images mentales sont légèrement effacées. Mais ce trouble n'apparaît pas à un examen objectif, car la fixation de l'attention fait surgir l'image que l'on avait pu croire disparue.

C'est ainsi que l'on peut diminuer le nombre des idées de négation de Jeanne, en la forçant à fixer son attention sur un point déterminé, à évoquer la représentation mentale de l'objet ou du groupe d'objets qu'elle prétend disparus. Elle consent alors à admettre l'existence des lieux qu'elle a connus jadis ; elle dit alors que peut-être les chemins de fer vont encore jusqu'à Belfort, mais qu'au delà il n'y a plus rien.

Toutes ces considérations nous conduisent à admettre qu'il existe à la base de l'idée de négation un trouble des images mentales, consistant en un effacement plus ou moins profond, et qui explique le trouble de la perception qui les conditionne. Mais ce trouble est mobile et variable; les variations de la puissance d'attention le font changer d'une façon notable. En outre il est beaucoup moins étendu que l'idée de négation aurait pu le faire supposer tout d'abord.

Un autre facteur entre d'ailleurs dans la genèse de ce sentiment. Nous avons vu précédemment que les qualités de notre perception dépendaient en partie de notre état affectif du moment; que les choses revêtaient les couleurs variées et paraissaient plus ou moins réelles, suivant que nous sommes exaltés ou déprimés. Chez les mélancoliques les objets prennent une teinte sombre et triste et cet aspect, un peu nouveau peut contribuer à la constitution du sentiment de transformation. « Tout a un aspect malheureux; vous-même, vous avez l'air triste », dit Jeanne, objectivant ainsi son état de dépression pénible. Les troubles de la perception externe dépendent donc ainsi de l'état affectif.

Tous ces troubles expliquent en partie l'idée de négation; ils montrent pourquoi elle a pris naissance dans le sentiment de changement extérieur mais ils n'expliquent pas pourquoi le malade nie tout d'une façon absolue. *A priori* en effet Jeanne nie l'existence de tout ce dont on lui parle. On ne peut admettre que toutes ces négations répondent à des troubles réels des images mentales; les faits en effet ne confirment pas une telle hypothèse. Or on observe chez la plupart des malades une attitude d'esprit particulière qui les porte à nier des faits qu'ils savent cependant exister réellement.

C'est que ces négations sont souvent rattachées à tout un système délirant. Jeanne prétend que rien n'existe plus depuis une grande catastrophe survenue il y a quelques mois et dans laquelle le soleil est tombé sur la terre et a tout détruit. C'est elle qui fut la cause de cette catastrophe et c'est de cela qu'elle s'accuse constamment. Cette idée une fois dans son esprit, il est nécessaire qu'elle la pousse jusqu'à ses dernières limites : ces malades poussent le plus loin possible tous leurs sentiments, surtout le désespoir et l'effroi ; c'est ainsi qu'ils s'accusent d'avoir commis tous les crimes, qu'ils attendent les supplices les plus atroces. Le sentiment de culpabilité contraint Jeanne à s'accuser du crime le plus épouvantable à ses yeux, celui d'avoir détruit le monde ; pour soutenir cette idée jusqu'au bout, il faut bien qu'elle nie l'existence actuelle du monde. Sans doute cette idée de destruction a dû dériver du sentiment de transformation ; elle a constaté d'abord un changement autour d'elle, elle s'est accusée de ce changement, et comme elle ne voit tout que sous l'aspect de l'épouvante, elle a traduit ce sentiment de changement par une destruction totale : cette dernière idée entraîna *ipso facto* l'idée de négation.

Jeanne nie et la plupart des mélancoliques nient donc souvent, parce qu'ils sont portés à tout concevoir sous un aspect absolu, au sein duquel les nuances n'existent plus, et que la négation absolue répond mieux au désespoir et à la terreur intenses que la simple transformation.

Ce dernier caractère me paraît surtout important; lui seul au fond explique l'absolu de l'idée de négation, car la conscience exacte des troubles psychiques, relatés plus haut, ne peut conduire qu'à l'idée de transformation. Il faut que le malade pousse cette idée jusqu'à ses dernières conséquences pour arriver à l'idée de négation, négation qui est le plus souvent en contradiction avec la vie du malade. Car, en fait, si le sujet nie les objets extérieurs, il se comporte vis-à-vis d'eux comme s'il les reconnaissait parfaitement, et l'usage qu'il en fait démontre que son affirmation dépasse de beaucoup la réalité du trouble vraiment éprouvé.

b. *Idées de négation portant sur la personnalité même du malade.* — M. Séglas[1] a bien analysé cette forme d'idées de négation en réalité la plus commune.

Il montre que le sentiment de transformation et les troubles de la personnalité existent chez la plupart des mélancoliques, dès le début de la maladie; ils revêtent alors la forme de l'hypochondrie morale.

Les idées de négation relèvent des modifications survenues dans l'énergie psychique et dans les conditions affectives de la personnalité; ces dernières puisent dans la vie organique par toutes leurs racines, si bien que les troubles cœnesthétiques jouent un rôle considérable dans leur genèse.

Les paroles suivantes d'une malade indiquent bien la vérité de cette conception.

« Je ne suis pas comme tout le monde, je sens bien que tout mon corps change. J'allonge, je me suis sentie grandir en une seule fois de quinze centimètres et cependant ma taille est la même et ma robe va toujours. Il est vrai que certaines parties de mon corps se sont rapetissées. Mon corps ne me fait pas la même impression. J'ai senti ma tête changer dix fois de forme, je n'ai plus de cervelle; il me semble que ma tête et mes os sont en bois, je ne les sens pas comme avant. Je n'ai plus de cœur, j'ai bien quelque chose

1. Séglas. *Le délire des négations. Leçons cliniques. Les troubles du langage chez les aliénés.*

qui bat à sa place, mais ce c'est pas mon cœur; cela ne bat pas comme avant. Je n'ai plus d'estomac, je n'ai jamais la sensation d'avoir faim. Quand je mange, je sens bien le goût des aliments, mais lorsqu'ils sont au gosier, je ne sens plus rien; il me semble qu'ils tombent dans un trou. Autrefois je sentais, lorsqu'ils descendaient dans l'estomac, s'ils étaient chauds ou froids. Je ne sens plus mes yeux remuer, et, pour les tourner il faut que je tourne la tête. Autrefois, quand je pleurais, je sentais mon cœur bondir et cela me dégonflait, aujourd'hui je pleure sans rien ressentir. Je ne sais pas d'où ça vient. »

L'ancien moi n'est pas disparu, fait remarquer M. Séglas, puisque le sujet a conscience de ce qu'il était autrefois; mais la personnalité est modifiée parce que la constitution du corps, les tendances et les sentiments qui la constituent sont modifiés.

Les idées de négation sont en résumé « le symbole d'altérations de la personnalité survenant sous le coup de modifications de sa base organique et de la sphère motrice et affective de la vie psychique. »

Il est très exact de dire que l'idée de négation est l'aboutissant du sentiment de transformation et des idées hypochondriaques. L'exemple de Valentine nous l'avait déjà montré, celui de Rachel est aussi probant.

Rachel, après avoir présenté un état anxieux, avec idées de ruine, qui dure environ deux ans, émet des idées hypochondriaques, exprimant un sentiment de transformation extrêmement pénible : elle rend, dit-elle, des lambeaux de chair par la bouche, son estomac est brûlé, elle ne peut plus se tenir sur ses jambes, elle ne peut plus parler, elle est défigurée, elle est un monstre.

On observe déjà alors des idées de négation partielle.

Quelques mois après, la négation s'accentue : « Je ne sais pas si j'existe, dit-elle; je n'ai plus rien, je ne perçois plus rien. J'ai une paralysie du cerveau, je n'ai plus de mémoire, je n'ai plus d'idées. On m'a crevé l'intestin. On m'a disloqué tout le corps. On m'a brûlé les nerfs visuels, je n'y vois plus. Voyez mon nez, il ne tient plus. Je n'ai plus de sang. Mes os, ma peau sont désséchés. Je n'ai plus d'expression, plus de mémoire, plus rien. Je suis un animal blessé. On m'a animalisée. »

Cet état s'accentuant, Rachel nie son existence même : « elle est un fondant, elle est réduite à rien; elle a mis soixante ans à se consumer, elle n'est qu'un phénomène, etc. »

Il est évident que, comme le dit fort bien M. Séglas, de tels troubles sont conditionnés par des modifications survenues dans les conditions organiques de la personnalité, dans la cœnesthésie. Ces idées de négation s'étendent d'ailleurs à la sphère psychique. Rachel n'a plus de mémoire, plus de jugement, plus d'expression, elle ne se souvient de rien, elle ne s'occupe pas, elle est incapable de tout effort.

Sans doute les troubles intellectuels, que nous avons jadis étudiés, peuvent contribuer à donner aux malades, cette mésestime d'eux-mêmes. Mais on aurait tort de croire qu'ils sont aussi accentués que ceux-ci le prétendent.

Rachel ne se souvient de rien; mais elle raconte sa vie et tout ce qui se passe autour d'elle, lorsqu'on ne l'interroge pas directement. Elle prétend ne pas s'occuper, mais elle lit le journal, fait de menus travaux de couture.

Un autre malade, B..., prétendait n'être rien, n'avoir jamais existé, et partant n'avoir aucun souvenir de sa vie passée : « On dit que je suis B..., disait-il; mais comment voulez-vous que je sois B... : B... était né, s'il a jamais existé, le... 18..., c'était un fort forgeron, il gagnait beaucoup d'argent; il avait épousé, s'il s'est marié, une demoiselle X...; son père était maréchal-ferrant à L.... B... était un homme très intelligent et très fort. Comment voulez-vous que je sois B...? Je suis Deux pieds, je suis Rien du tout. Creusez une petite fosse et jetez-y ça. »

Ainsi l'idée de négation dépasse de beaucoup la réalité du trouble psychique constaté. Il est très probable qu'elle dépasse de même la réalité du trouble cœnesthésique. Comme je le disais précédemment, les troubles réels des fonctions psychiques et organiques expliquent le sentiment de transformation, mais non l'idée de négation. Ici encore il nous faut admettre la tendance qui porte ces malades à pousser tout à l'extrême, qui leur fait nier l'évidence même.

Il est bon d'ailleurs de faire remarquer que ces idées ne surviennent que tardivement dans l'évolution de la maladie dont elles représentent une phase chronique. Il s'agit souvent alors de sujets déjà un peu affaiblis, chez lesquels les facultés de critique fléchissantes ne sont plus capables de refréner l'absurdité de l'idée délirante. Les sensations réellement éprouvées sont traduites sous leur forme la plus grossière et la plus outrancière. L'idée de négation est alors la formule simple par laquelle le sentiment de transformation se traduit dans une conscience affaiblie.

Idées de domination et de possession. — Les idées de domination et de contrainte représentent la forme embryonnaire des idées de possession ; le malade ne sent pas encore en lui la présence d'une autre personnalité, mais il croit que l'on influe sur ses actes, que l'on arrête certains de ses mouvements, qu'on lui en fait accomplir d'autres; il se sent gêné, dominé, contraint. Le sentiment de l'arrêt psychique est à la base de ces idées : c'est ainsi que Valentine, dans l'impossibilité où elle se trouve de mener à bonne fin un acte qu'elle a l'intention d'exécuter, conclut qu'une puissance inconnue l'empêche de le faire. Julie s'étonne de son inertie et se demande qui a bien pu la transformer ainsi.

Certains phénomènes d'automatisme viennent encore renforcer ces idées délirantes. Ainsi Valentine fait dater tous ses malheurs de l'instant où le mot « malédiction » a traversé son esprit et où elle a été poussée à maudire la maison dans laquelle elle se trouvait. « Depuis ce jour, dit-elle, je ne suis plus libre, je suis la proie de puissances diaboliques qui me transforment sans cesse. » Ici l'idée de transformation vient s'unir à l'idée de domination pour former un système qui la complète.

Les contradictions intérieures sont aussi une source d'idées de domination et de possession. Valentine dit souvent : « Le peu de pensées que j'ai est contradictoire; lorsque je veux penser à une chose, je pense à une autre ; lorsque je veux faire quelque chose, je fais le contraire. » Ces faits sont d'après elle déterminés par les puissances diaboliques qui influent sur tous ses actes.

Les idées de domination interviennent parfois à titre d'explication secondaire, et les malades cherchent à rejeter toutes leurs fautes sur elles. Julie croit commettre chaque nuit des actions atroces, des crimes épouvantables; mais comme en même temps elle se sent gênée dans ses pensées, contrainte dans ses actes, elle en conclut qu'une puissance supérieure pèse sur elle : elle unit ces deux idées ; elle se sent d'un caractère pacifique, c'est sans doute cette force, contre laquelle elle ne peut lutter, qui la pousse à commettre des actes infâmes, sans qu'elle en garde le moindre souvenir.

Lorsque la domination devient interne à l'individu, l'idée de possession est constituée : le malade croit qu'il a en lui la puissance ou le démon qui le fait agir, ou contrarie tous ses actes.

Parfois ces idées sont le résultat de sensations, correspondant à des mouvements organiques, interprétées d'une façon délirante. Julie, lorsqu'elle a des borborygmes, prétend sentir des bêtes en elle. Une autre malade, atteinte d'aortite, qui avait des palpitations, prétendait sentir en elle un oiseau au niveau de son cœur : elle indiquait la région du choc cardiaque et disait que c'était là le bec de l'oiseau.

L'idée de possession peut être l'aboutissant des idées de transformation, le résultat d'un véritable dédoublement de la personnalité : le sujet se trouve tellement changé qu'il en conclut qu'un monstre ou que le démon est en lui.

Enfin l'idée de possession peut encore être déterminée par les hallucinations psycho-motrices, les impulsions verbales. Le sujet prétend qu'un autre être parle dans sa tête, dans sa poitrine ou dans son ventre, qu'on le fait parler ou qu'on parle par sa bouche. Ces cas ont été bien décrits par M. Séglas[1] ; aussi n'y insisterai-je pas ici.

Idées d'indignité et de culpabilité. — Les idées de culpabilité sont peut-être les idées délirantes les

1. Séglas. *Le délire des négations.*

plus fréquentes dans la mélancolie. Elles apparaissent soit primitivement, soit secondairement.

Voyons comment elles se développent, et pour cela étudions-les chez quelques malades.

Chez Julie, l'idée de culpabilité paraît primitive. Julie avait invité sa mère à venir passer quelques jours chez elle; pendant ce séjour, elle se sent fatiguée, déprimée, triste : elle prie alors sa mère de s'en aller; puis, aussitôt après son départ, elle a des remords, elle se reproche ce qu'elle a fait, est au désespoir, tente de se suicider, tentative de suicide, qui devient par suite la source de nouveaux remords.

Il semble bien que, dans ce cas, l'idée de culpabilité n'ait pas au début la forme arrêtée, les contours nets qu'elle prend plus tard. Avant de connaître qu'elle est coupable, la malade sent qu'elle a mal agi et en éprouve du remords. Je ne veux pas prétendre par là qu'il n'entre dans ce sentiment de remords aucun facteur intellectuel; bien au contraire, puisqu'il contient la conscience que l'on a mal agi. Mais avant d'avoir une idée précise de culpabilité, avant de savoir très exactement que l'on a commis une faute grave, on peut très bien éprouver un sentiment assez confus, dans lequel entrent divers facteurs, du mépris de soi-même, du repentir, du remords, qui s'attachent seulement à un acte de la vie, sans que la notion de culpabilité totale et sans excuse ait encore envahi la conscience. L'idée de culpabilité ne survient que secondairement, comme explication de ce sentiment, sous l'influence d'un travail dans lequel l'esprit prend mieux conscience de l'état affectif qui l'accable. C'est seulement alors que cette idée devient un centre auquel la malade rattache tout ce qu'elle éprouve. Julie a trouvé sa formule; elle est une grande coupable et une misérable; il n'est pas de châtiments qu'elle ne mérite pour son crime; et, si elle se transforme tous les jours, c'est en expiation de la faute irrémédiable qu'elle a commise. L'idée de culpabilité se présente dès lors pour ainsi dire automatiquement, pour expliquer toutes les sensations éprouvées par elle. C'est ainsi qu'elle se transforme parce qu'elle a commis des fautes irréparables; si elle se sent fatiguée le matin, si elle est sans cesse inquiète, tourmentée, anxieuse, si un morne désespoir l'accable, c'est qu'elle commet sans doute des crimes épouvantables pendant la nuit. Ce qui domine avant tout ici, c'est un état affectif, un sentiment; l'idée apparaît secondairement et à titre d'explication du sentiment éprouvé.

On peut suivre le même développement de l'idée de culpabilité chez Suzanne. Cette malade, à la suite d'une couche, devient triste et déprimée, puis trois mois plus tard, elle accuse à tort sa bonne de lui avoir dérobé 300 francs; elle en éprouve aussitôt de violents remords; dès lors ses accusations se retournent contre elle-même. L'idée de culpabilité se précise, la malade répète : « On va me tuer, on va me tuer »; c'est le châtiment qui l'attend; l'idée de ce châtiment renforce encore en elle l'idée de culpabilité. Cette idée s'étend, prolifère, la malade l'applique à toute sa vie, elle est une misérable qui a commis tous les crimes, elle n'a observé aucun des commandements de Dieu, elle n'a pas suffisamment aimé et vénéré ses parents.

Comme on le voit, dans ces cas, l'idée de culpabilité a une origine double; elle est d'une part primitive et dérive par un travail inconscient du sentiment de remords; elle est d'autre part secondaire et intervient pour justifier les craintes, les inquiétudes, et la fixation de ces inquiétudes dans les idées d'expiation. Dans ces deux cas, le remords domine, et, dans les états d'anxiété, le désespoir qu'il engendre est plus fort que la crainte et la terreur de l'avenir.

Dans les cas suivants l'idée de culpabilité apparaît plus tardivement, après d'autres sentiments et d'autres idées délirantes.

Le cas d'Albert réalise une transition entre ces deux formes. La maladie a débuté chez lui par une longue phase de dépression, accompagnée d'un sentiment très net d'impuissance qui engendre, lorsque la douleur morale apparaît, un désespoir aigu. Il fait alors une tentative de suicide. Aussitôt après il est pris de repentir, de remords. L'idée de culpabilité est néanmoins encore vague; elle ne se précise qu'à la suite d'états de crainte et d'inquiétude dans lesquels Albert s'imagine qu'un complot est tramé contre lui et qu'on va venir l'arrêter, lui et les siens. En même temps il prétend toucher indûment son traitement, et que le vol dont il se rend coupable justifie toutes ses angoisses. L'idée de culpabilité dans ce cas reste toujours au second plan, le remords n'apparaît guère dans les périodes d'anxiété, ce qui domine surtout alors, c'est l'effroi et la crainte.

C'est encore à titre justificatif que l'idée de culpabilité apparaît chez Valentine. J'ai relaté les divers sentiments de transformation qu'elle a éprouvés. Ce n'est que tardivement qu'elle attribua ces transformations à des fautes ou à des crimes imaginaires.

Il en est de même de Marthe, chez laquelle dominent des idées de ruine, des craintes, des inquiétudes; elle se croit sans ressources; on va la jeter dehors, l'abandonner comme une malheureuse : l'attente anxieuse est extrême; l'idée de culpabilité ne se présente qu'assez rarement; si elle doit endurer toutes ces abominations, dit-elle parfois, c'est pour expier une faute qu'elle a commise en trompant le fisc.

Secondaire encore est l'idée de culpabilité chez Paule. Cette malade, après une phase de dépression simple, est prise un jour d'une crise d'anxiété qu'elle rattache ensuite à une expiation : « Elle est perdue, on va la jeter dans la fosse aux ordures. » En même temps apparaissent les idées de culpabilité : si elle doit être châtiée ainsi, c'est qu'elle a commis une faute grave, pour laquelle il ne saurait y avoir de pardon.

Ce caractère secondaire de l'idée de culpabilité est confirmé par les cas où les craintes se traduisent en idées d'expiation, que le malade cherche inconsciemment à expliquer. L'idée de culpabilité apparaît alors à son esprit. Mais il la repousse parce qu'il n'éprouve aucun sentiment qui la justifie. Le mélancolique attend alors le châtiment tout en protestant de son innocence : « Je n'ai pas commis tel crime, dit-il, et cependant je vais être puni et châtié ».

Il résulte de ces faits que l'on peut assigner à l'idée de culpabilité une double origine :

Dans le premier cas, elle est primitive et est le résultat d'un mélange assez complexe de sentiments de forme dépressive, abattement, mauvaise conscience, remords : dans ce cas, elle naît spontanément de ces états et accapare toute la scène : c'est le remords qui domine le sujet ; le sentiment de transformation est rapporté à la culpabilité ainsi que la crainte d'expiations futures, mais le malade s'afflige plus encore des crimes qu'il a commis que des diverses expiations qui en sont la conséquence.

Dans le second cas, l'idée de culpabilité apparaît à titre vraiment justificatif et l'explication de Griesinger me paraît surtout valable ici[1] ; elle surgit alors secondairement, pour expliquer soit les transformations que le malade subit, soit les supplices qu'il redoute : ce n'est pas tant le remords que l'inquiétude, la crainte, l'effroi, la terreur qui le dominent alors.

J'ai dit que l'idée de culpabilité est souvent une forme plus précise et plus étendue du remords ; une fois constituée, elle contribue d'ailleurs à son tour à développer ce sentiment et à le renforcer. Voyons maintenant quelle est l'origine du remords et de quels facteurs intellectuels et affectifs il est composé.

Le remords est, à l'état normal, provoqué par la conscience que l'on a mal agi, que l'action que l'on vient d'accomplir est en contradiction avec le groupe des sentiments et des habitudes qui constituent la partie essentielle de ce que nous considérons comme notre vie morale. Mais, à l'état pathologique, l'action qui est prise pour point de départ du remords est souvent insignifiante, et le malade ne se fixe pas toujours sur elle dès l'origine : il y a parfois une période de tâtonnements, parfois même on arrive à démontrer au malade le peu d'importance de l'action qu'il se reproche. Dans ce cas, il peut abandonner cette première auto-accusation, mais son esprit ne tarde pas à se fixer sur une autre, non moins insignifiante. L'idée de culpabilité n'est donc pas indissolublement liée à une faute déterminée ; elle est vague, peu précise, flottante, s'attache à ce qu'elle trouve, se déplace lorsque l'on démontre au malade la fausseté du fait particulier qu'il invoque. Mais elle contient une partie fixe qui ne se déplace pas, un sentiment d'indignité et de remords qui reste immuable, tandis que les éléments intellectuels qu'il

1. Il faut noter que je dis l'idée de culpabilité et non le délire : le délire primitif n'est pas apparu à titre justificatif.

soutient sont capables de changer au gré des circonstances. Le remords n'est autre chose en somme qu'un sentiment de mauvaise conscience, d'indignité qui s'est objectivé et fixé sur un acte.

Ces sentiments eux-mêmes dérivent de l'état de dégoût et de désespoir, engendré par le sentiment d'incapacité et l'abaissement du ton vital lorsqu'une certaine activité de pensée permet au malade un retour sur lui-même et une analyse plus complète de son état. Il est la forme morale du sentiment d'impuissance et de transformation. Le sujet traduit alors la simple incapacité en indignité, il sent qu'il est impuissant et il se considère comme indigne. Un profond mépris de lui-même naît de cette auto-analyse, et l'idée de culpabilité sort de ce sentiment.

Cette idée délirante n'a pas toujours d'ailleurs pour origine un état affectif aussi précis que le remords fixé sur un acte déterminé. Au début de l'affection, on entend les malades se plaindre d'être devenus méchants, d'être remplis de malice, de ne faire que des sottises, de n'avoir pas vécu comme ils l'auraient dû. Ces expressions ne sont que la traduction du sentiment d'indignité, encore vague et mal précisé. Ce n'est que progressivement et généralement quand vient s'y ajouter un état de douleur morale aiguë, que ces sentiments se précisent, que le remords apparaît, et avec lui l'idée de culpabilité.

Les idées de culpabilité se rattachent donc au sentiment d'arrêt psychique et aux troubles de la cœnesthésie. Alors que les simples sentiments d'abaissement du ton vital et de transformation en représentent la conscience passive, les idées d'indignité et de culpabilité naissent dans les états plus actifs où les éléments intellectuels plus vivaces et les synthèses plus relevées permettent la formation de sentiments plus complexes et des tentatives de justification de ces sentiments.

C'est surtout dans la genèse des idées de culpabilité que la thèse de Griesinger peut être invoquée, à la condition néanmoins d'être modifiée. L'idée de culpabilité ne semble pas, en effet, la justification de la douleur morale ; elle est seulement la justification et l'objectivation de sentiments plus complexes, tels que l'indignité, le mépris de soi-même, le remords qui contiennent déjà quelques éléments intellectuels, que les états affectifs ont évoqués spontanément dans la conscience.

Idées d'expiation et de damnation. — Très fréquents sont les états d'inquiétude et de crainte : ils sont la traduction à la conscience de certains troubles fonctionnels, qui peuvent se manifester de diverses façons suivant leur intensité et surtout suivant le contenu intellectuel de l'esprit.

Il est des cas, en effet, où l'inquiétude reste à l'état d'attente vide et où l'esprit n'objective pas en un délire les appréhensions vagues qu'il ressent. Mais ce n'est pas là ce que l'on observe le plus fréquemment : l'état affectif ne reste pas longtemps pur et le malade greffe sur lui quelques idées délirantes ; la combinaison de l'état affectif et de ces idées encore peu précises crée des sentiments plus complexes d'où naîtra un délire plus nettement caractérisé.

La forme la plus fruste, la plus embryonnaire de ces états délirants est constituée par un pressentiment pénible ; Julie pressent qu'elle va encore se transformer, Valentine que des crimes, dont elle se sent responsable, vont se commettre.

Dans le pressentiment l'idée délirante existe : elle

est encore vague et imprécise : le sujet ne se la formule pas encore bien exactement à lui-même ; le malheur n'est pas actuel, mais futur ; l'élément intellectuel n'emporte pas la certitude absolue, mais une simple possibilité.

Un pas de plus et l'idée délirante véritable est créée ; l'état d'inquiétude s'est renforcé, il est devenu un état de crainte, d'effroi ou de terreur. Le contenu intellectuel est devenu plus précis, ce n'est plus un malheur vague qui atteint le malade, c'est tel malheur déterminé : « On va me couper en morceaux, on va me jeter dans la fosse aux ordures », dit Paule. « On va m'enterrer vive », dit Suzanne. « On arrête ma femme et on la guillotine », répète Albert. « On va me chasser, Monsieur, me mettre nue dans la chambre aux fourmis, me faire manger par les fourmis, » dit Marthe.

L'état de crainte engendre, en se concrétant en une idée déterminée, une conception délirante qui le renforce et le précise.

L'état de dépression, le sentiment d'impuissance et l'humilité qui en sont la conséquence, déterminent le mode de réaction : c'est avec résignation que le sujet accepte les châtiments qui l'attendent. Ce sentiment est à son tour expliqué et justifié par les idées de culpabilité, et, si elles n'existent pas encore, il les engendre secondairement. Le malade se résigne, parce qu'il croit avoir mérité son malheur ; celui-ci n'est que l'expiation légitime, le châtiment nécessaire de tous les crimes qu'il a commis[1].

Les idées d'expiation peuvent prendre une forme

1. Toutes ces idées s'évoquent spontanément, soutenues par les divers états affectifs, elles n'ont nullement le caractère syllogistique que je leur prête ici. Comme je le disais plus haut il s'agit de raisonnements affectifs, d'une logique de sentiments.

religieuse ; le sujet se croit damné, il est voué aux flammes pour l'éternité : ainsi sont engendrées les idées de damnation.

Les idées d'expiation peuvent, dans certaines circonstances, dériver du sentiment de transformation : la crainte et la terreur trouvent alors leur justification dans le fait que le sujet croit se transformer et devenir un monstre. C'est là le châtiment des crimes qu'il a commis ; il n'est pas objectivé dans le futur, il s'accomplit actuellement. L'état d'attente ne perd néanmoins pas ses droits et le malade prétend que les maux, qu'il a soufferts jusqu'ici, ne sont rien, comparés à ceux qu'il souffrira dans l'avenir.

L'idée de damnation peut avoir la même origine : le sujet est déjà la proie du démon, il se sent abandonné de Dieu. Cet état est le résultat d'une combinaison du sentiment de l'abaissement physique et mental et des idées de culpabilité. Souvent d'ailleurs les idées de culpabilité et de damnation viennent se confondre, le malade commet continuellement des péchés parce qu'il est abandonné de Dieu, et chacun de ses péchés augmente encore la part du châtiment qui doit lui échoir un jour. Ici l'idée de damnation dérive directement du sentiment d'arrêt psychique, du sentiment de transformation, et d'interprétations fausses des troubles morbides ressentis.

Idées de persécution. — Elles ne sont pas très fréquentes dans la mélancolie et y revêtent un aspect spécial, que leur impriment l'impuissance et la résignation.

En fait, un nombre assez considérable d'idées d'expiation pourraient être considérées comme des idées de persécution. Julie, par exemple, se plaint que l'on manque d'égards pour elle, que l'on met dans ses aliments de l'urine, des drogues qui leur donnent une odeur infecte. Mais tous ces tourments sont acceptés par elle comme le juste châtiment des fautes qu'elle a commises.

Au début de la maladie, avant qu'ils ne soient rattachés aux idées de culpabilité, les groupes délirants, qui vont constituer les idées d'expiation, peuvent prendre la forme d'idées de persécution. C'est ainsi qu'Albert, dans un état d'attente et d'anxiété intense, s'imagine qu'un complot est dressé contre lui ; il interprète le bruit qu'il entend dans la rue, et, au comble de la terreur, s'imagine qu'une grande foule vient l'arrêter.

L'idée de persécution a donc sa source dans les mêmes phénomènes psychologiques que l'idée d'expiation ; elle ne se différencie d'elle que par ce fait qu'elle n'est pas rattachée à la culpabilité, que le sujet ne l'accepte pas encore comme un châtiment mérité. Mais il s'y résigne, et ne réagit pas à la façon du persécuté ordinaire.

Néanmoins l'idée de persécution indique un autre état mental que l'idée d'expiation. Elle marque un recul de l'idée de culpabilité et de la dépression. Chez Albert par exemple, l'idée de culpabilité est à peu près disparue, mais l'état d'inquiétude persiste toujours ; il n'est plus triste, ni anxieux, mais de mauvaise humeur et méfiant ; il se croit exposé aux tracasseries des autres malades ; on se moque de lui, on interprète tous ses actes d'une façon désobligeante, il ne mérite pas ce manque d'égard, il ne sait pourquoi ces individus, évidemment malintentionnés, agissent ainsi. Mais il ne réagit jamais, jamais il n'invective ses persécuteurs, il accepte avec résignation tout le mal qu'on lui fait.

Albert n'est plus un mélancolique à idées de culpabilité et d'expiation, il n'est cependant pas un persécuté fort de son droit et qui proteste contre les persécutions dont il se croit l'objet. Il reste un déprimé chez lequel l'état d'inquiétude se traduit par de la méfiance et qui confirme sa méfiance par des idées de persécution.

Telles sont les principales idées délirantes que l'on rencontre dans la mélancolie, telle m'en paraît être la genèse. Elles sont le résultat de l'efflorescence d'états affectifs qui se précisent peu à peu, qui envahissent de plus en plus la conscience et qui ordonnent à leur profit le contenu intellectuel, extrêmement pauvre d'ailleurs. Cette organisation se fait d'une façon latente par le jeu des associations affectives.

Deux grands groupes affectifs se montrent chez ces malades : des états passifs, simples sentiments de la transformation cœnesthésique, et des états actifs qui sont caractérisés par l'inquiétude, l'attente, la crainte, etc. Chacun de ces groupes engendre des idées délirantes un peu différentes. Mais le plus souvent ils s'entre-pénètrent et les conceptions du malade revêtent des caractères qui reflètent leur double origine.

En général ces idées naissent spontanément et indépendamment les unes des autres. Elles ne sont pas, au moins dans la grande majorité des cas, le résultat de raisonnements intellectuels.

Le plus souvent l'idée délirante naît directement de l'état affectif, et ce n'est que secondairement que l'esprit, qui a conservé son besoin de logique intérieure, relie les conceptions ainsi produites. Secondairement aussi, l'idée délirante vient renforcer l'état affectif, le préciser et le justifier.

CHAPITRE IV

DIAGNOSTIC

Je vais dans ce chapitre essayer de brièvement différencier les états mélancoliques d'états psychopathiques qui leur ressemblent, mais qui cependant doivent en être séparés, parce que les phénomènes psychologiques qui les composent sont très différents.

On pourra trouver peut-être que les différenciations que je note ici sont un peu trop tranchées, mais toute description, pour avoir quelque clarté doit être nécessairement schématique : elle est un terme moyen autour duquel gravitent les cas concrets qui sont fournis par la réalité.

On peut dire qu'il n'existe en médecine mentale aucune catégorie à limites bien nettes et que les états psychologiques bien différenciés, que nous décrivons dans un groupe morbide déterminé, viennent se confondre, dans les cas extrêmes, avec d'autres états pathologiques que nous attribuons à des groupes morbides différents. C'est ainsi que l'on observe tous les intermédiaires entre les états de dépression mélancolique et les états voisins, tels que les états de confusion. Ce que nous dirons ici n'est donc vrai que pour une certaine majorité de cas ; mais on observe entre eux tous les intermédiaires.

Cette différenciation me paraît nécessaire, parce que

l'on a confondu pendant longtemps avec la mélancolie des états, qui en étaient totalement différents. On peut voir même dans des livres assez récents certains états de stupeur catatonique décrits comme variétés d'états mélancoliques. Or, l'analyse psychologique de l'état mental des malades qui présentent ces états, démontrent qu'ils sont essentiellement différents des états mélancoliques et que l'on doit essayer de décrire les caractères cliniques qui permettent de les distinguer.

Ce qui caractérise avant tout la mélancolie c'est le ralentissement psychique, c'est-à-dire la difficulté d'évocation spontanée des représentations mentales, un sentiment pénible d'impuissance et le plus souvent de la douleur morale qui peut s'exacerber jusqu'à l'anxiété ; sur ce fonds de troubles primordiaux se greffent des idées délirantes de contenu triste, généralement composées d'idées de culpabilité et de transformation, auxquelles le malade se soumet avec résignation ou contre lesquelles il réagit par des tentatives de suicide. Sans doute ce tableau symptomatique n'est pas toujours complet, nous avons vu qu'il existait des états de dépression simple sans douleur morale, mais si la dépression simple évolue sans douleur aiguë, elle ne s'en accompagne pas moins d'un sentiment pénible de tristesse passive et d'impuissance.

Les états qui simulent les états mélancoliques s'en rapprochent par l'un des caractères que nous venons de citer ; par la dépression qui peut être poussée jusqu'à la stupeur ; par l'anxiété ; enfin par les idées délirantes. Nous étudierons successivement ces trois points.

1° *Etats mentaux qui peuvent se confondre avec les*

états de dépression et de stupeur mélancolique. — Des états de confusion peuvent simuler la dépression d'autant mieux qu'un certain degré d'anxiété peut venir se joindre à la confusion et compléter la physionomie de l'état mélancolique. Tous ces états sont d'ailleurs confondus par beaucoup d'auteurs ; c'est ainsi que l'on voit désigner souvent sous le nom de dépression mélancolique la confusion hallucinatoire que l'on rencontre au cours des maladies infectieuses.

Le *confus* se distingue du mélancolique par un certain nombre de caractères cliniques importants que l'on reconnaîtra facilement dans certains cas, lorsque la confusion est très marquée, mais qui sont souvent assez atténués pour que le diagnostic soit délicat. La confusion légère ne se différencie guère de la dépression, et dans les cas de dépression profonde, la dépression a tous les caractères de la confusion. Mais d'une façon générale on peut dire que le confus est plus désorienté que le mélancolique ; il ne sait pas où il est, il ne comprend pas ce qui se passe autour de lui, il est étonné et interrogateur. L'incohérence, rare dans la mélancolie, en dehors des périodes d'anxiété, est fréquente dans la confusion : le sujet répond souvent à côté des questions qu'on lui pose. Le délire manque de précision, comme les idées ; il est souvent mobile, fugace, à base hallucinatoire. Le mélancolique a généralement une certaine conscience de son état, qui se traduit au point de vue affectif par le sentiment d'impuissance ; cette conscience, il la prend surtout par les efforts qu'il fait pour surmonter sa gêne d'évocation ; la tendance, l'idée directrice suivant laquelle se groupent les associations d'idées, est généralement intacte. La confusion est caractérisée au contraire par un certain degré de désagrégation psychique ; tout lien logique intérieur entre les idées est généralement brisé, l'effacement des images est plus accentué, il porte, non seulement sur les agrégats complexes qui constituent la représentation d'un objet ou d'un groupe d'objets déterminés, mais sur les liaisons mêmes des éléments qui composent cette représentation, si bien que toute compréhension exacte devient absolument impossible. Le confus conserve cependant une certaine conscience intime et sourde du trouble qui l'envahit, dont le sentiment d'égarement et d'étonnement est l'expression.

Certains *états d'affaiblissement intellectuel*, notamment les *formes frustes de démence précoce*, peuvent simuler la dépression mélancolique. J'ai rapporté l'observation d'un de ces malades[1] chez lequel l'affaiblissement mental se traduisait par un vide intellectuel, une absence de pensée, une inaction cérébrale habituels : spontanément il ne pensait à rien, il ne réfléchissait à rien ; mais il pouvait recouvrer l'exercice de ses fonctions lorsqu'on l'excitait, lorsqu'on dirigeait son attention ; il n'apportait plus grand intérêt aux choses qui l'occupaient jadis, il était devenu indifférent à tout, ne souffrait pas de son amoindrissement, le constatait avec un certain étonnement, sans songer à s'en affliger. Il acceptait volontiers le séjour à l'asile et ne demandait jamais sa sortie. Ces états, qui sont probablement beaucoup plus fréquents qu'on ne le soupçonne et qui permettent au sujet, lorsque l'affaiblissement mental est peu accentué, comme c'était le cas de mon malade, de vaquer à certaines occupations à la condition qu'il soit dirigé, sont très différents des états mélancoliques. Ce qui est lésé surtout chez les

1. Masselon. *Un cas de forme fruste de démence précoce*. Arch. de neur., juin 1904.

déments précoces affaiblis, c'est l'intérêt, la curiosité, l'activité d'esprit ; leur indifférence est égale pour tout ; rien ne les occupe, rien ne les fait souffrir, même la conscience qu'ils prennent de leur amoindrissement. Il est vrai que sur ces états peuvent se greffer des phases de dépression véritable, avec douleur morale, sur lesquelles je reviendrai dans un instant, états assez fréquents au début de la démence précoce, et que l'on ne confondra pas avec les états de confusion, qui peuvent survenir à titre épisodique.

On distinguera la *stupeur mélancolique* des autres formes de *stupeur*. Il en est une qui n'est qu'un état intense de confusion mentale et auxquels les auteurs anciens (Georget, Delasiauve, Baillarger) avaient réservé le nom de *stupidité;* ces états, fort graves au point de vue pronostic, car ils sont le plus souvent une forme de démence aiguë, se distingueront le plus souvent aisément de la stupeur mélancolique par les caractères mêmes de la confusion que nous avons décrits précédemment : désorientation, inconscience, indifférence, perte de tout effort, etc...

Plus difficile, au point de vue du diagnostic, peut être la différenciation de certains états de *stupeur catatonique*. On se basera d'abord sur l'anamnèse qui montrera que ces états ont succédé le plus souvent à une phase de délires polymorphes, mais le diagnostic peut être compliqué si la stupeur a succédé à une phase d'anxiété. Ce qui caractérise avant tout la stupeur catatonique, c'est l'indifférence et ce que l'on a appelé le *barrage de la volonté*. Le sujet a une attitude figée, stéréotypée ; il présente souvent de la flexibilité cireuse des membres, garde les attitudes qu'on lui communique, obéit passivement à tout ce qu'on lui ordonne, ou bien résiste aveuglément et sans aucun motif apparent. Muet le plus souvent, il répond cependant parfois d'une façon tout automatique et correctement, ou bien refuse de répondre par la parole, mais le fait par écrit. L'orientation en général n'est pas troublée. Mais tout l'effort mental est annihilé ; le sujet ne souffre pas de son état et ne cherche pas à le surmonter. Une impulsion violente vient parfois interrompre la scène.

Cet état est très différent, on le voit, de la stupeur mélancolique, où les symptômes musculaires sont rares, où le sujet est en proie à un sentiment extrêmement pénible d'impuissance, où parfois même il manifeste une anxiété des plus intenses, où il tente enfin par des efforts le plus souvent infructueux de surmonter l'état de parésie psychique qui l'a envahi.

2° *États d'anxiété qui peuvent se confondre avec l'anxiété mélancolique.* — Tous les états d'anxiété n'appartiennent pas à la mélancolie. Il est d'abord des cas d'anxiété, de douleur aiguë normale qui n'ont rien à voir avec elle. Mais sans sortir du cadre pathologique, il ne nous sera pas difficile de montrer qu'il existe de nombreux cas d'anxiété qui ne sont pas liés aux états mélancoliques.

C'est une question encore mal résolue que celle de savoir si, dans la mélancolie, la douleur morale est toujours secondaire au ralentissement psychique : nous avons établi que dans nombre de cas il en était ainsi, et que l'on observe alors une phase de dépression antérieure à celle de douleur morale. Mais il est des cas où la douleur morale semble avoir débuté à peu près avec l'affection. En outre, nous avons vu que l'anxiété, même lorsqu'elle est secondaire, doit être considérée comme un phénomène primitif et qu'elle est souvent la conscience immédiate de troubles physiologiques que l'on ne peut réduire à des troubles psychologiques antérieurs. Quoi qu'il en soit, même en considérant les choses de ce point de vue, il n'en est pas moins indéniable qu'à côté de la douleur morale il existe un autre gros symptôme caractéristique, qui ne dépend pas d'elle (il faut distinguer le ralentissement psychique, le trouble de l'évocation des idées primitif des états de désagrégation psychique qui sont la conséquence de l'anxiété). Ce symptôme, le ralentissement psychique, réductible au trouble de l'évocation des idées, me paraît très important au point de vue du diagnostic. Sa présence distinguera la mélancolie des états d'anxiété transitoire que l'on rencontre chez les dégénérés ou chez les nerveux. Ces états d'anxiété qui se montrent, soit purs, soit accompagnés d'obsessions, d'impulsions, peuvent fort bien s'accompagner d'un état d'incohérence, de désagrégation passager ; le sujet troublé ne peut, tant qu'il est sous leur influence, rassembler ses idées, il prononce parfois des paroles incohérentes, dans tous les cas, l'idéation est considérablement réduite. Mais l'accès une fois terminé, le sujet revient à son état normal ; tandis que, même dans les périodes où il est calme, où la souffrance morale s'est apaisée, le mélancolique reste un déprimé, un ralenti.

En dehors de ces accès paroxystiques, l'anxiété peut se montrer au cours d'un grand nombre d'affections mentales, soit d'une façon primitive, soit secondairement à des hallucinations ou à des conceptions de nature terrifiante. C'est ainsi qu'on l'observera au cours d'accès de *confusion hallucinatoire* ou de *délire hallucinatoire* tel que ceux provoqués par l'*alcoolisme*. Mais dans ces cas on ne trouvera pas la résignation, l'humilité qui caractérise le mélancolique ; le sujet cherche à fuir les objets terrifiants qui l'assaillent ou bien il réagit violemment contre eux ; les hallucinations sont extrêmement actives ; le délire n'est pas systématisé ; les idées délirantes ne sont pas rattachées les unes aux autres, les objets hideux que se représente l'imagination du malade ne sont pas reliés par lui à des idées de culpabilité.

On peut de même observer des états d'anxiété au cours de la démence précoce, surtout au début de l'affection ; mais ces états sont souvent accompagnés de confusion ; les idées délirantes concomitantes sont souvent fort incohérentes et ne se développent pas ; ils cèdent brusquement pour faire place à des états entièrement différents.

3° *Idées délirantes que l'on peut confondre avec les idées délirantes mélancoliques.* — On peut observer les idées délirantes qui caractérisent la mélancolie, les idées de culpabilité, de transformation et de négation, les idées hypochondriaques en dehors de cet état morbide. Rappelons encore ici que ce n'est pas tant sur le contenu du délire que doit être fondé le diagnostic que sur les caractères de l'état psychologique qui le soutient. Dans la mélancolie le délire est surtout affectif, il s'agit aussi souvent de craintes vagues que d'idées délirantes véritables : en outre, le sujet est un résigné, qui réagit peu aux craintes qui l'obsèdent.

Les *idées d'auto-accusation* peuvent se présenter dans le *délire alcoolique*, dans la *confusion mentale primitive* où, dit excellemment M. Seglas[1], « simples produits de l'automatisme psychologique, résultant de l'état de confusion mentale, elles ne sont plus reliées à titre d'interprétation secondaire, aux troubles primordiaux, éléments caractéristiques de la mélancolie. Ici,

1. *Leçons cliniques.*

de même, le ton émotionnel reste indifférent ; l'anxiété, s'il y en a, n'est plus *qu'un mode de réaction sous l'influence des idées délirantes, au lieu de leur donner naissance*. Ainsi disparaît le caractère de douleur morale inhérent au délire mélancolique. » Les mêmes observations, conviennent aux idées d'auto-accusation que l'on peut observer au cours de la *démence précoce*.

Les idées d'auto-accusation existent parfois chez les *persécutés*.

Parfois le *délire de persécution* se substitue petit à petit au délire mélancolique et les fautes, que le malade croit commettre, sont attribuées par lui aux machinations dont il est depuis longtemps victime : le délire perd alors les caractères du délire mélancolique pour prendre ceux du délire de persécution ; les idées délirantes sont souvent assez bien systématisées.

M. Séglas a fort bien étudié, dans ses leçons cliniques, les rapports qui existent entre les idées d'auto-accusation et les idées de persécution chez les persécutés : nous les résumons d'après lui.

1° Il y a coexistance ou alternance de deux systèmes délirants sans combinaison entre eux : c'est le cas des délires polymorphes des dégénérés de M. Magnan. M. Séglas cite à l'appui l'observation d'un jeune homme présentant de lourdes tares dégénératives anciennes (accidents neurasthéniques, émotivité, tics d'habitude, obsessions irrésistibles, caractère très vaniteux, scrupuleux, timoré à l'excès) chez lequel le délire se manifesta d'emblée par des idées d'auto-accusation, qui n'ont pas été précédées de signes appréciables de mélancolie ; les troubles émotionnels étaient secondaires aux idées délirantes.

2° Les idées d'auto-accusation se rattachent au système délirant général. Les rapports qu'affectent entre elles ces diverses idées ne sont pas toujours les mêmes.

a. Les idées d'auto-accusation ne se manifestent que par paroxysmes. Séglas cite le cas d'un délire systématisé de persécution au cours duquel apparurent au bout de douze ans des terreurs anxieuses accompagnées d'idées de culpabilité. Il s'agissait de paroxysmes hallucinatoires, déterminant un état d'anxiété et de confusion secondaire, et non d'un état mélancolique vrai.

b. Les idées d'auto-accusation persistent, associées au délire de persécution.

Parfois, comme nous l'avons dit plus haut, un délire de persécution vient se greffer sur le délire mélancolique et se substitue à lui ; les idées d'auto-accusation nées au cours de l'état mélancolique persistent.

Dans d'autres cas les idées d'auto-accusation sont la conséquence des idées de persécution, comme c'est le cas de cette malade de Séglas, de tout temps méfiante, susceptible et jalouse, hypochondriaque, inquiète au moindre malaise, qui greffa sur ce fonds psychopathique constitutionnel un délire de persécution : c'était une sage-femme qui l'avait rendue malade, un complot avait été tramé contre elle ; les idées d'auto-accusation apparurent alors, la malade se disant estropiée, prétendant qu'elle n'était plus qu'une pourriture ; anxieuse, elle fit plusieurs tentatives de suicide. Dans ce cas les deux systèmes d'idées délirantes coexistent et se fortifient l'un l'autre.

Dans tous ces cas, ce qui domine la scène c'est le caractère du persécuté, agressif, querelleur, méfiant, réagissant contre l'objet de son délire.

On trouvera de même les *idées hypochondriaques et de transformation* dans des formes morbides très diverses, dans la *paralysie générale*, dans la *sénilité*, dans la *démence précoce*, chez les *dégénérés*, chez les *persécutés*, se développant sur un fonds psychologique tout différent de celui des mélancoliques.

Enfin les *idées de négation* se rencontrent, elles aussi, dans des formes morbides diverses.

On les observe chez les *persécutés*.

Séglas en cite un cas chez une femme de soixante et un ans qui présentait des idées de persécution et de possession, développées sur un fonds mental qui n'était nullement le fonds mélancolique ; la maladie avait débuté par des troubles de la sensibilité générale et viscérale, des hallucinations motrices de toute espèce, qui furent le point de départ d'idées de négation et de possession. On ne trouvait pas dans ce cas de troubles affectifs primitifs ; il n'y avait pas d'humilité, le délire était centripète, la malade accusant les autres de la faire souffrir. « Faisons remarquer en terminant, dit Séglas, que les faits auxquels il est fait allusion dans ce chapitre ont trait à des malades âgés qui, s'ils ne sont pas des séniles dans le sens étroit du mot, sont cependant des vieillards, déjà en période d'involution, si bien que ces cas, comme ceux de Kraepelin, représenteraient des exemples des délires attribuables à la dégénérescence d'involution, et bien que distincts en clinique, très voisins cependant des états d'affaiblissement intellectuel survenant par suite des progrès de l'âge. » (*Leç. clin.*).

Chez les *hypochondriaques* on peut observer également des idées de négation portant généralement sur la personnalité physique, mais dans ce cas il n'y a pas de dépression dans l'activité psychique qui parfois même est exaltée : ces malades conservent les apparences de la raison et en ce sens ressemblent aux délirants systématiques. Ils sont d'ailleurs parfois persécutés, ont des idées d'empoisonnement. « En résumé, autophilie, méfiance et haine à l'égard du monde extérieur, accusations, tendances orgueilleuses, réactions actives, tels sont les caractères prédominants de l'hypochondriaque systématique. »

On peut voir aussi éclore brusquement dans le *délire d'emblée des dégénérés*, des idées de négation hypochondriaque, sans aucun symptôme d'un état mélancolique antérieur ou concomitant ; le plus souvent ces idées de négation sont peu systématisées et s'entre-mêlent avec des idées de persécution et de grandeur.

On peut enfin encore observer des idées de négation très mal systématisées dans la *paralysie générale*, dans la *sénilité*, les *lésions cérébrales circonscrites*, la *confusion mentale primitive*, le *délire fébrile*, *l'alcoolisme*, *l'hystérie*... etc.

CHAPITRE V

ÉTIOLOGIE ET PATHOGÉNIE

MODALITÉS NOSOGRAPHIQUES DE LA MÉLANCOLIE

J'envisagerai dans ce chapitre deux groupes de faits :

1° Les *états mélancoliques*, c'est-à-dire les diverses modalités cliniques que revêt l'état mélancolique dans des affections mentales bien déterminées ; dans ces cas la mélancolie n'est jamais pure, elle est associée à d'autres symptômes qui permettent de faire le diagnostic de l'affection causale.

2° La *mélancolie pure*, celle que les anciens auteurs et quelques auteurs modernes appellent encore *mélancolie essentielle*, celle où l'état mélancolique remplit toute la scène clinique, et qu'avec R. de Fursac j'appellerai *mélancolie affective* parce que, si la dépression existe, elle disparaît devant les manifestations de l'anxiété et du délire qui y acquièrent une importance considérable. En quelle mesure cette mélancolie est-elle essentielle ; ne peut-elle pas elle aussi se ramener à un groupe plus large ; quelle est en un mot sa nature ? Telles sont les questions que j'étudierai dans cette seconde partie.

PREMIÈRE PARTIE

Les états mélancoliques.

On peut rencontrer des états mélancoliques et surtout de la dépression simple dans toutes les formes morbides, néanmoins il en est dans lesquelles les états mélancoliques sont plus particulièrement fréquents et mieux caractérisés, ce sont ceux-là seuls que je passerai en revue ici, c'est-à-dire la *dégénérescence mentale*, la *démence précoce*, la *folie périodique*, la *neurasthénie*, la *paralysie générale* et les diverses *psychopathies organiques*.

I. — LES ÉTATS MÉLANCOLIQUES DANS LA DÉGÉNÉRESCENCE MENTALE

Nous verrons dans un instant, en étudiant la mélancolie, dite essentielle, qu'elle exige presque toujours pour se développer un terrain déterminé, une prédisposition. Néanmoins on ne peut englober cette affection dans le cadre de la dégénérescence mentale, car les sujets chez lesquels elle apparaît n'ont généralement pas présenté dans le cours de leur vie antérieure des signes graves de dégénérescence et les symptômes d'un tempérament déséquilibré. Aussi M. Magnan place-t-il la mélancolie pure dans le cadre des psychoses simples, en dehors de la dégénérescence.

J'envisagerai ici les cas où la dépression mélancolique ne survient qu'à titre de syndrome épisodique, au milieu d'états polymorphes dissemblables, chez des sujets héréditairement tarés, qui ont présenté au cours de leur existence ces accidents que M. Magnan a si bien décrits sous le nom de syndromes épisodiques de dégénérescence (obsessions, impulsions, phobies, etc.), dont la vie est souvent un tissu d'excentricités, d'irrégularités, dont l'intelligence, débile ou brillante, est caractérisée avant tout par la désharmonie, le manque de suite dans les idées, la faiblesse de jugement, dont l'humeur irrégulière et le caractère irritable expriment soit un état de dépression continu, soit plus souvent des alternatives, non périodiques, d'exaltation mentale, d'euphorie, de joie débordante et de tristesse sombre, de découragement, de dégoût de la vie.

Kraepelin englobe ceux de ces malades, chez lesquels on observe ces alternances irrégulières, dans sa folie maniaque-dépressive, où ils se trouvent confondus avec les intermittents et les circulaires. Il me semble préférable de suivre ici la classification plus communément admise en France, tant à cause du polymorphisme des accidents constatés et de l'état mental habituel de ces sujets, que du caractère même de l'état mélancolique, constitué par de la dépression simple dans la folie périodique, et ici par une dépression beaucoup moins accentuée, mais accompagnée d'obsessions, de phobies, de préoccupations incessantes sur l'état mental et physique, qui rapprochent ces accidents des syndromes épisodiques des dégénérés, auxquels je faisais allusion précédemment.

L'observation suivante que je donne assez détaillée pour bien différencier cet état psychique de ceux que j'ai décrits au chapitre de psychologie, servira à fixer les idées.

Observation X. —Jacques, quarante ans. Entré à Ville-Evrard (service de M. le Dr Sérieux) le 29 avril 1903.

A. H. Père très nerveux, parfois accès de mélancolie, n'a jamais été interné.

Mère nerveuse.

A. P. Nerveux, émotif, timoré, inquiet dès son enfance. Au lycée, excellent élève jusqu'à l'âge de quinze ans; à cet âge, premier accès de dépression, répulsion pour le travail; on lui conseille d'interrompre ses études. L'année suivante fait une fugue; se sentant triste, il part sans prévenir sa famille qui reçoit, un mois après, une lettre de Southampton où il se trouve sans ressources.

Il termine péniblement ses classes, refuse d'entrer dans l'enregistrement, fait son service militaire au cours duquel il déserte pendant deux jours, contracte la syphilis, puis est réformé pour névrose.

Entré au Crédit Foncier après concours, il fait au bout de dix-huit mois une fugue pour aller à Orléans sur la tombe de ses grands-parents; la deuxième année, il s'occupe de politique, écrit une adresse au général Boulanger, bref se fait mettre à la porte. Actuellement il ne comprend pas pourquoi il s'était lancé ainsi dans le boulangisme.

Pendant son séjour au Crédit Foncier, il est d'ailleurs atteint d'un accès d'agitation pour lequel il reste trois mois à l'asile d'Orléans, il a alors vingt-deux ans.

En 1890, accès de dépression pour lequel il séjourne trois mois à Sainte-Anne.

En 1892, des protections le font nommer inspecteur de police à Bellegarde; on ne le trouve jamais à son poste, il est sans cesse à Genève; il a, pour ce motif, des discussions continuelles avec ses chefs, bref il est remercié au bout de trois mois.

En 1895, accès de dépression pour lequel il séjourne huit mois à l'asile de Dinan.

En 1896, période d'excitation de trois mois pendant lesquels il est traité à Sainte-Anne.

La période de dépression actuelle a débuté il y a dix-huit mois, à la suite d'une forte perte d'argent. Jacques est pris alors d'abattement, de découragement, sur lesquels se greffèrent des craintes multiples : il avait peur de tout, se retournait sans cesse dans la rue, se figurant qu'on le suivait, avait de l'agoraphobie, des obsessions, répétait mentalement les mêmes mots un nombre considérable de fois, ne se sentait soulagé que lorsqu'il les avait prononcés, était obsédé par la pensée qu'il était syphilitique et qu'il ne guérirait jamais. Sans cesse il pensait à ses jours de bonheur, et, faisant un retour sur son état actuel, s'affligeait encore davantage.

Des renseignements que Jacques fournit lui-même sur son état d'esprit habituel, il résulte qu'il est un déséquilibré.

Jamais il n'a pu se soumettre à une profession suivie.

Ce sont de brusques coups de tête qui lui font abandonner un métier, qui le lancent dans le boulangisme, coups de tête sans lendemain, le malade regrettant immédiatement son impulsion irraisonnée. Dès sa jeunesse, des lacunes apparaissent dans ses facultés : « J'avais beaucoup de mémoire, dit-il, mais peu de jugement. » Plus tard l'attention et la réflexion lui font toujours défaut : causeur brillant, doué d'une mémoire prodigieuse, sa tête est un chaos d'idées, il est souvent dans un état d'ivresse intellectuelle dans laquelle les souvenirs s'imposent à lui, malgré lui : « C'est comme une ébullition intellectuelle, dit-il, je ne peux fixer mon attention d'une façon continue, je m'égare à droite et à gauche, les idées font panache. »

Il avoue lui-même qu'il doute avoir eu une période véritablement normale.

Pendant tout le temps que dure notre observation, c'est-à-dire pendant près d'une année, Jacques a présenté à peu près les mêmes symptômes. Il reste sombre, préoccupé, obsédé par des craintes multiples, craignant de ne jamais guérir, se plaignant sans cesse de sa santé. C'est une analyse continue de son état, une auto-critique dans laquelle les troubles réels qu'il éprouve se trouvent singulièrement exagérés.

L'écrit suivant, que Jacques remet à son entrée, reflète son état d'esprit habituel :

« A la suite de pertes d'argent considérables, qui m'ont beaucoup ébranlé, je me suis senti pris d'une excitation très grande qui n'a pas duré longtemps. J'ai d'abord surmonté cet état et ai repris courage. La chose se passait en décembre 1901 à Noël. Jusqu'en mars j'ai résisté tant bien que mal, mais à cette époque je contractai l'influenza qui me donna le coup de grâce. Alors apparurent des maux de tête violents, des faiblesses, des vertiges, puis au moral une tristesse très grande, un découragement profond, un dégoût de tout, un besoin très grand de me trouver tout seul, loin du monde, du mouvement, de l'agitation. Rester au lit me paraissait la seule chose désirable, ainsi que l'absence de pensée, toute pensée me fatiguant et ressuscitant tous les ennuis, les chagrins et les transes par lesquels je suis passé. On me fit subir un traitement calmant, mais si le moral se trouva un peu mieux, le physique fut de plus en plus déprimé. Depuis, cet état dure, j'ai en vain essayé d'une cure d'air dans les montagnes, le ressort me manquait. Je restai au lit durant quinze jours et ne sentis pas mes forces décroître, mais la tristesse était toujours la même. La dépression partielle et l'amnésie accompagnaient cette hypocondrie, ainsi qu'un mutisme accentué. J'éprouve toujours les mêmes symptômes : la crainte dans l'avenir, le trouble dans le présent et le regret dans le passé avec une somnolence un peu vive. Je ne puis rire de bon cœur, on dirait que les muscles qui concourent au jeu du rire sont comme paralysés. Les digestions sont lentes, pénibles et sont pour beaucoup sans doute dans la tristesse qui me ronge. Le sommeil, d'abord assez bon, a diminué et est insuffisamment calme. J'éprouve le besoin de temps à autre de répéter les mêmes mots. Et toujours les idées tristes m'envahissent et le souvenir des jours heureux vient augmenter par un triste contraste avec le présent, le regret de leur disparition. »

Cet écrit, rédigé spontanément et assez rapidement par le malade, témoigne que l'arrêt psychique est loin d'être aussi prononcé que dans les cas analysés jusqu'ici. Néanmoins le malade se plaint lui-même d'une gêne considérable dans l'élaboration et l'expression de ses idées, il craint de devenir imbécile, il cause peu, dit-il, parce qu'il éprouve une gêne considérable pour suivre une conversation, parce qu'il comprend mal et s'exprime difficilement.

Soumis aux tests de compréhension exposés plus haut, Jacques comprend et reproduit avec exactitude les épreuves simples, mais, si le texte est un peu plus long, il ne prête qu'une attention distraite et parfois écrit une phrase fort cohérente, mais qui n'a aucun rapport avec le texte proposé. C'est ainsi que lorsque je lui propose de mémoire, de résumer le texte suivant :

« Le 15 septembre 1840, vers 6 heures du matin, la *Ville de Montereau*, près de partir, fumait à gros tourbillons devant le quai Saint-Bernard.

« Des gens arrivaient hors d'haleine ; des barriques, des

câbles, des corbeilles de linge gênaient la circulation; les matelots ne répondaieut à personne, on se heurtait; les colis montaient entre les deux tambours et le tapage s'absorbait dans le bruissement de la vapeur qui s'échappant par des plaques de tôle, enveloppait tout d'une nuée blanchâtre, tandis que la cloche à l'avant tintait sans discontinuer. »

Il écrit :

« Le 5 septembre 1840, la *Ville de Montereau* fumait d'un incendie considérable ; des cordages, des amas de bois, des plaques de tôle, des agrès alimentaient le feu et des nuages de fumée s'échappaient de ce brasier grandiose. »

Ce mode de compréhension indique plutôt de la distraction qu'un arrêt psychique; si Jacques ne peut fixer son attention pour suivre une lecture même courte, son imagination est encore riche et l'évocation des idées aisée.

Les autres tests confirment ce premier résultat. C'est ainsi que Jacques écrit assez facilement vingt mots à la suite, et que ces mots se présentent au hasard et sont accompagnés de représentations assez nombreuses. De même l'évocation de phrases est facile, l'évocation d'idées par un mot assez riche. Le test suivant, qui consiste à achever des débuts de phrase, me paraît avoir donné des résultats particulièrement typiques, et fortement en opposition avec les caractères que j'ai précédement décrits.

(Je souligne le début de phrase proposé et indique le temps de réflexion à la fin de chaque phrase.)

« *Sourire*... est parfois moins facile que rire et exige plus de finesse. » 1' 30".

« *Le soleil*... est dans la nature comme le cœur dans l'homme. » 20".

« *Car*... l'univers ressemble à une horloge qui pourrait se passer du travail de l'artisan. » 50".

« *Quand on est obligé*... de supporter l'adversité il faut se souvenir de l'aes triplex d'Horace. » 15".

« *Je suis entré*... dans ce monument avec la vénération d'un fidèle pénétrant dans un sanctuaire. » 15".

« *J'aime*... les bois, la mer, les glaciers et toutes les

grandioses manifestations des éléments déchaînés », 10″.

« *Il faut prendre patience, car*... c'est souvent le meilleur remède à bien des malheurs. » 25″.

« *Je me souviens*... des jours de bonheur et regrette leur éclipse. » 5″.

« *Le beau*... est avec le vrai et le bien le fondement de la philosophie de Victor Cousin. » 10″.

« *Réjouissons-nous*... des jours où nous avons pu répéter le fameux mot de Titus. » 20″.

Sans doute, pour que ces épreuves fussent absolument probantes, il aurait fallu les comparer à celles qu'aurait pu donner Jacques dans une période normale. Il me semble néanmoins que, telles quelles, elles permettent d'affirmer que, s'il existe quelque trouble d'évocation, il est léger et n'est pas décelé par les tests.

L'évocation des souvenirs se fait un peu au hasard, mais ceux-ci sont nombreux : la vision mentale est encore vive et variée.

Ce qui domine la scène, ce sont les troubles de l'attention; ils apparaissent déjà dans le décousu de la conversation qui passe facilement d'un sujet à un autre, dans la difficulté de fixer l'esprit d'une façon continue, dans l'incapacité de faire un travail suivi, dans la difficulté de prolonger une conversation.

Sans cesse, les préoccupations viennent l'assaillir et entraîner dans leur cercle restreint toute l'activité de l'esprit. Aussi, livré à lui-même, Jacques ne fait-il que ruminer ses maux ; on le tire de ces réflexions pénibles en lui parlant de ses voyages passés, mais bientôt il revient à son sujet favori de conversation. Il voudrait s'occuper, s'intéresser à quelque chose ; mais il ne peut : on lui proposerait actuellement un voyage, genre d'occupation qu'il prise par-dessus tout, qu'il ne voudrait pas partir, tant il se sent déprimé, accablé, somnolent, tant il a de craintes pour l'avenir, tant il est préoccupé.

L'état de Jacques est resté semblable jusqu'au début de 1904, puis peu à peu il s'est repris à aimer la vie et à espérer en l'avenir, si bien qu'il a pu sortir de l'asile très amélioré.

J'ai rencontré depuis Jacques à diverses reprises ; c'est un tout autre homme : gai, il m'a confié des projets d'avenir, il plaisante, fait des farces à ses amis, marche dans la rue avec vivacité, se parlant parfois à lui-même, toujours actif, « le cerveau en ébullition ». Il est revenu à son état qu'il appelle normal, c'est-à-dire à un état d'exaltation, beaucoup plus agréable pour lui, mais qui est aussi nettement morbide que l'état de dépression qui avait nécessité son placement à l'asile.

En résumé il ne s'agit pas tant dans les cas semblables de véritables états mélancoliques que d'états obsédants ; la dépression est faible; quoique sentie par le sujet, elle se traduit peu par des signes objectifs, l'anxiété est rare, ou, si elle existe, peu intense et de courte durée.

Mais on peut observer dans la dégénérescence mentale des états mélancoliques qui revêtent mieux les caractères que j'ai décrits précédemment; la dépression existe, et la douleur morale peut aller jusqu'à l'anxiété véritable. Cet état cède souvent assez rapidement pour laisser la place libre aux symptômes habituels de dégénérescence. « En un mot, comme le dit excellemment J. Capgras[1], l'état mélancolique du dégénéré est identique aux autres états syndromiques si fréquents chez lui. L'intervention du facteur de dépression ne saurait empêcher de l'assimiler aux phobies, obsessions, et autres stigmates psychiques. » L'état mélancolique n'est ici qu'une exagération de l'état de déséquilibration habituel : la dépression devient plus considérable, les craintes, les phobies, l'auto-analyse s'exagèrent et l'état pathologique se trouve réalisé.

Parfois des idées délirantes plus accentuées se développent sur le fonds dégénératif; mais ces idées n'ont

1. Capgras. *Essai de réduction de la mélancolie en une psychose d'involution présénile*. Th. Paris, 1900.

pas la fixité, la monotonie qui caractérisent la mélancolie vraie, elles sont mobiles, mal systématisées, revêtent souvent la forme de cauchemars obsédants. Les scrupules, s'il en existe à l'état habituel, sont exagérés par l'état maladif; enfin on observe souvent des impulsions ou des obsessions que l'état affectif n'explique pas et qui ne sont pas reliées au groupe des idées délirantes.

Observation X. — Pauline, cinquante-deux ans. Sans profession.

A. H. ?

A. P. Pauline a toujours été une anormale, une excentrique, ne songeant qu'au plaisir, incapable de suite dans les idées, égoïste, d'humeur mobile, inconséquente dans ses affections. Obsessions et phobies depuis l'âge de seize ans. Scrupules nombreux : dans sa jeunesse, après s'être confessée, elle craignait toujours de ne pas avoir avoué toutes ses fautes; elle retournait alors auprès de son confesseur et recommençait l'aveu de tous ses péchés depuis sa première communion. Souvent aussi elle restait des journées entières sans parler, car elle craignait de prononcer à son insu des vœux qu'elle n'eût pas été capable de tenir par la suite.

Elle refuse pendant longtemps de se marier, car elle craint de vouloir un jour étrangler son mari; chaque prétendu qu'on lui présente lui plaît immédiatement, mais elle lui découvre tous les défauts possibles peu de temps après.

Tous les symptômes morbides s'accentuent en 1899, après les décès de son mari (elle finit par se marier tardivement) et de sa mère, survenus à six mois d'intervalle; elle a alors quarante-sept ans. Les obsessions deviennent plus nombreuses et s'accompagnent d'insomnies. Traitée à Argelès, puis à Paris, la dépression augmente, l'anxiété et le délire apparaissent. Pauline a des idées de culpabilité, croit commettre des péchés, s'accuse de mal faire ses prières et les recommence un nombre infini de fois; se croit immédiatement damnée. A son retour chez elle, dans le Midi, les idées délirantes augmentent encore, obsédantes, accompagnées de phénomènes d'automatisme mental. Au moment de la catastrophe de Saint-Pierre de la Martinique, elle se dit : « Je crois que je laisserais engloutir toute une nation pour que toutes mes contrariétés disparaissent » ; en même temps surgit dans son esprit l'idée d'assassiner son médecin. Elle se croit alors une grande criminelle, a des remords, devient anxieuse, et est en proie à une agitation telle qu'on doit l'interner à l'asile de Pau.

Très anxieuse au début, elle a des cauchemars effrayants dans lesquels elle voit le diable, des poignards tendus vers elle, au sortir desquels elle prétend être le démon, dit qu'il faut qu'elle meure, refuse toute alimentation. Elle fait alors des interprétations délirantes étranges : « Le blanc, se dit-elle, c'est la cervelle de Dieu », et elle refuse de prendre du lait ; « l'eau, c'est du pétrole », et elle refuse de boire de l'eau. On est obligé de l'alimenter à la sonde.

Cet état dure environ six mois. Puis l'anxiété diminue, disparaît pour reparaître par intervalles, lorsqu'on veut l'empêcher de sortir. En dehors de ces crises très passagères, elle est légèrement euphorique; loquace, elle bavarde d'une façon puérile, et a peu de suite dans les idées. Elle fait des manières en parlant, minaude, a des coquetteries enfantines. Elle parle avec satisfaction de ses propriétés et de son château, se prétend fort intelligente, douée d'une mémoire extraordinaire, offre de réciter des fables, de raconter l'histoire de France, enchaîne ses souvenirs d'une façon peu suivie, passe d'un sujet à un autre, récite au hasard des vers, le catéchisme. Tous ces souvenirs sont d'ailleurs assez peu variés, et chaque jour amène à peu près invariablement les mêmes. Pauline a encore quelques idées délirantes, reliquat de son délire passé, et des interprétations fausses, basées sur des phénomènes d'automatisme. Elle répète souvent à voix basse et d'une façon stéréotypée les mots : « enfer — couvercle — courez infirmières » ; elle voudrait ne pas prononcer ces mots, car ils ont pour résultat de faire fermer les portes devant elle, et cependant elle ne le peut ; elle s'accuse ainsi elle-même d'être la cause de son internement. Elle raconte qu'elle a fait jadis dérailler un train, en disant : « Le train déraille. » Quelques idées de transformation du monde extérieur : les journées n'ont plus vingt-quatre heures comme autrefois, mais seulement deux ou trois heures les montagnes changent de forme tous les trois jours.

La malade se croit toujours damnée, mais elle en parle en souriant ; l'idée délirante n'est plus accompagnée d'un état affectif adéquat. Tel est l'état de Pauline lorsque je cesse de la suivre en août 1905.

Je reviendrai lorsque j'étudierai la mélancolie affective sur les rapports qui existent entre la dégénérescence et cette affection. On peut en effet voir survenir la mélancolie pure chez des héréditaires ; mais lorsque cette maladie se développe chez des sujets qui n'ont jamais présenté de tare dégénérative grave, lorsqu'elle n'est pas l'exagération des syndromes épisodiques qui constituent le caractère habituel du sujet, le terrain n'est plus le facteur important qui la conditionne, et elle doit être rattachée à d'autres causes morbides.

Néanmoins même chez les dégénérés, il existe souvent à côté du facteur constitutionnel, une cause occasionnelle qui détermine la dépression. Mais cette cause est banale (émotion, trouble physique peu accentué) car ces sujets éminemment instables sont toujours prêts à sortir de la normale pour entrer dans des états soit de dépression, soit d'exaltation.

Les états mélancoliques, qui surviennent chez les dégénérés, se terminent en général par la guérison ; mais l'accès de dépression passé laisse toujours derrière lui le même terrain psychopathique qui fait présager l'éclosion ultérieure de nouveaux accès.

II. — LES ÉTATS MÉLANCOLIQUES DANS LA NEURASTHÉNIE

D'après M. Boissier [1], la mélancolie n'est qu'une

1. Boissier. *Essai sur la mélancolie et la neurasthénie dépressives*. Th. Paris, 1894.

forme grave de la neurasthénie. M. Maurice de Fleury [1] a repris cette thèse et soutient à son tour que l'étude comparée de l'état mental des neurasthéniques et de celui des mélancoliques révèle de nombreuses analogies entre ces deux affections.

Il est certain que la ressemblance clinique est grande entre la neurasthénie simple et la mélancolie avec conscience : dans les deux cas il s'agit d'un état de tristesse, de pessimisme, de découragement dont le malade se rend compte et auquel il n'attribue pas des causes imaginaires.

Mais avant de décider si cette hypothèse est fondée, il est nécessaire de faire remarquer que l'on doit distinguer deux groupes de faits, parmi ceux que l'on classe sous le nom de neurasthénie.

Il est en effet un premier groupe, qui englobe des cas semblables à celui que j'ai relaté dans le chapitre précédent : il s'agit de dégénérés chez lesquels la crise neurasthénique n'est qu'une forme exagérée de l'état mental habituel.

Dans le second au contraire, se groupent les malades chez lesquels la neurasthénie semble bien une maladie accidentelle développée sur un terrain simplement prédisposé. Ce sont de ces malades seuls que nous nous occuperons dans ce chapitre.

La neurasthénie est caractérisée par un ensemble de troubles physiques et mentaux que je rappellerai très rapidement.

Les troubles physiques consistent en :

Troubles digestifs (dyspepsie, lenteur des digestions, pyrosis, régurgitations, constipation) ;

Troubles circulatoires (ralentissement des pulsations

1. M. de Fleury. *Les grands symptômes neurasthéniques.* Paris, F. Alcan.

cardiaques et hypotension vasculaire, quelquefois mais rarement, hypertension) ;

Troubles du sommeil ;

Un état de ptose viscérale généralisée tel que certains auteurs ont voulu voir dans la neurasthénie le résultat d'une viscéroptose plus ou moins générale par insuffisance de l'influx nerveux (Chéron) ;

Troubles moteurs (faiblesse musculaire).

Les troubles psychiques sont essentiellement caractérisés par une sensation toute particulière de fatigue, de la tristesse, de l'abattement, du découragement, des craintes, des phobies, des préoccupations hypochondriaques, et très souvent par une auto-analyse incessante et angoissée de l'état mental et physique.

Il y a dans cette symptomatologie beaucoup de traits communs avec celle de la mélancolie ; l'analogie se trouve encore augmentée par les caractères des diverses formes morbides, puisqu'il existe une neurasthésie dépressive et une neurasthénie anxieuse ; il n'existe pas, il est vraie, de neurasthénie délirante. Quoiqu'il soit difficile, dans l'état actuel de nos connaissances, de dire si neurasthénie et mélancolie constituent un seul et même état morbide, différencié seulement par le degré d'acuité des manifestations symptomatiques, la clinique fournit un certain nombre de probabilités en faveur de cette hypothèse, et la majorité des traits qui caractérisent l'état neurasthénique se retrouve dans l'état mélancolique. Une seule chose les différencie : la conscience de moins en moins grande que prend le mélancolique de son état morbide comme tel et la relation qu'il établit entre ces troubles et une cause délirante imaginaire. Mais il peut fort bien n'y avoir là qu'une affaire de degré dans l'intensité du processus morbide, si semblable à lui-même, à tant d'autres égards, dans les deux cas.

Si donc cette hypothèse se justifiait, il ne faudrait plus parler de neurasthénie, mais seulement d'états neurasthéniques dont les uns relèveraient de la dégénérescence mentale, et dont les autres, n'étant qu'une forme atténuée de la mélancolie affective, reconnaîtraient les mêmes causes, et seraient caractérisées par les mêmes troubles organiques que celle-ci.

III. — LES ÉTATS MÉLANCOLIQUES DANS LA DÉMENCE PRÉCOCE

Bien que l'existence de cette nouvelle entité soit encore discutée, je n'entrerai pas ici dans l'exposé des raisons qui démontrent la réalité de cette forme morbide, et que j'ai exposées ailleurs. D'ailleurs si les auteurs ne sont pas d'accord sur la nature des troubles psychiques qui la constituent, la plupart reconnaissent que le groupement symptomatique, réalisé par Kraepelin, est cliniquement vrai. Aussi peut-on, en se plaçant sur le terrain clinique, parler d'états mélancoliques dans la démence précoce.

Les états d'anxiété, accompagnés ou non de délire, se rencontrent assez fréquemment au début de la forme délirante de l'affection. Certains signes propres à celle-ci permettent d'ailleurs assez souvent de la dépister.

Parfois l'anxiété existe seule; mais le malade ne greffe pas sur elle les interrogations par lesquelles le mélancolique cherche à expliquer son état : c'est une terreur intense, une crainte irraisonnée, accompagnées souvent d'une sorte d'hébétude qui fait que le malade réagit automatiquement et violemment à la douleur qui l'oppresse. Il est désorienté, se rend mal compte de ce qui se passe autour de lui. En dehors des crises d'anxiété, au lieu de trouver une conscience assez lucide, comme c'est le cas dans la mélancolie affective, on observe de l'indifférence, de la désorientation, une sorte d'obnubilation intellectuelle et affective, qui se traduit par des attitudes figées, par de la catatonie, du négativisme, etc. L'état anxieux en général ne dure pas longtemps et fait place aux autres manifestations de l'affection.

Le délire, quand il existe, est souvent incohérent ; il n'offre pas les caractères que j'ai décrits précédemment. Si les idées d'expiation et de culpabilité existent souvent, elles s'accompagnent d'une foule d'autres idées délirantes généralement absurdes, très mal systématisées, très mobiles, très peu précises. Les hallucinations sont fréquentes. Le langage du malade est peu suivi ; on peut y découvrir des néologismes.

Néanmoins à côté de ces formes où le diagnostic est facile, parce que les signes psychiques, qui caractérisent essentiellement l'affaiblissement intellectuel de ces sujets, existent dès le début, il en est d'autres où l'on observe un état mélancolique nettement caractérisé, et où les signes plus nets d'affaiblissement intellectuel n'apparaissent que tardivement. Le diagnostic est rendu plus délicat encore si la mélancolie éclate chez un débile, car la faiblesse d'esprit originelle peut imposer à l'affection des traits particuliers qui simulent un affaiblissement mental naissant. Dans ces cas, l'évolution ultérieure tranche le diagnostic, l'état mélancolique disparaissant assez rapidement, pour faire place à des signes plus nets de déficit psychique.

L'observation suivante relate l'histoire d'un malade chez lequel la démence précoce a débuté par une phase d'anxiété.

Observation XI. — Victor, vingt-sept ans, comptable, entré à l'asile de Clermont (service du Dr Thivet).

A. H., mère assez faible d'esprit.

A. P., le sujet s'est toujours montré d'intelligence assez faible ; aspect infantile.

La maladie débute par un état d'inquiétude intense pour lequel on l'amène à l'asile.

Il semble à l'entrée totalement désorienté ; il regarde autour de lui avec crainte, est tout tremblant, se retourne au moindre bruit. Il répond à peine aux questions qu'on lui pose, le plus souvent par un « je ne sais pas », une fois il ajoute : « Je n'ai plus d'idées. » Toutes les réactions sont extrêmement lentes. L'attitude est légèrement figée ; il regarde avec fixité, les paupières largement dilatées ; il marche, se tourne tout d'une pièce.

De temps en temps éclate un état d'anxiété d'une extrême violence ; le sujet est anhélant, paraît au comble de la terreur ; ces accès se produisent surtout lorsqu'on veut le faire changer de place. Au sortir de ces accès il ne peut expliquer ce qui les a déterminés.

Idées de suicide.

En dehors des accès il est toujours à la même place, se promène au même point de la cour, ne consent à aller ailleurs que sur des sollicitations réitérées.

Que l'on remarque les symptômes qui accompagnent ici la crise d'anxiété, la violence aveugle de cette crise, les réactions stéréotypées, l'hébétude du sujet, son attitude figée, sa désorientation, ce sont là autant de signes qui permettront de trancher le diagnostic. L'évolution ultérieure en effet indique nettement la démence précoce : je la résume rapidement.

L'état d'anxiété dure quatre semaines, puis apparaissent des rires non motivés, enfin un état de satisfaction béate et niaise. Inaction presque complète ; grande docilité ; aucune spontanéité ; désorientation ; fausses reconnaissances (il croit parmi les autres pensionnaires reconnaître son oncle, puis le roi d'Angleterre et l'empereur d'Autriche.)

Il sort, non guéri; est ramené en juillet 1905.

Il est alors légèrement excité; son agitation est très réduite et très stéréotypée; il se promène les mains jointes, récitant la même prière ou répétant : « Je demande l'absolution à Notre Seigneur, je demande l'absolution à Notre Saint Père le pape. » Il se tient souvent immobile des heures entières auprès du même malade, suivant ce dernier dans tous ses mouvements. L'attitude est toujours figée; négativisme par intervalles.

L'excitation tombée, l'inaction est absolue, Victor s'inquiète peu de ce qui se passe autour de lui, ne s'occupe pas, ne demande jamais sa sortie, ne parle pas spontanément, conserve une attitude béate toujours la même, est gâteux, bref présente tous les caractères d'un affaiblissement intellectuel définitif.

IV. — LES ÉTATS MÉLANCOLIQUES DANS LA FOLIE PÉRIODIQUE

« La folie intermittente, dit M. Magnan, est une espèce pathologique se traduisant par la répétition, chez un sujet à prédisposition latente, jusque-là sain d'esprit, d'accès maniaques et mélancoliques, isolés ou combinés de diverses manières, mais présentant toujours une évolution, une marche et des caractères généraux communs qui les réunissent et les distinguent de toutes les autres sortes de folie. Ces accès peuvent offrir, dans leur marche, des variétés d'évolution que certains auteurs ont considérées comme suffisantes pour constituer des espèces pathologiques distinctes; c'est ainsi qu'on admet les folies intermittentes, les folies alternes, les folies circulaires, etc.; mais on s'assure aisément par l'histoire clinique des malades que ces distinctions reposent sur des caractères assurément très apparents, très saillants, mais néanmoins secondaires et limités à une phase épisodique de la maladie. »

La *folie intermittente,* lorsqu'elle revêt la forme mélancolique, est caractérisée par la répétition d'accès mélancoliques se produisant à différents intervalles, mais qui sont séparés les uns des autres par des périodes normales. Le nombre des accès est variable, on peut en observer 2 ou 3 seulement au cours de la vie, parfois 7, 8 et même davantage.

Ces accès mélancoliques revêtent souvent la forme de la dépression simple, telle que je l'ai décrite au début de ce travail, dépression qui peut être plus ou moins accentuée et aller jusqu'à la stupeur. La confusion des idées s'ajoute parfois à elle et le sujet, désorienté, ne sait pas où il est, ne reconnaît pas les personnes qui l'entourent.

Parfois, mais beaucoup moins fréquemment, à la dépression s'ajoute de l'anxiété; l'accès réalise alors le type de la mélancolie affective, mélancolie anxieuse avec ou sans délire.

Chaque accès se termine par la guérison, le plus souvent d'une façon assez brusque ; c'est en moins de huit jours que le sujet revient à la normale.

Le diagnostic est facile lorsqu'on trouve dans les antécédents du malade des accès antérieurs ; il est plus délicat en présence du premier accès. Un état de dépression simple, survenu sans cause morale bien évidente, devra faire songer à la folie périodique, surtout si l'accès se prolonge sans donner lieu à de l'affaiblissement intellectuel. Lorsqu'il existe de l'anxiété et du délire, il est bien difficile de prévoir si l'accès restera isolé ou s'il n'est que le premier terme de toute une série d'accès ultérieurs.

Dans la *folie alterne* les accès de mélancolie alternent avec des accès de manie, séparés les uns des autres par des périodes normales.

Les caractères de l'accès mélancolique sont les mêmes que dans le cas précédent.

Dans la *folie circulaire*, accès de dépression et d'exaltation se suivent sans interruption. Dans ce cas l'accès mélancolique est à peu près toujours représenté par un état de dépression simple plus ou moins accentué.

A côté de ces formes typiques de folie périodique existent des *formes atypiques* de beaucoup les plus nombreuses. Dans ce cas les accès se succèdent sans régularité, prenant tantôt le type mélancolique, tantôt le type maniaque ; les accès s'enchevêtrent, s'entremêlent si bien qu'il est impossible de prévoir par quelle forme d'accès l'accès précédent sera suivi.

Dans sa *folie maniaque dépressive*, groupe morbide qui englobe les folies périodiques, Kraepelin a décrit un type mixte que l'on rencontre assez fréquemment en clinique et qui permet de comprendre un certain nombre d'états, que l'on ne trouve guère décrits chez les auteurs plus anciens. Il s'agit de cas où des états de dépression se mêlent à des états d'excitation, chacun de ceux-ci succédant à ceux-là sans interruption, tous ayant une durée très courte ; c'est ainsi qu'un malade, déprimé le matin, peut se montrer excité dans l'après-midi, pour retomber dans le mutisme et la tristesse dans la soirée. Parfois même les états mélancoliques et maniaques sont si bien confondus chez le même sujet que les états différents se succèdent avec une grande rapidité ; le malade passe instantanément des rires aux pleurs, rit même à travers ses larmes, mélange les idées de suicide à l'exaltation mentale, se montre ironique et frondeur tout en témoignant d'une humeur sombre. Ce sont là des cas où l'état mélancolique se trouve tellement dévié de sa forme typique je.

ne les signale ici que pour mémoire. Mais il était nécessaire de les rappeler pour montrer que tous les intermédiaires existent entre les formes régulières de la folie périodique et ces états atypiques où l'incohérence de l'humeur est le phénomène fondamental.

V. — LES ÉTATS MÉLANCOLIQUES DANS LA PARALYSIE GÉNÉRALE

On peut rencontrer au cours de la paralysie générale des états mélancoliques qui, pendant un certain temps, peuvent affecter tous les caractères de la mélancolie affective.

J'ai eu l'occasion d'observer un paralytique général qui se présenta à l'examen dans un état d'anxiété extrême, accompagnée d'idées de culpabilité et d'expiation : il prétendait avoir commis les plus grands crimes et vivait dans l'attente incessante du châtiment qui lui était réservé; il faisait à chaque instant de brusques tentatives de suicide. Je fus mis sur la voie du diagnostic par les signes pupillaires : inégalité très accentuée des pupilles et signe d'Argyll-Robertson — il n'y avait pas d'embarras de la parole — et aussi par les caractères un peu spéciaux de l'état mélancolique ; le malade présentait des idées absurdes de négation qu'il rattachait mal aux autres éléments de son délire ; les hallucinations de l'ouïe étaient vives, fréquentes et assez variées. Le sujet présentait des troubles assez profonds de la mémoire; médecin, il ne savait plus exactement quelle était sa profession, quel était le lieu de sa demeure ; une désorientation très accentuée témoignait enfin plutôt d'un état de confusion que d'un état de dépression véritable. Le diagnostic fut confirmé par l'évolution. Après avoir présenté cet état anxieux pendant environ deux mois, le malade devint satisfait, expansif, puis apparurent des idées de grandeur absurdes, des accrocs de la parole, du gâtisme; enfin tout témoigna d'une déchéance intellectuelle progressive et rapide.

Toutes les diverses modalités des états mélancoliques peuvent se rencontrer dans la paralysie générale; mais les signes physiques, les troubles du souvenir, la désorientation, la confusion des idées, l'incohérence des idées délirantes, leur absurdité, l'automatisme des réactions de défense, l'apparition d'idées en rapport avec des états émotionnels tout à fait opposés, des hallucinations intenses, vives, variées, attireront l'attention du clinicien et imprimeront à l'état mélancolique envisagé le cachet de l'affection qui le conditionne.

VI. — LES ÉTATS MÉLANCOLIQUES DANS LES PSYCHOPATHIES ORGANIQUES

Sous ce titre de chapitre, j'englobe les psychopathies secondaires aux lésions limitées ou diffuses du cerveau, telles que l'hémorrhagie, le ramollissement, la syphilis, la tuberculose, etc., et les psychopathies liées plus particulièrement à l'artério-sclérose cérébrale, les démences séniles.

Des états mélancoliques peuvent survenir au cours de toutes ces formes morbides.

Tout le monde connaît l'état mental des sujets qui ont été frappés d'un ictus apoplectique lié à l'hémorrhagie ou au ramollissement. Le plus souvent, on observe alors une altération des facultés mentales, généralement assez légère pour que la conscience se trouve conservée. « Cette conservation relative de la conscience de l'affaiblissement psychique est, dit Dupré[1], une des caractéristiques de l'état mental des cérébraux à lésions circonscrites, particulièrement des hémiplégiques par foyers hémorrhagiques. » Le caractère subit des modifications ; on observe assez fréquemment des crises de dépression avec irritabilité, de la sensiblerie, une tendance aux pleurs, une émotivité exagérée. La volonté est diminuée ; le sujet est aboulique, ou bien il devient entêté, soutient avec acharnement des idées puériles, s'acharne à l'accomplissement d'actes incomplètement motivés.

Ce tableau diffère évidemment de celui de la mélancolie ; néanmoins si ce n'est pas là de la mélancolie affective vraie, c'est souvent de la dépression, accompagnée d'une disposition affective de caractère triste, sur laquelle peuvent se développer de l'anxiété et des idées délirantes de ruine, de culpabilité, auxquelles s'ajoutent des tentatives de suicide, état, qui dans ce dernier cas, se rapproche beaucoup de celui de la mélancolie pure.

Capgras fait d'ailleurs remarquer avec justesse que l'aspect de certains malades, atteints d'une lésion circonscrite du cerveau, rappelle jusqu'à un certain point celui des mélancoliques. « L'expression de la physionomie chez un sénile, dit-il, est l'image exacte de son état affectif. Or, en dehors des secousses spasmodiques, l'aspect de ces malades est bien spécial. On connaît cet allongement apparent du visage, ces rides du front, cette peau flasque, ces lèvres, ces sourcils tombants qui impriment à certains vieillards un masque de tristesse caractéristique. Si nous comparons ce facies à celui du mélancolique, nous trouvons une ressemblance

1. *Traité de pathologie mentale* de Gilbert Ballet.

frappante; ce sont les mêmes traits, c'est le même air pleurard. Une lésion organique circonscrite a donc produit ici un état dépressif. »

Je n'insiste pas davantage sur ces faits où d'ailleurs le diagnostic s'impose et où l'état mental n'est qu'un phénomène accessoire à côté des symptômes physiques qui attirent l'attention tout d'abord.

Il est des cas néanmoins où le trouble psychique peut être le seul symptôme d'une hémorrhagie cérébrale, lorsque cette hémorrhagie est localisée en une région qui n'affecte pas directement les fonctions motrices. C'est ainsi que Journiac[1] a signalé jadis « un cas intéressant de délire mélancolique avec impulsions, suicides et homicides, développé chez un héréditaire, comme expression clinique d'une hémorrhagie du noyau lenticulaire droit, sans lésion de la capsule ».

Dans d'autres cas les troubles mélancoliques sont symptomatiques de l'*artério-sclérose cérébrale* et apparaissent à une époque où il n'existe pas encore de lésions en foyer bien localisées, et des troubles physiques nettement déterminés.

Alzheimer distingue, dans l'expression clinique de ces lésions, une forme légère et des formes graves.

La forme légère est caractérisée par des céphalées, des vertiges, de la somnolence diurne, de l'insomnie nocturne, de la dysmnésie, de la lenteur et de la paresse de l'idéation, de l'exagération de l'émotivité, de la sensiblerie, de l'irritabilité du caractère, des paresthésies intra-craniennes, des troubles subjectifs variés. Ces symptômes peuvent se retrouver chez les malades qui présenteront dans la suite une lésion mieux

1. Société médico-psychologique, 1891.

2. *Die Seelenstörungen arteriosklerotischen Grundlage.* Centralblatt f. Nervenheilk, juin 1902.

localisée. Ils constituent une forme de neurasthénie liée à l'artério-sclérose sur laquelle Régis a déjà longuement insisté[1].

Les formes graves sont composées, outre les symptômes précédemment énumérés, d'alternatives d'excitation et de dépression psychiques, de troubles profonds d'humeur et du caractère, d'accès de confusion mentale avec raptus hallucinatoires. Le syndrome mélancolique se rencontre fréquemment au cours de ces états, soit pur, soit associé aux autres troubles psychiques qui révèlent l'état de déchéance profond de l'encéphale.

Les idées délirantes, qui éclosent sur ces états dépressifs, ne revêtent pas toujours la forme d'idées de culpabilité. On y observe assez fréquemment des idées de persécution. J'ai rappelé dans un chapitre antérieur que l'état mélancolique était moins caractérisé par la forme du délire que par les troubles psychiques élémentaires, la dépression et la douleur morale; aussi des idées de persécution peuvent-elles naître sur ce terrain psychologique et occuper toute la scène, sans que le diagnostic d'état mélancolique doive être, de ce fait seul, écarté ; ces idées de persécution sont accompagnées de sentiments d'humilité et de résignation qui les marquent du sceau de ce complexus morbide.

Quand les idées de persécution se développent sur un fonds de dépression chez des sujets atteints d'artério-sclérose cérébrale, le délire reste pauvre et monotone, le malade se croit le but des poursuites, des outrages de ses voisins, il croit qu'on va l'empoisonner, lui faire subir les supplices les plus atroces et les plus

1. Régis. *Neurasthénie et artério-sclérose*. Presse médicale, 1896.

ignominieux. Ces idées délirantes sont souvent entretenues par des hallucinations de l'ouïe. Dans un grand nombre de cas, l'attente anxieuse est intense, et le malade cherche à échapper à ses persécuteurs en se donnant la mort.

L'artério-sclérose n'est d'ailleurs peut-être pas seule responsable de l'état mélancolique des artério-scléreux. La plupart de ces malades sont des prédisposés, sinon des dégénérés.

En outre « l'analyse minutieuse de ces troubles neurasthéniques et mélancoliques, avec ou sans affaiblissement intellectuel, de la ménopause, dit excellemment Dupré[1], permet parfois de rapporter le syndrome psychopathique à l'influence sur un cerveau artérioscléreux, de troubles nutritifs provenant eux-mêmes d'insuffisances glandulaires (thyroïdienne, ovarienne, surrénale) dues à l'involution atrophique prématurée ou accidentelle de ces organes à sécrétion interne, dont l'action est si puissante sur la nutrition et le fonctionnement du névraxe. »

Lorsque les lésions sont encore peu profondes, lorsqu'elles sont en rapport avec de simples troubles de nutrition passagers, elles sont susceptibles de rétrocéder et l'on assiste à la guérison du syndrome morbide. Mais lorsqu'elles ne font que progresser, la maladie évolue vers un état démentiel bien caractérisé, la mélancolie n'est dans ce cas que le premier stade de la démence sénile. Je n'insisterai pas davantage ici sur ce point sur lequel je vais revenir dans un instant, en étudiant la nouvelle conception de la mélancolie, émise il y a quelques années par le professeur Kraepelin.

1. Art. Dupré. In *Traité de pathologie mentale* de G. Ballet.

DEUXIÈME PARTIE

La mélancolie affective.

Dans tous les états que j'ai étudiés jusqu'ici, la mélancolie était plus ou moins associée à d'autres états morbides qui trahissaient la marque de l'affection dont elle n'est qu'un symptôme. Dans ceux que j'ai actuellement en vue, la mélancolie existe à l'état pur ; du début à la fin de l'évolution morbide, le malade reste un être qui souffre et, lorsqu'il cesse de souffrir, on observe soit la guérison, soit un état démentiel qui porte souvent encore la marque de l'état mélancolique. De plus, ces malades ne sont pas seulement des déprimés, ils sont par-dessus tout des anxieux : la douleur morale est telle qu'il semble que la dépression ait disparu. En fait, et je l'ai montré au chapitre de psychologie, ces malades restent des déprimés, et l'on aurait tort de croire que la douleur morale leur restitue l'intégrité de leurs fonctions mentales. Mais si l'on ne descend pas aux finesses de l'analyse psychologique, si l'on reste sur le terrain de la clinique, de gros caractères permettent de différencier la mélancolie affective de la dépression simple, et ces caractères sont précisément l'intensité de la douleur morale et l'apparition du délire. Je ne reviendrai pas sur les différents aspects de ces deux grandes manifestations morbides que j'ai déjà longuement analysés. Je veux ici, après avoir exposé les divers modes d'évolution de l'affection, rechercher si la mélancolie affective n'est pas elle-même un syndrome et si l'on peut la rattacher à d'autres cadres morbides qui l'embrassent tout entière.

I. — MODALITÉS D'ÉVOLUTION DE LA MÉLANCOLIE AFFECTIVE

La mélancolie affective peut se terminer ;

1° Par la guérison complète ;

2° Par une amélioration assez sensible pour permettre le retour à la vie normale ;

3° Par le passage à l'état chronique ;

4° Par la mort.

1° La *guérison complète* survient assez fréquemment, surtout lorsqu'il s'agit de sujets jeunes. Elle s'annonce par une diminution de l'anxiété, accompagnée d'un relèvement de l'activité mentale ; le sujet devient plus loquace, parle plus volontiers, est capable de mieux exprimer ce qu'il ressent. Les idées délirantes peuvent persister encore pendant quelque temps après que l'anxiété a disparu. Mais alors l'état affectif n'est plus absolument en rapport avec le contenu intellectuel. C'est ainsi que certains malades exposent encore leurs idées délirantes d'un ton indifférent ou même en souriant. L'absurdité de ces conceptions est d'ailleurs reconnue alors par le sujet qui, de temps en temps, se rend compte de leur peu de vraisemblance ; la croyance à la réalité de l'idée délirante diminue donc avant que cette idée ait totalement disparu.

Le malade commence à sourire, parfois même a de véritables accès de rire. Enfin la dépression disparaît peu à peu pour faire place à l'état affectif normal.

La *durée* de l'affection peut être plus ou moins longue. La guérison peut survenir au bout de trois mois, six mois, un an et plus. Tant que l'on n'a pas observé de signes d'affaiblissement intellectuel, il ne faut pas désespérer de la guérison. Mais il est rare qu'elle apparaisse après plusieurs années. Lorsque la maladie se prolonge au delà de trois ou quatre ans, le passage à la chronicité est la règle.

Mais de semblables améliorations peuvent n'être que des rémissions au cours de l'évolution; après une période où les idées délirantes ont rétrocédé, où l'anxiété a disparu, si les phénomènes morbides reparaissent, les chances de guérison diminuent alors dans de grandes proportions et le plus souvent la mélancolie évolue vers l'une des solutions suivantes.

2° *Une amélioration sensible sans retour intégral à la normale* est un mode de terminaison assez fréquent, surtout chez les sujets un peu âgés. Le malade, quoique capable d'une occupation suivie, reste sombre, taciturne, parle peu volontiers. Les idées délirantes et l'anxiété ont disparu, mais le sujet est toujours prêt à s'alarmer pour le moindre motif, il envisage l'avenir sous de sombres couleurs ; de légers états anxieux peuvent survenir à l'occasion d'une déception, d'une contrariété. Néanmoins, malgré toute l'instabilité de cet état, le malade peut fort bien rester ainsi pendant de longues années.

3° Le *passage à la chronicité* est annoncé :

a) Par une diminution de l'anxiété, qui ne s'accompagne pas d'un relèvement parallèle des facultés de jugement et de déduction : le malade n'est plus anxieux, mais il continue à émettre les mêmes idées délirantes, sans que celles-ci soient accompagnées d'un état affectif bien net;

b) Par le caractère même des conceptions délirantes qui deviennent de plus en plus absurdes. Certaines d'entre elles, les idées de négation, les idées d'énormité indiquent presque toujours un passage à la chronicité.

c) Par la stéréotypie des plaintes et du langage.

d) Par l'affaiblissement de toutes les réactions affectives.

On peut abserver tous les intermédiaires depuis les états de simple affaiblissement intellectuel jusqu'à ceux de démence complète. Je décrirai successivement un état assez accentué d'affaiblissement intellectuel et un état de démence.

a. *L'affaiblissement intellectuel mélancolique.* — L'affaiblissement intellectuel du mélancolique présente les caractères suivants :

Les malades deviennent larmoyants, pleurnicheurs, répètent d'une façon monotone et stéréotypée les mêmes plaintes. Ces plaintes ne paraissent pas éveiller en eux des idées très précises ou des états affectifs très intenses. Néanmoins on peut voir réapparaître des états anxieux, des tentatives de suicide, même après un très long temps de chronicité.

Les malades restent sombres, déprimés, ne rient jamais ou presque jamais.

Quoique l'état affectif ne soit plus aigu, les sujets conservent tout l'aspect extérieur des mélancoliques à la période d'état.

L'arrêt psychique est peut-être moins marqué qu'à la période aiguë, mais la richesse intellectuelle n'est pas plus grande ; si le malade parle plus volontiers, parfois même intarissablement, c'est pour émettre toujours les mêmes idées, absurdes ou incohérentes.

L'attention est très faible, les malades n'écoutent pas ce qu'on leur dit, répondent souvent au hasard aux questions qu'on leur adresse. Ils ne font aucun effort mental.

Les facultés de jugement et de déduction sont très

affaiblies, les sujets ne reconnaissent jamais l'absurdité de leurs conceptions; l'incohérence apparaît souvent; ils ne sont plus capables de suivre une idée, d'exprimer avec quelque suite leurs conceptions fausses.

Ils ne prêtent plus grande attention à tout ce qui se passe autour d'eux. Aussi le plus souvent sont-ils mal orientés, ne savent-ils plus où ils sont, ignorent-ils la plupart des événements qui se sont déroulés sous leurs yeux. Leur indifférence est grande; leur ton pleurard et et larmoyant, leur aspect sombre ne doivent pas faire illusion : ce sont là des états stéréotypés plutôt que des états affectifs véritables. Ils ne s'intéressent plus à rien, même à ce qui pourrait venir alimenter le contenu de leur délire. Ils ne paraissent témoigner aucune joie lorsque leurs proches viennent les voir, aucun chagrin lorsqu'ils les quittent. Cette indifférence se rapproche à certains égards de celle du dément précoce, néanmoins elle est moins profonde. En outre l'aspect extérieur du mélancolique affaibli porte le cachet de l'état psychologique primitif.

A côté de ces cas où dominent une certaine loquacité et une certaine agitation, il en est d'autres où domine une inertie à peu près absolue. L'aspect du malade est alors le même que dans la stupeur. Mais une analyse un peu appronfondie montre qu'il n'existe plus d'anxiété intérieure sous cet état, que toute vie cohérente est brisée, que tout effort mental est impossible. De temps en temps, néanmoins, on peut voir réapparaître des périodes aiguës d'anxiété.

L'affaiblissement intellectuel peut ne pas progresser et le malade reste ainsi jusqu'à la fin de ses jours. Mais le plus souvent il passe à l'état de démence du fait même de la mélancolie, ou bien la démence sénile vient se greffer sur l'état d'affaiblissement mélancolique, qui en représente souvent d'ailleurs le 1er stade chez les sujets âgés.

b. *La démence mélancolique.* — C'est l'exagération de l'état précédent.

Les plaintes et les idées délirantes disparaissent, ainsi que tout retour d'un état affectif aigu, l'indifférence est complète ainsi que l'inconscience du milieu.

Il subsiste des traces de la vie antérieure, des souvenirs d'enfance, mais que le malade reproduit d'une façon incohérente.

Quoique l'incohérence soit la règle, une certaine cohésion peut subsister dans les réponses rares et peu précises des malades. Le gâtisme est fréquent.

4° La *mort* peut être due :

a. Au *suicide* : C'est là, comme nous l'avons vu, un mode de terminaison extrêmement fréquent. Le suicide se produit plutôt dans les périodes aiguës de l'affection alors que la douleur morale est violente. Néanmoins on peut observer des tentatives de suicide dans les phases d'affaiblissement intellectuel. Elles apparaissent alors sous l'influence du réveil de l'état anxieux.

b. La *consomption* mélancolique déterminée par la dénutrition, en rapport elle-même avec le refus d'aliments et les troubles digestifs.

c. A une *maladie intercurrente* dont la dénutrition favorise l'apparition ; pneumonie, grippe, tuberculose..., etc.

d. A certains troubles organiques qui peuvent être, dans certains cas, la cause de l'état mélancolique, l'artério-sclérose et les scléroses des divers organes, les ictus cérébraux (hémorrhagie et ramollissement cérébral), etc...

II. — NATURE DE LA MÉLANCOLIE AFFECTIVE

Telle est l'évolution de la mélancolie affective : recherchons-en les causes et la nature.

J'aborderai l'étude de cette question par l'exposé et l'examen de la théorie que Kraepelin a lancée il y a quelques années, qui a rallié en France les suffrages de MM. Sérieux, Rogues de Fursac et Capgras, et qui, rattachant la mélancolie dite essentielle à l'involution sénile, permet de rayer définitivement cette affection du cadre des entités morbides bien définies [1].

« Sous le nom de mélancolie, dit Kraepelin, dans la septième édition de son traité, nous rangeons tous les états affectifs à base d'anxiété de l'âge avancé de la vie, qui ne présentent pas l'évolution des autres formes de folie. » Et Kraepelin place la mélancolie, avec certains délires de persécution, qu'il appelle *délire de préjudice présénile*, et la démence sénile, dans les *psychoses d'involution*. La mélancolie ainsi conçue est une affection du début de la vieillesse. « Elle n'est peut-être, dit-il, que l'expression maladive de ce sentiment d'incapacité croissante particulier même aux vieillards sains d'esprit, en opposition avec le sentiment de force débordante des jeunes années. » L'apparition de la maladie a lieu le plus souvent entre quarante-cinq et cinquante ans.

Les symptômes et l'évolution sont ceux que nous avons décrits précédemment.

1. Consulter :

Kraepelin. *Psychiatrie.*

Sérieux. *La nouvelle classification du professeur Kraepelin.* Revue de psychiatrie, 1900.

Capgras. *Essai de réduction de la mélancolie en une psychose d'involution présénile.*

R. de Fursac. *Manuel de psychiatrie.* 2e édit. Paris, F. Alcan.

Après une phase de dépression physique et mentale plus ou moins longue, caractérisée par des troubles digestifs, de l'insommie, une difficulté croissante d'assembler les idées, de l'inquiétude, des préoccupations, éclate la douleur morale qui revêt immédiatement la forme d'anxiété. Le plus souvent apparaissent des idées délirantes : idées de culpabilité, d'expiation, hypochondriaques, de transformation, de négation, etc., etc.

Kraepelin décrit des formes différentes suivant le degré de l'affaiblissement intellectuel. A côté de la forme typique la plus fréquente, celle qui apparaît à un âge relativement peu avancé de la vie, il existe des formes plus graves dans lesquelles on observe des lésions intellectuelles beaucoup plus accentuées. Il s'agit de cette forme morbide que l'on a souvent décrite sous le nom de démence dépressive, dans laquelle tout l'entourage paraît transformé d'une façon effrayante, où les idées de négation et de culpabilité prennent un caractère d'énormité puérile et absurde. La conscience est obscurcie, l'orientation peu nette, le cours des pensées troublé et uniforme ; l'expression des idées est parfois incohérente et les malades répondent à côté des questions.

Tels sont les traits généraux de l'affection qui offre dans sa forme légère les caractères de la mélancolie pure, dans la forme grave ceux de la démence mélancolique.

Ces traits nous sont connus : ce sont précisément ceux-là que j'ai eus en vue lorsque j'ai décrit la symptomatologie de ces malades. Mais la mélancolie ainsi décrite est-elle uniquement une maladie de l'âge avancé de la vie, et même dans ce cas est-elle liée aux lésions déterminées dans l'organisme par la sénilité ? Telles sont les deux questions que la nouvelle conception doit envisager et doit résoudre par l'affirmative pour prouver qu'elle est bien l'expression de la réalité.

En effet, d'après Kraepelin, la mélancolie ainsi conçue embrasse non seulement une certaine partie des observations que l'on cataloguait jadis sous le nom de mélancolie simple ou de mélancolie anxieuse, mais encore la démense dépressive et les états de dépression sénile. Toutes les autres formes de mélancolie, survenant dans la jeunesse ou à l'âge mur, appartiennent à la folie maniaque dépressive, à la démence précoce, quelques-unes à la folie des dégénérés, et peut-être à l'hystérie.

La mélancolie pure essentielle des anciens auteurs serait donc un syndrome qui apparaîtrait au cours de quatre affections principales : la folie intermittente, la démence précoce, la dégénérescence mentale et les psychoses d'involution sénile.

Une semblable conception rentre à bien des égards dans celle que nous nous faisons nous-même de la mélancolie, elle vient apporter une contribution nouvelle à cette idée, soutenue en France par M. Joffroy, que la mélancolie est un syndrome; mais résout-elle toutes les questions que soulève le problème de la mélancolie, tous les cas de mélancolie dite essentielle peuvent-ils venir se ranger sous ces quatre chefs ? Tel est le problème qu'il faut d'abord résoudre.

Examinons d'abord la question d'âge.

Age de développement de la mélancolie. — Je ne tiendrai qu'un compte très relatif des observations des anciens auteurs, car ils englobaient, nous l'avons vu, sous le nom de mélancolie, des états très disparates : en outre la démence précoce est de création récente et un certain nombre des cas de mélancolie pure mentionnée par les auteurs qui, soit par ignorance, soit par esprit doctrinal, n'acceptent pas la réalité de cette affection, appartiennent à ce groupe morbide ; enfin l'on est tenté de ranger dans la mélancolie pure les accès mélancoliques d'un intermittent, lorsque l'on n'a pas assisté à l'éclosion des accès ultérieurs.

Néanmoins, malgré ces causes d'erreur, nombre d'auteurs ont relaté la fréquence de la mélancolie dans l'âge avancé de la vie.

M. Toulouse, dans sa thèse inaugurale, insiste sur la fréquence de la mélancolie dans la sénilité ; pour lui les mélancolies qui apparaissent à cet âge de la vie présentent une certaine tendance démentielle et ne sont parfois qu'un aspect de la démence sénile.

Ziehen[2], de l'étude des admissions de mélancoliques de 1886 à 1894, conclut : « Chez la femme, la mélancolie tend évidemment à se montrer entre la quarantaine et la cinquantaine ; chez l'homme, lorsqu'il n'y a pas association de neurasthénie, c'est entre quarante-cinq et cinquante-cinq ans. »

Parmi 36 certificats où figurait le diagnostic mélancolie, Capgras a trouvé que 31 s'appliquaient à des malades âgés de plus de quarante-cinq ans, 5 seule- à des sujets au-dessous de cet âge.

Sur 23 cas de mélancolie affective que j'ai étudiés et qui ne pouvaient rentrer ni dans la démence précoce ni dans la dégénérescence mentale, ni dans la folie intermittente, ni dans l'hystérie, je trouve : aucun cas avant l'âge de trente ans ; 4 cas de trente à quarante-cinq ans ; 11 cas de quarante-cinq à soixante ans ; 8 cas au delà de soixante ans.

Il est bien certain que la grosse majorité des cas est

1. Toulouse. *Mélancolie sénile chez la femme.* Th. Paris, 1891.

2. *Diagn. et trait. de la mélancolie* (American Journal of Insanity, 1898), cité par Capgras.

en faveur de la thèse de Kraepelin. L'on a déjà rencontré, dans le cours de ce travail, les observations de malades que Kraepelin ferait rentrer dans ce groupe morbide[1]. Je reviendrai plus loin sur les 4 cas dissidents dont on peut discuter le diagnostic et qui peuvent apporter un élément dans la discussion du problème que nous abordons ici.

Je me bornerai à conclure que l'âge d'apparition de la mélancolie plaide en faveur de la thèse de Kraepelin.

Mais est-ce là une raison suffisante pour la rattacher à l'involution sénile, pour la rapprocher de la démence sénile? Voilà ce que je vais étudier maintenant.

Dans toute étude pathogénique, la question de terrain joue un rôle très important. Aussi commencerai-je cette discussion par l'étude de la vie antérieure des sujets atteints de mélancolie.

Prédisposition. — La mélancolie est placée par M. Magnan dans le cadre des psychoses simples, en dehors de la folie des dégénérés. C'est dire que pour lui on ne rencontre pas chez ces malades de tares dégénératives graves et qu'ils ont mené jusqu'à l'époque d'apparition de la maladie une vie en apparence normale.

Néanmoins on peut tirer quelques enseignements intéressants de l'étude de leurs antécédents.

D'une façon générale, les parents des malades ont présenté des troubles mentaux ou nerveux : Kraepelin note chez les parents ou grands-parents l'apoplexie cérébrale, la démence sénile et l'alcoolisme. Si l'on collectionne les observations de Capgras on trouve, dans les antécédents de la plupart de ses sujets, des

1. Voir Observations, p. 26 et suiv. II, III, IV, V, VI, VII, VIII.

accidents consistant en apoplexies, nervosisme, mélancolie, etc.

Dans mes propres observations et toutes les fois où j'ai pu obtenir des renseignements sur l'hérédité morbide des ascendants ou collatéraux (père, mère, frère et sœur), j'ai trouvé des antécédents, sauf dans un cas, celui d'Albert.

Quand on étudie la vie antérieure de ces malades, on s'aperçoit rapidement que, s'ils n'ont pas présenté de tares dégénératives graves, de syndromes épisodiques de dégénérescence, ils ont toujours ou presque toujours eu un caractère sombre, avec tendance aux craintes exagérées, aux préoccupations, aux scrupules et que l'existence d'un terrain psychopathique est évident.

Sur 7 malades j'ai des renseignements sur 4 seulement, mais ces renseignements sont affirmatifs.

Marthe. — Avarice sordide.

Albert. — Caractère sombre, très affecté par les malheurs qui l'atteignent ; a toujours été un timide et un craintif, présageant l'avenir sous de sombres couleurs, inquiet du lendemain, pensant au suicide lorsqu'il est atteint d'une affection des yeux.

Paul. — Tendances hypochondriaques ; se croit perdu à la moindre indisposition ; commotion cérébrale violente à la suite de la mort d'une enfant ; semble avoir un état de trouble mental qui dure deux jours.

Valentine. — Nerveuse, accès de dépression simple en 1871 terminé par guérison.

Si je collationne les observations de Capgras, je trouve sur 8 malades dont les antécédents personnels ont été recueillis, 7 cas dans lesquels sont notés du nervosisme, de l'émotivité, des préoccupations, des scrupules, une humeur sombre, parfois un accès de dépression dans la jeunesse. Kraepelin aussi nous parle du caractère facilement anxieux, enclin aux plaintes, de ces malades.

Nul doute ne peut donc subsister dans l'eprit : la plupart des mélancoliques sont des anormaux, chez lesquels l'humeur, habituellement sombre, devient nettement morbide sous l'influence du moindre choc émotif. Est-ce à dire que de ce chef la mélancolie dont ils sont atteints à une période de leur existence est le simple résultat de leur prédisposition morbide, que la mélancolie en un mot est une forme de la folie des dégénérés ?

Une telle opinion paraît inadmissible. J'ai indiqué plus haut les caractères des états mélancoliques des dégénérés. Apparaissant chez des individus profondément déséquilibrés, ils portent la marque de cet état de déséquilibration, ils ne sont que l'exagération de cet état. Les malades dont nous nous occupons actuellement, s'ils sont des tempéraments anormaux, n'ont pas manifesté pendant leur vie antérieure de signes nets de dégénérescence : leur vie a été d'une façon générale régulière, leur caractère sombre n'était pas inégal, en proie à ces sautes brusques, à ces impulsions irréfléchies qui rendent le dégénéré incapable de s'adapter à aucun milieu social. Si ce sont des prédisposés, ce ne sont pas des dégénérés.

En outre, le mode de développement progressif de l'affection, son évolution uniforme, l'apparition de l'anxiété qui paraît bien être la conséquence d'un trouble organique, les caractères du délire qui dérive de l'état affectif, tout plaide en faveur d'une hypothèse qui met cet état morbide sous la dépendance de causes pathologiques différentes d'un état constitutionnel du cerveau.

Jusqu'ici donc la mélancolie apparaît comme un

syndrome clinique qui se montre le plus souvent après quarante-cinq ans chez des sujets prédisposés, sous l'influence d'une cause surajoutée au terrain psychopathique sur laquelle elle se développe.

Mais, avant de rechercher si l'on peut, dans l'état actuel de nos connaissances, déterminer la nature de cette cause, il me faut envisager encore une dernière question qui a trait aux rapports de la mélancolie et de la dégénérescence mentale.

J'ai dit, il y a un instant, que si j'avais rencontré le plus souvent la mélancolie chez des sujets âgés de plus de quarante-cinq ans, on la trouve cependant avant cet âge. Les partisans de la réduction de la mélancolie en psychose d'involution ne s'embarrassent pas trop de ces faits en contradiction avec leur théorie et la tranchent d'une façon simple en considérant ces cas comme le résultat de la dégénérescence, s'ils éclosent chez un sujet fortement taré. Mais, lorsque l'évolution et les signes de la maladie sont semblables à l'évolution et aux signes de la mélancolie affective pure, une telle conclusion est-elle légitime ? L'examen du cas suivant me permettra, sinon de trancher cette question, tout au moins de la préciser et de montrer à quelles singulières difficultés se heurtent toutes ces questions de nosographie.

Observation XII. — Suzanne, trente ans, sans profession, entrée dans le service de M. le Dr Sérieux le 20 février 1901, sortie très améliorée le 28 mai 1902.

A. H., mère nerveuse, déséquilibrée : a toujours manifesté une profonde aversion pour sa fille, parce que, pendant sa grossesse, elle croyait avoir un garçon ; internement pour état délirant indéterminé, il y a huit ans, dure huit mois.

Un oncle maternel imbécile, interné.

A. P., a toujours été craintive, impressionnable, toujours préoccupée, nerveuse à l'excès ; pendant sa grossesse manifeste une grande terreur des chiens, craignait de devenir enragée, stigmates physiques de dégénérescence.

Couches en mai 1900. Peu de temps après, devient sombre, déprimée et triste ; cet état reste stationnaire pendant trois mois, au bout desquels il s'aggrave ; la malade accuse à tort sa bonne de lui avoir volé 200 francs ; puis s'apercevant de son erreur, elle est prise de violents remords, s'accuse sans cesse, est anxieuse, croit que, pour la punir, on va la tuer, a des idées de suicide.

Cet état ne s'amendant pas, on l'interne.

Suzanne est, à l'entrée, triste, déprimée, ne parle qu'à voix basse et avec une extrême lenteur, s'accuse d'avoir commis tous les crimes imaginables, de n'avoir obéi à aucun des commandements de Dieu ; elle pourrait, dit-elle, faire tout un volume avec tous les crimes qu'elle a commis : « Oh ! j'en ai fait, j'en ai fait, j'en ai trop fait, répète-t-elle. » D'abord elle n'a pas aimé ses parents, elle n'a pas aimé son mari, elle ne s'est pas consacrée à son salut ; il est un homme d'argent et il sera damné parce qu'elle ne l'a pas détourné de cette voie. Le châtiment sera terrible ; elle a entendu une voix lui dire : « Sale juive, tu seras enterrée vivante, tu seras damnée pendant l'éternité. »

La malade est tantôt simplement déprimée, tantôt anxieuse ; mais dans les deux cas, elle parle peu, ne paraît rassembler que fort difficilement ses idées.

Elle écrit parfois, mais lentement, elle reproduit alors les commandements de Dieu, toute une série de proverbes et s'accuse d'avoir transgressé leurs enseignements.

Dans les crises d'anxiété, les idées de suicide sont très marquées ; un jour, elle essaie de se jeter par les fenêtres, un autre, elle tente de mettre le feu à ses robes. Cet état reste semblable à lui-même jusqu'en octobre où apparaissent quelques idées de domination. Elle a parfois des accès de rire non motivés : « Ce n'est pas volontaire, dit-elle, ce n'est pas moi qui me conduis ; ma pensée ne m'appartient pas ; je n'ai pas ma volonté. »

L'arrêt psychique est moins grand ; la malade parle beaucoup plus volontiers. Mais elle trouve tout changé autour d'elle ; elle ne veut pas reconnaître son mari ; elle prétend être en enfer : la terre, où elle vivait autrefois, est extrêmement loin ; quoique tout ressemble ici à la terre, ce n'est pas la terre ; c'est fait en terre et ce n'est pas pareil. « Les personnes qui habitent cet enfer surgissent tout d'une pièce, elles ont été créées spontanément. »

Troubles de la notion du temps dont elle se rend compte elle-même.

L'état s'améliore ; en mars 1902, Suzanne s'occupe, est loquace, répète encore les mêmes idées délirantes, mais ne paraît plus y attacher qu'une croyance limitée.

En mai, elle se rend compte de tout ce qui s'est passé et sort très améliorée à la fin de ce mois.

Voilà donc un cas de mélancolie, se développant chez une personne héréditairement et personnellement tarée. Devons-nous faire de la maladie dont elle est atteinte un syndrome de dégénérescence ? je ne le crois pas. Il s'agit bien d'un cas de mélancolie affective qui s'est développé après une phase de dépression et où le délire est secondaire ; ce délire, l'état mental du sujet revêtent tous les caractères qui sont assignés à la mélancolie affective. Si l'on ne veut pas englober dans la dégénérescence toutes les formes de mélancolie, il est impossible d'y englober ce cas, et si l'on donne quelque valeur aux signes qui caractérisent la mélancolie d'involution sénile, nous sommes obligés de rapprocher ce cas de ceux que Kraepelin place dans ce grand cadre morbide.

Pour toutes ces raisons, nous nous voyons entraînés à retrancher du cadre de la dégénérescence mentale toutes les formes pures de mélancolie affective, et à ne voir dans celle-ci qu'une prédisposition à l'éclosion de la maladie.

L'involution sénile. — L'involution sénile est caractérisée par « l'insuffisance de l'assimilation et de la désassimilation dont la conséquence est la dégénérescence des éléments nobles et l'accroissement du tissu conjonctif[1] ».

Cette involution se manifeste par un certain nombre de phénomènes anatomiques et cliniques, tellement connus de tous que je me bornerai à les résumer brièvement; ce sont :

Du côté de l'appareil digestif : la diminution de l'appétit et de l'ingestion de substances alimentaires, la chute des dents, l'atrophie des villosités et des fibres musculaires intestinales, la sclérose du pancréas et du foie;

Du côté de l'appareil circulatoire, une sclérose diffuse plus ou moins accentuée, une diminution de l'hématopoièse, une diminution du nombre des globules, de la fibrine et de l'hémoglobine;

Du côté de l'appareil urinaire, la sclérose du rein, l'abaissement du taux de l'urée et de l'acide phosphorique dans l'urine;

Du côté de l'appareil génital, chez l'homme, la flaccidité de la verge, la diminution de poids et de volume des testicules, du nombre et de la mobilité des spermatozoïdes, la rareté et la faiblesse de l'érection ; chez la femme, la flaccidité des grandes lèvres, la sclérose du vagin, l'atrophie des reins, des ovaires, l'oblitération des trompes, la diminution du volume de l'utérus ;

Du côté du système nerveux, l'atrophie des cellules de la substance grise du cerveau se traduisant par les altérations de la mémoire, de l'association des idées,

1. Le Noir. *L'involution sénile. Traité de pathologie générale.* Bouchard.

: l'attention, la diminution de l'affectivité, les ten-ınces égocentriques, l'affaiblissement de la sensibi-é générale et des réflexes ;

Du côté des organes des sens, la diminution des ›uités visuelle et olfactive ;

Enfin l'abaissement de la température périphérique.

Tous ces signes cliniques peuvent se rencontrer et ; se rencontrent souvent dans la mélancolie. Krae-:lin note chez les mélancoliques la fréquence des sions due à l'artério-sclérose, lésions à tant de titres mblables à celles de l'involution sénile. Aussi ces pprochements plaident-ils en faveur de la théorie de ·acpelin. Mais n'est-ce là qu'une apparence ou est-ce ute la réalité? Tous les cas de mélancolie sont-ils nction directe de l'involution sénile et doivent-ils :nir se grouper à côté de la démence du même nom, ı bien l'involution sénile n'est-elle qu'un facteur ırmi beaucoup d'autres qui concourent à l'éclosion : la maladie?

L'on doit envisager deux groupes de faits.

Dans le premier la mélancolie n'est que le premier ade d'un processus morbide qui aboutit à la démence nile. En voici un exemple typique.

Observation XIII. — Fernand, soixante et onze ans, uquiniste, entré à Ville-Évrard (service de M. le Sérieux) le 27 août 1901.

A. H., inconnus.

A. P., depuis quelques années se montre soucieux sans ison, sombre.

En 1900, tombe sur les quais, faiblesse des jambes.

Puis le malade a de plus en plus de peine à rassem-er ses idées, il ne s'exprime qu'avec difficulté, il ne ouve pas ses mots. Enfin il y a quatre mois il devient xieux, a des idées de culpabilité, se reproche d'avoir ruiné s enfants, prétend ne plus avoir le droit de manger, refuse toute alimentation, essaie de se couper la gorge. On l'interne.

Fernand donne à l'entrée l'impression d'un affaibli qui conserve quelque conscience de son état ; il s'exprime très difficilement, s'en aperçoit et en souffre ; les paroles sont coupées par de longs silences pendant lesquels il paraît chercher à rassembler ses idées. Celles-ci sont d'ailleurs très imprécises ; ses souvenirs sont extrêmement vagues, surtout ceux qui se rapportent aux dernières années de sa vie ; le lendemain de son entrée, il ne peut dire depuis combien de temps il est à l'asile ; il ne sait plus à quelle époque il s'est retiré des affaires. L'attention est très difficile à fixer.

Quelques idées hypochondriaques, quelques idées de ruine.

Paresthésie, il lui semble que la moitié droite de sa lèvre inférieure ne fonctionne pas.

Faiblesse des jambes, surtout à droite. Langue déviée à droite. Dureté des artères.

L'anxiété apparaît peu de temps après son entrée ; il réclame du poison ; il s'est mal conduit vis-à-vis de ses enfants, il a ruiné sa famille en faisant des dépenses exagérées, il mérite tous les châtiments.

Pendant les deux premiers mois de son séjour Fernand est tantôt déprimé, sombre, ne parlant pas, tantôt anxieux, gémisseur, plein de craintes et d'inquiétude sur le sort des siens, ne dormant pas la nuit où il se lève souvent en proie à des frayeurs intenses, refusant les aliments, s'accusant sans cesse, demandant la mort.

Puis à la fin d'octobre il devient gâteux.

En novembre l'anxiété disparaît.

En janvier la déchéance intellectuelle est arrivée, presque totale ; c'est la démence sénile. Fernand ne sait pas où il est, ne se rappelle que fort peu les événements de sa vie passée ; il n'est plus triste, il rit même parfois. Il reconnaît encore ses parents lorsqu'ils viennent le voir, mais paraît totalement les ignorer lorsqu'ils sont absents. De ses inquiétudes passées, il lui reste seulement la crainte qu'on ne le mette à la porte de cette maison.

Il est gâteux et la faiblesse des jambes est extrême.

Comme on le voit par ce cas, l'état mélancolique, quoique nettement caractérisé, dure peu de temps ; il apparaît au milieu de tout un cortège de signes physiques et mentaux qui indiquent une altération grave des cellules de l'écorce, il disparaît pour laisser la place à une démence caractérisée surtout par l'indifférence, les troubles de la mémoire et de l'attention, démence profonde, accompagnée de tous les signes de la sénilité. Il s'agit donc là, en fait, d'états mélancoliques survenant au cours de la démence sénile. Il est inutile de créer pour eux une forme spéciale : la mélancolie d'involution ; ils appartiennent au groupe symptomatique que nous avons déjà étudié et viennent se ranger avec la démence sénile, à laquelle ils appartiennent à côté des états mélancoliques survenant au cours des lésions organiques circonscrites ou diffuses du cerveau.

Dans le second groupe de faits, il s'agit de mélancolies affectives pures. La maladie ne se termine pas toujours alors par la démence. La curabilité est d'autant plus grande que le sujet est moins âgé. Le nombre des guérisons est de 40 p. 100 au-dessous de cinquante-cinq ans, de 25 p. 100 au-dessus (Kraepelin).

Cette proportion relativement élevée de guérisons me paraît déjà militer contre l'idée que ces mélancolies sont le résultat uniquement de l'involution sénile, car les modifications organiques qui caractérisent cet état ne rétrocèdent généralement pas.

D'un autre côté, les caractères de la démence mélancolique sont bien différents de ceux de la démence sénile. Le malade en effet continue en général à être bien orienté dans le temps et dans l'espace ; il n'a pas de troubles accentués de la mémoire, il sait les événements qui se passent autour de lui, il connaît les personnes de son entourage. Mais son affectivité se réduit; s'il pleure et gémit, ce sont là des plaintes, des gémissements stéréotypés, se reproduisant d'une façon quasi automatique; ces phénomènes ne répondent plus en lui à des émotions nettement perçues. Les caractères de cet affaiblissement intellectuel sont beaucoup plus proches de ceux de la démence précoce que de ceux de la démence sénile; aussi me paraît-il impossible de les confondre avec cette dernière.

Enfin, si certains cas de mélancolie dite d'involution sénile s'éloignent des états mélancoliques de la démence sénile, ils se rapprochent de ceux observés avant quarante-cinq ans, cas que l'on ne peut sans forcer les faits rattacher à aucune des maladies décrites jusqu'ici.

J'ai cité plus haut l'un de ces cas : en voici un plus caractéristique encore.

Observation XIV. — Pauline, trente et un ans, entre à l'asile de Clermont le 6 mai 1903. (Service de M. le Dr Boiteux.)

A. H. ?

Il y a quatre ans, à la suite d'une déception (mariage manqué), la malade devient triste, elle se décourage, puis survient de la douleur morale avec idées de suicide.

Traitée successivement dans une maison de santé privée, à la Salpêtrière, à Sainte-Anne, à Maison-Blanche, elle entre à l'asile de Clermont.

Depuis son entrée la malade présente de la douleur morale avec idées délirantes multiples. Elle est toujours dans un état d'attente anxieuse considérable, criant, gémissant, sans cesse. Souvent prostrée, elle répond aux questions qu'on lui adresse par des lamentations, des sanglots. Elle demande alors la mort pour échapper aux supplices qui l'attendent : « On va me faire souffrir, dit-elle; je vais tout endurer; le monde entier sera sur mon corps. On va me jeter vivante dans l'égoût où l'on jette les cadavres ; j'y resterai vivante sans lumière, sans respirer, sans rien. » Ce supplice durera des milliards d'années car elle souffrira « tant que le monde sera monde ».

Elle répète ses plaintes à tout venant d'une façon monotone.

Néanmoins elle ne paraît pas avoir d'affaiblissement intellectuel; bien orientée dans le temps et dans le milieu, elle répond correctement aux questions qu'on lui pose, lorsqu'on parvient à la distraire de l'objet de son délire.

La dépression est accentuée ; la douleur morale occupe surtout la scène.

Pas de stigmates de dégénérescence ; pas de stigmates hystériques.

On ne peut rattacher ce cas ni à la dégénérescence mentale, ni à la démence précoce ; la date éloignée du début de l'affection, le caractère nettement affectif de la mélancolie, le délire écartent l'hypothèse de folie intermittente. Il ne reste de possible que le diagnostic de mélancolie affective.

Les cas semblables, s'ils ne sont pas aussi fréquents que le prétendaient les anciens auteurs, sont encore assez nombreux (j'en ai observé 4) pour légitimer la conservation de la mélancolie affective avant l'âge de quarante-cinq ans.

En résumé donc parmi les cas de mélancolie d'involution sénile, il en est qui ne sont que des modalités d'évolution de la démence sénile, tandis que les autres sont des cas de mélancolie affective se produisant à un âge un peu avancé de la vie, mais qui ne peuvent être cliniquement différenciés de ceux qui appartiennent à une époque antérieure. Si les phénomènes d'involution sénile peuvent être un facteur dans l'éclosion de ces accidents, ils ne sont pas le seul facteur. Aussi passerons-nous rapidement en revue les différents phénomènes morbides auxquels on a fait jouer un rôle dans la production de l'affection. Disons immédiatement qu'aucune de ces causes n'apparaît comme nettement spécifique.

Causes morales. — Ces causes ont été invoquées par les auteurs les plus anciens : des chocs moraux marquent en effet souvent le début de l'affection. Charles devient triste à la suite de l'échec d'un mariage projeté. Valentine est anxieuse après la mort de son mari, qui la laisse au milieu d'une situation embarrasséee. Laurence, une autre de mes malades, fait un accès de dépression mélancolique à l'âge de cinquante-huit ans à la suite du décès de son mari, un second accès à la mort d'un de ses enfants, etc. Les exemples sont nombreux et il n'est pas d'auteur qui n'en signale.

Toute émotion ayant une tendance à désorganiser les synthèses normales, on peut concevoir que le choc émotionnel crée un état de dépression et engendre ainsi l'état mélancolique. Mais les chocs moraux sont nombreux dans la vie, et les états mélancoliques relativement rares. Aussi, même en admettant que l'état émotionnel n'est pas, comme il arrive dans bien des cas, la première manifestation affective d'un état mélancolique qui avait évolué jusque-là sous sa forme dépressive (voir le cas de Paul), même en concédant au choc moral une action réelle, il faut admettre que ce choc ne peut engendrer la maladie que chez des sujets chez lesquels la réceptivité morbide était grande, soit par un état de prédisposition constitutionnelle, soit par une quelconque des autres causes que j'ai déjà étudiées ou que je vais maintenant passer en revue.

Ce que je viens de dire des chocs moraux, on peut le dire aussi des chocs physiques, signalés souvent parmi les causes déterminantes (Observ. V, Paul).

Enfin les mêmes considérations s'appliquent au surmenage (Albert). Toutes ces causes peuvent d'ailleurs se trouver réunies chez le même sujet ; on rencontre fréquemment le surmenage joint aux déceptions, lorsqu'un travail excessif n'a pas amené les résultats heureux en vue desquels le sujet se surmenait.

Causes pathologiques. — La mélancolie affective peut se développer au cours ou à la suite de diverses *maladies infectieuses*. La *fièvre typhoïde* peut débuter par un accès franc de mélancolie avec anxiété et idées délirantes caractéristiques ; on peut observer aussi la mélancolie dans la période de convalescence de l'affection ; mais le plus souvent c'est bien plutôt par des états de torpeur, de stupeur pseudo-démentielle, comme MM. Toulouse et Roubinovitch[1] en publient un cas, que l'affection se traduit lorsqu'elle donne lieu à des manifestations mentales.

La *tuberculose* est, parmi les maladies infectieuses, une de celles sur lesquelles se développe le plus fréquemment la mélancolie. On peut voir en effet la mélancolie marquer le début de l'affection. M. Bienvenu[2] a publié jadis 3 cas de mélancolie au cours de granulies tuberculeuses.

Tous les cas de mélancolie chez les tuberculeux doivent d'ailleurs être étudiés avec attention pour rechercher laquelle des deux maladies est la première en date, car il n'est pas rare de voir la tuberculose se développer chez des mélancoliques, sujets qui, s'alimentant insuffisamment, sont souvent la proie de cette affection.

On observe la mélancolie chez les *syphilitiques* et chez les sujets atteints d'autres maladies vénériennes.

1. *La mélancolie.*
2. Bienvenu. Société médico-psychologique, 1904.

Mais il faut distinguer dans ces cas deux groupes de faits.

Dans le premier, il s'agit de cas de mélancolie vraie chez des sujets syphilitiques ou atteints de toute autre maladie vénérienne; l'idée de cette maladie n'entre pas ou n'entre qu'à titre accessoire ou épisodique dans leur délire, et il n'est pas possible, dans l'état actuel de nos connaissances, de déterminer s'il existe une relation entre l'affection somatique et le trouble mental.

Dans le second, il s'agit de sujets dégénérés, profondément tarés, chez lesquels les obsessions, les préoccupations obsédantes se développent sous la cause la plus banale. Toute maladie vénérienne est l'occasion de préoccupations, de reproches, de remords, de véritables accès de mélancolie, au cours desquels la maladie dont ils sont atteints leur apparaît comme une honte, à laquelle ils rapportent tous les troubles qu'ils éprouvent. Il s'agit là d'accès de mélancolie chez des dégénérés : la syphilis n'a pas tant agi directement que comme simple phénomène de fixation des préoccupations habituelles, par le mystère dont cette maladie est encore entourée dans l'esprit du public et par le caractère d'opprobre qui lui est attaché.

C'est probablement à des infections ou à des auto-intoxications qu'il faut rattacher les cas de mélancolie qui surviennent après l'*accouchement*. Les phénomènes morbides n'apparaissent généralement qu'un certain temps après les couches. D'abord on remarque des modifications du caractère, de la tristesse sans cause, de l'irritabilité, de la dépression. Puis éclatent la douleur morale, l'anxiété et les idées délirantes caractéristiques (Observ. XII).

A côté des mélancolies de la puerpéralité, il faut placer les mélancolies de la *ménopause;* bien qu'il soit impossible de dire les relations qui unissent l'état mental morbide à cette phase de la vie génitale, c'est là un fait constaté par tous les auteurs, et dont font foi quelques-unes de mes observations.

Quant aux mélancolies de la *puberté*, je les crois beaucoup moins fréquentes, ces états n'étant le plus souvent que le premier stade de développement de la démence précoce.

La mélancolie existerait dans la *goutte* et le *diabète* au cours duquel, d'après Legrand du Saulle, les idées de suicide sont fréquentes[1].

On peut l'observer au cours des *affections du foie*. M. Joffroy insiste sur ce fait que la mélancolie s'accompagne souvent de lésions de cet organe. Hammond a décrit des mélancolies en relation avec des abcès du foie qui disparurent après guérison de ces abcès[2].

Les cardiaques présentent parfois des états de dépression mélancolique, qui évoluent parallèlement aux symptômes physiques, ainsi que l'a constaté M. Huchard[3]. J'ai eu moi-même l'occasion d'observer une malade, qui entra à l'asile dans un état de dépression, accompagnée d'anxiété, avec idées hypochondriaques; elle prétendait qu'un oiseau était dans sa poitrine qui lui mangeait le cœur; cette malade artério-scléreuse avait de fréquentes palpitations. L'examen physique révéla de la dilatation de l'aorte avec insuffisance aortique. Les symptômes fonctionnels s'étant amendés, les troubles mentaux s'atténuèrent, et la malade, plus gaie, abandonna ses préoccupations hypochondriaques.

Je ne reviendrai ici ni sur l'artério-sclérose, ni sur

1. *Gazette des hôpitaux*, 1877.
2. *Annales médico-psychologiques*, 1881, p. 143.
3. *Le cerveau cardiaque*. Bull. méd., 8 mars 1891.

les autres troubles organiques du cerveau au cours desquels l'on remontre des états mélancoliques, puisque j'en ai déjà parlé dans un chapitre antérieur.

Mais on peut observer la mélancolie au cours de certaines affections nerveuses.

Les *névralgies* peuvent être le point de départ d'accès mélancoliques qui sont accompagnés d'idées hypochondriaques. Certains auteurs allemands et russes ont décrit, sous le nom de *Dysthymia neuralgica* une variété de mélancolie dans laquelle la douleur morale a pour base une souffrance physique réelle, le plus souvent une névralgie. Il ne faut voir sans doute dans ces cas, comme le pense Krafft-Ebing, qu'une forme de mélancolie hypochondriaque, qui se développe sur un accès névralgique. Il existe des cas d'ailleurs où l'état psychique morbide était complètement développé, lorsqu'est apparue la névralgie : celle-ci n'a fait que fixer les préoccupations hypochondriaques qui existaient déjà.

Beaucoup d'autres causes ont été invoquées dans l'éclosion de la mélancolie : des *intoxications* (*alcoolisme*, *morphinisme*, *cocaïnisme*), le *goitre exophthalmique*, les *altérations de la glande thyroïde*, les *lésions rénales*, etc., il n'est pas de maladie somatique sur laquelle ne puisse se greffer la psychose : aussi peut-on dire qu'aucune de ces affections ne joue un rôle plus particulièrement important dans l'éclosion de l'affection.

Je crois que l'on peut concevoir l'affection sous un autre jour : c'est la forme sous laquelle M. Joffroy la considère qui me paraît répondre le mieux à la réalité des faits. La mélancolie affective, la mélancolie pure, essentielle des anciens auteurs et de certains auteurs modernes est un syndrome, et beaucoup de maladies diverses concourent à sa production ; elle n'est pas plus fonction de l'involution sénile, que de la tuberculose, de la puerpéralité ou de toute autre affection déterminée, elle est le résultat de deux facteurs principaux : un cerveau prédisposé et un état organique qui se trouve réalisé à la suite des causes les plus diverses, de toutes les causes que j'ai énumérées plus haut et d'autres encore, qui nous sont actuellement inconnues, toutes causes qui, comme le dit M. Dumas, ont une action déprimante sur le système nerveux et créent en lui un état d'épuisement.

J'ai insisté déjà longuement sur les troubles physiques qui accompagnent la mélancolie : ces troubles physiques ont ici une importance capitale. Tous les auteurs les ont remarqués, et il n'est peut-être pas de psychose où les troubles somatiques soient aussi accentués que dans celle-ci. Souvent la maladie débute par des troubles digestifs, de l'anorexie, de la constipation, un état de malaise physique, de lassitude, d'abattement qui indiquent que tout l'organisme est envahi par un processus pathologique. Puis ce sont l'exagération des troubles digestifs, la diminution de toutes les sécrétions, les modifications du taux et de la composition des urines, les troubles de la respiration et de la circulation, le ralentissement des échanges, la faiblesse musculaire, etc. Les phénomènes de dépression mentale, le ralentissement psychique, l'affaiblissement des processus moteurs qui accompagnent la tristesse passive ne sont probablement, eux aussi, que le résultat des mêmes troubles généraux dans l'écorce du cerveau.

Les phénomènes d'anxiété, de douleur morale aiguë se trouvent accompagnés de modifications physiologiques de nature un peu différente que j'ai étudiés plus haut. Ces phénomènes se développent d'ailleurs sur le fonds de dépression primitive, et si l'activité des organes paraît plus vive dans ces cas, si la respiration est accélérée, si le cœur bat plus vite, c'est là une activité toute factice, car, malgré son accélération, la respiration reste superficielle et irrégulière, et, malgré l'augmentation des pulsations, la tension artérielle ne se trouve guère relevée. Les autres troubles somatiques restent aussi nombreux, aussi accentués dans la douleur morale aiguë que dans la dépression simple.

Or tous ces troubles somatiques se rencontrent à la suite des affections les plus diverses, ils peuvent être le résultat de toutes celles que nous avons passé en revue, ils peuvent être la conséquence d'auto-intoxications, de troubles des sécrétions internes, d'altérations de l'organisme que dans l'état actuel de nos connaissances nous ne pouvons encore déterminer. Que parmi toutes ces causes, la ménopause, les modifications de l'organisme qui accompagnent cet acte physiologique important, ou qui traduisent l'insénesnence, jouent un rôle considérable, je suis prêt à l'admettre, et l'âge fréquent d'éclosion de la maladie est une preuve en faveur de cette hypothèse, à la condition qu'on ne veuille pas y voir une cause unique, privilégiée, le seul facteur d'éclosion de la maladie, mais une cause parmi beaucoup d'autres qui contribuent à créer un certain état organique d'où va jaillir la mélancolie, dans certaines autres conditions sur lesquelles je vais maintenant insister. Quoi qu'il en soit, cette première partie de notre argumention nous conduit à trouver à la base de la mélancolie un certain nombre de troubles somatiques que l'on peut exprimer sous la formule très générale de ralentissement de toutes les fonctions physiologiques.

Mais comment la mélancolie — état psychique — est-elle fonction de cet ensemble de troubles somatiques ? « On admet, dit Capgras, depuis les recherches de Wernicke que dans les territoires de projection de l'écorce sont représentés tous les organes, appareils et tissus du corps ; les changements que subissent ces derniers retentissent dans le manteau cortical sous forme de perceptions ou d'images... « Quand tous les nerfs sensitifs venus des muscles, des tendons, des articulations, des aponévroses, des parois viscérales, des glandes viennent apporter uniformément au cerveau la sensation d'amoindrissement, de déchéance, les idées correspondantes s'organisent... Au bout d'un certain temps, l'esprit ne peut plus concevoir que des choses de même sens ; il interprète tout en harmonie avec ce cran de misère, de tristesse où le voilà fixé. » (Maurice de Fleury.) Le vague sentiment de bien-être qui, chez l'adulte, résulte du bon fonctionnement des éléments anatomiques, subit donc une atteinte profonde et se transforme en un état cœnesthétique pénible. La mélancolie présénile n'est en résumé que la conscience de la fatigue générale de l'organisme. »

Ce que Capgras dit ici de la mélancolie présénile, on pourrait le dire de toute autre forme de mélancolie. Mais une telle explication est-elle plausible ?

Je la crois très valable pour les états de dépression et d'anxiété simples, sans délire où l'état psychique ne dépasse pas la conscience immédiate des troubles organiques, à la condition toutefois d'ajouter que les phénomènes de tristesse passive, le sentiment pénible qui accompagne la dépression générale de l'organisme sont fonction non seulement de troubles somatiques périphériques, mais aussi de troubles cérébraux caractérisés par le ralentissement psychique.

Mais cette explication me semble insuffisante devant les phénomènes cérébraux qui constituent le délire. La dépression générale de l'organisme est un fait fréquent dans la vie de tous les hommes, et cependant le délire mélancolique est un fait relativement rare. D'un autre côté, si la dépression générale de l'organisme constitue un aspect important de l'affection, il faut bien avouer que l'état mental constitue un phénomène qui n'est rien moins que négligeable. Or, bien qu'il soit très net dans la mélancolie, l'état de dépression organique est souvent beaucoup moins accusé que dans certaines maladies générales débilitantes qui ne s'accompagnent pas de troubles mentaux. Si l'état organique général est nécessaire pour créer le syndrome mélancolique, il ne semble donc pas suffisant et force est de faire intervenir ici un nouvel ensemble de causes.

Cet ensemble on peut le désigner sous le nom très général de prédisposition, sans préjuger en rien de la nature de cette prédisposition.

L'examen des faits a montré la fréquence des antécédents nerveux chez les ascendants des malades; il a montré que la plupart d'entre eux étaient, sinon des individus lourdement tarés, au moins des anormaux, des préoccupés, des obsédés, des scrupuleux. Sans doute, chez de tels sujets les synthèses sont instables. Les états affectifs, résultats des modifications organiques y sont tout-puissants pour former des groupes d'associations qui tendent à se substituer à ceux qui sont normalement formés par l'apport bien équilibré des sensations antérieures: les émotions, les états affectifs qui, chez un individu normal, créent un simple état de dépression transitoire, mais qui ne déforment pas son jugement, bouleversent chez eux les associations normales, et organisent toutes les représentations dans le sens de leurs fins propres. Cette instabilité mentale explique la facilité avec laquelle les états affectifs créent des conceptions fausses, et l'état de croyance par lequel l'esprit s'attache immédiatement aux conceptions ainsi formées.

Ainsi donc la mélancolie nous apparaît comme le retentissement sur un cerveau prédisposé de certains troubles organiques caractérisés par le ralentissement des fonctions physiologiques normales. C'est là une formule encore vague, mais qui ne peut être précisée davantage dans l'impossibilité, où nous nous trouvons encore aujourd'hui, d'étudier les phénomènes délicats qui se passent dans l'intimité de nos tissus, et dans l'ignorance, où nous sommes, des relations réelles qui existent entre ce que nous appelons phénomènes physiques et phénomènes psychiques.

Mais cette formule permet de comprendre la mélancolie d'une façon large, elle montre qu'il ne faut pas voir en elle une entité morbide, mais un état pathologique conditionné par de nombreux facteurs et qui peut être réalisé par des affections très différentes.

Elle s'applique aussi bien aux états mélancoliques symptomatiques d'affections bien déterminées qu'à la mélancolie affective, et indique qu'on ne peut séparer ces états les uns des autres, au point de vue de leur mode de constitution intime. Cette explication du délire de la mélancolie affective peut à plus forte raison s'appliquer à la mélancolie des dégénérés, elle peut s'appliquer à la mélancolie de la démence précoce, de la paralysie générale, des lésions organiques du cerveau. Que l'on remplace dans ces cas l'instabilité mentale que j'ai invoquée, par l'affaiblissement intellectuel progressif et l'on verra que, ici comme là, le délire s'installe sur la désorganisation des synthèses normales, que cette désorganisation soit le résultat d'un vice cérébral antérieur au début de la maladie ou qu'il soit le résultat des lésions cérébrales déterminées par l'évolution d'une maladie accidentelle.

Ces rapprochements conduisent donc à ne voir dans les cas de mélancolie que des états mélancoliques, dont les uns se ramènent facilement à des groupes morbides bien déterminés, et dont les autres restent encore isolés, parce que la pathologie mentale est une terre fort peu connue et que parmi les malades, qui se présentent à l'examen de l'aliéniste, il en est un grand nombre que l'on ne peut actuellement classer.

CHAPITRE VI

TRAITEMENT

I. — ÉTATS MÉLANCOLIQUES AIGUS. HYGIÈNE GÉNÉRALE

Comme l'on ne connaît pas d'une façon certaine les facteurs pathogéniques qui concourent au développement des états mélancoliques, le traitement ne saurait être que symptomatique.

Il consiste à mettre le malade dans le milieu le plus propice à une évolution favorable, et à traiter autant que possible les accidents aigus.

L'isolement répond au premier désideratum. Avant tout il faut soustraire le mélancolique au milieu dans lequel il peut trouver un aliment à ses préoccupations habituelles. Il faut en outre le soustraire à tous les chocs moraux qui, en augmentant les troubles de la synthèse mentale, pourraient aggraver encore son état morbide. Enfin les idées ou les tentatives de suicide qui peuvent surgir brusquement nécessitent une surveillance continue.

Mais on peut isoler le malade en l'internant, ou en le soignant en dehors d'un établissement fermé.

Le premier point est de le soustraire à son milieu habituel. Dans le cas de dépression mélancolique légère, sans anxiété, sans phénomènes de stupeur, sans idées délirantes, lorsque la maladie survient à la suite d'un violent choc moral chez un sujet prédisposé, l'internement n'est pas toujours nécessaire. On peut laisser une certaine liberté au malade, ne le surveiller que de loin. Dans ces cas mêmes, l'internement, par le choc moral qu'il peut déterminer chez un sujet trop conscient, sera parfois préjudiciable.

Mais dans tous les cas de mélancolie avec douleur morale, dans ceux où apparaissent les idées délirantes, où la maladie s'est installée lentement, insidieusement, sans cause extérieure appréciable, l'internement est nécessaire. Il doit se faire le plus tôt possible, car la surveillance doit être incessante, les impulsions au suicide pouvant surgir tout à coup, même chez un sujet qui n'avait jusque-là présenté aucune idée de suicide.

L'internement est, outre une mesure d'assistance, une mesure de préservation. Nous avons vu que, bien que le mélancolique soit surtout dangereux pour lui-même, il peut, lorsque les idées délirantes revêtent certaines formes, concevoir l'idée de la mort non seulement pour lui-même mais pour les siens, et l'on voit des parents donner la mort à leurs enfants avant de se tuer eux-mêmes, pour les sauver de l'opprobre qu'ils croient leur avoir fait encourir, ou de l'expiation qui doit atteindre toute leur descendance.

L'internement doit être précoce, car c'est seulement alors que l'on a des chances de voir la maladie rétrocéder. Cette observation s'applique d'ailleurs à toutes les psychoses ; bien souvent les malades ne sont isolés que lorsque la maladie est arrivée à la phase démentielle et lorsqu'ils n'ont plus aucun bénéfice à retirer de l'internement.

Le séjour à l'asile ne doit pas être seulement un mode d'isolement, il doit être encore un moyen de traitement, c'est-à-dire qu'à l'asile doivent se trouver réalisées toutes les conditions pour faire le traitement individuel de chaque mélancolique. Ces conditions ne se trouvent malheureusement pas remplies dans la plupart de nos asiles français. En outre, par suite de l'accumulation énorme de malades très différents dans des sections peu nombreuses et construites sur un type identique, le médecin ne sait, par suite du nombre insuffisant du personnel de surveillance, comment concilier la surveillance continue qu'exige l'état du mélancolique, avec le milieu de calme et de tranquillité qui lui conviendrait. Nous avons vu dans certains asiles des mélancoliques anxieux mis en cellule ou traités dans des quartiers d'agités parce que c'était le seul endroit où une surveillance un peu continue fût établie.

Aussi conçoit-on que ces inconvénients aient eu pour résultat de soulever la critique contre le placement des mélancoliques dans les asiles. C'est ainsi que Guislain écrit : « On imaginerait à tort que la séquestration dans une maison spéciale est rigoureusement exigée pour le traitement de tous les mélancoliques. Au contraire, je ne crains pas de le dire, on voit plus d'une fois le cas des malades s'aggraver malgré la bonne organisation de l'établissement. Il y existe souvent trop de tumulte, on y rencontre trop d'impressions pénibles ; le malade, surtout les premiers jours de son admission, s'y sent désagréablement affecté. D'ailleurs on ne saurait avoir pour lui les soins de tous les instants que lui prodigueraient dans d'autres circonstances une épouse, un époux, un enfant, un ami. »

Pour que le traitement des mélancoliques à l'asile fût vraiment possible, il faudrait que la plupart de nos prétendus établissements de traitement, qui ne sont comme, on l'a fort bien dit, que de vastes garderies, fussent totalement réformés. Il faudrait que le traitement y devînt absolument individuel.

Les réformes à accomplir pour obtenir ce résultat sont nombreuses et de divers ordres ; on peut, au point de vue des mélancoliques, les résumer ainsi :

Augmentation du nombre des médecins traitants :

Augmentation du personnel de surveillance.

Suppression de tout moyen de contention.

Création de quartiers d'alitement et de surveillance continue.

Liberté beaucoup plus grande accordée au malade.

Nous n'insisterons pas sur l'augmentation du nombre des médecins traitants, la question est discutée depuis longtemps. Dans son très remarquable rapport sur « l'assistance des aliénés en France, en Allemagne, en Écosse, en Suisse et en Italie », M. Sérieux en a exposé avec force et clarté tous les éléments. Néanmoins, les mêmes errements continuent et il est nombre d'asiles dans lesquels on voit un seul médecin en chef être chargé de 800 malades et plus. Il est évident que, dans ces conditions, les mélancoliques mélangés, à toutes les variétés d'incurables, ne sont surveillés qu'à un seul point de vue : celui de les préserver contre une tentative de suicide. Encore est-il que, par suite de l'insuffisance du personnel de surveillance, les moyens physiques de contrainte sont les seuls moyens de traitement que le médecin ait à sa disposition.

L'isolement cellulaire, la camisole de force, tous les moyens de contention doivent être proscrits du traitement de la mélancolie. Le premier, par l'absence de liberté, le manque de surveillance, les seconds, par les efforts musculaires qu'il provoque chez les anxieux et le surmenage qui en est la conséquence, sont des agents certains de passage à l'incurabilité et la démence.

La création de quartiers de traitement et de surveillance continue rend inutiles tous les moyens de contrainte. « En 1853, Parchappe, convaincu, par les résultats qu'il avait constatés, pendant son voyage en Angleterre, de l'excellence d'un classement des aliénés, non plus comme cela se faisait chez nous, sur l'état d'agitation ou de calme, mais sur le degré d'acuité du trouble mental et ses présomptions de curabilité, insistait sur l'utilité d'un quartier auquel il donnait le nom de quartier de surveillance continue, où tout était disposé d'une manière appropriée aux malades qui devaient y séjourner et aux fins d'une surveillance particulièrement active. »

L'idée excellente de Parchappe a été peu mise à exécution en France. En Allemagne, elle fut d'autant mieux accueillie que la méthode nouvelle de traitement par le repos au lit demandait l'appropriation de quartiers spéciaux.

Les mélancoliques peuvent retirer un grand bénéfice de la création de ces quartiers ; tous les mélancoliques ayant des idées de suicide, tous les anxieux devront y être placés. Là, surveillés de jour et de nuit, ils ne pourront mettre à exécution leurs idées de suicide, ils bénéficieront du traitement par le lit qui rend de si grands services dans le traitement de toutes les psychoses aiguës et notamment dans celui des états mélancoliques. Des quartiers de surveillance continue sont installés dans beaucoup d'asiles étrangers ; ils comportent, outre le séjour au lit des malades, la possibilité, par l'aménagement de salles de bains et de douches situées à proximité, de joindre le traitement hydrothérapique au traitement par le lit : ce qui n'est pas possible dans beaucoup de nos asiles français où le nombre de baignoires est trop insuffisant pour qu'un traitement par les bains prolongés puisse être institué, et où les bains sont tellement éloignés de la section affectée à ces malades qu'il est presque impossible d'y conduire les anxieux ou les agités.

Les mélancoliques, plus peut-être encore que d'autres malades, les maniaques par exemple, retirent un grand bénéfice du *séjour au lit.*

Appliqué aux mélancoliques aussi bien qu'aux autres malades d'une façon systématique par Ludwig Meyer en Allemagne, il y a environ trente-huit ans, le traitement par le lit a été vulgarisé en France par MM. Magnan et Joffroy et adopté par un certain nombre d'aliénistes français.

Ce traitement a des avantages généraux, communs à tous les malades, et des avantages spéciaux pour ceux qui nous occupent ici.

« Le traitement par le lit, dit M. Sérieux[1], a pour conséquence de faire considérer l'aliéné comme un malade ordinaire par le personnel, par les familles. Enfin l'application systématique du traitement par le lit aux psychoses aiguës a ce résultat, qu'il ne faut pas dédaigner, de transformer complètement la physionomie de l'Asile. La bruyante et funeste « renfermerie » de fous où tout : discipline, uniforme, murs élevés, grilles, barreaux, saut-de-loup et camisoles, où tout fait sentir la présence d'un geôlier ingénieux, alors que si rarement, apparaît l'intervention du médecin ; la garderie d'aliénés, l'établissement de détention, tel qu'il se rencontre trop souvent en France, même dans le département de la Seine, toutes ces survivances

1. Article inédit cité par Toulouse et Roubinovitch.

odieuses et tenaces du passé, disparaissent et à leur place se substitue un véritable hôpital, une maison de traitement pour les maladies mentales, où règne le calme qui convient à un établissement hospitalier, et où les préoccupations d'ordre médical, au lieu d'être sacrifiées, priment toutes les autres.

« Profondément convaincu des avantages de toute nature que présente le traitement par le lit, nous ne craignons pas d'affirmer, sans crainte d'être taxé d'exagération, que ce mode de traitement des psychoses aiguës est appelé à prendre rang avec le no-restraint, l'open-door, la colonisation des aliénés, parmi les conquêtes les plus importantes de la psychiatrie contemporaine. »

« Les indications du traitement par le lit, dit ailleurs M. P. Sérieux [1], peuvent être formulées en deux mots : la méthode est indiquée chaque fois qu'il est nécessaire de procurer du repos au cerveau et à l'organisme tout entier. Or chez les malades atteints de psychoses aiguës, ce qui doit avant tout attirer l'attention du clinicien et du thérapeute, c'est l'état d'épuisement du cerveau et de l'organisme. Ces malades sont des épuisés, des surmenés et des intoxiqués. Le surmenage cérébral déterminé par l'éréthisme des centres sensitivo-moteurs et sensoriels de l'écorce, l'épuisement de l'organisme tout entier consécutif à l'agitation, à l'insomnie, à l'inanition, exigent impérieusement le repos, le repos physique aussi bien que le repos psychique. Le traitement par l'alitement répond à ces indications pressantes. »

Ces avantages sont avant tout appréciables dans le traitement de la mélancolie. Le séjour au lit convient

1. Rapport, p. 625.

donc admirablement à nos sujets qui sont des individus sans cesse fatigués, à circulation ralentie, chez lesquels la dénutrition est parfois considérable.

« Sans entrer dans l'étude des effets du repos au lit sur la circulation, on peut, dit M. Danjean[1], affirmer, avec la plupart des auteurs qui se sont occupés des modifications physiologiques causées par l'alitement, que ce dernier régularise certainement la circulation cérébrale.

« Chez les mélancoliques, entre autres, où le cœur est sans énergie, où les vaisseaux, ceux des extrémités surtout, se laissent distendre par le sang sous l'influence de la pesanteur, à preuve les congestions périphériques qu'on voit chez ces malades, où, en un mot, il existe un état marqué d'inertie cardio-vasculaire, le décubitus dorsal vient faciliter dans une large mesure la circulation à la périphérie et amener une amplitude plus grande des pulsations cérébrales.

« D'autre part, si le délire mélancolique est intimement lié à l'obsession de la conscience par un trouble cœnesthésique originel, le repos au lit, en améliorant le fonctionnement somatique, doit agir activement dès le début de son application sur l'état de dépression primordial. »

« Supprimant toute activité des muscles de la vie de relation, le séjour au lit, disent MM. Sérieux et Farnarier[2], épargne au mélancolique tout acte volontaire, toute détermination et exerce en outre sur l'état mental, une influence directe qui n'est pas moins bienfaisante. On sait combien est vive l'hyperesthésie psychique, combien augmentée la douleur morale,

1. Danjean. *Contr. à l'étude des progrès de l'assistance et du traitement des aliénés aigus*. Th. Paris, 1903.

2. *Sem. méd.*, 1899, n° 43, p. 341.

combien accusé son état d'aboulie. Or le séjour au lit diminue dans une proportion considérable les sensations visuelles et auditives qui peuvent donner lieu à des exacerbations de douleur morale, à des réactions motrices. »

« Les avantages du repos au lit, disent MM. Toulouse et Roubinovitch, sont dans ce cas les suivants : les forces se relèvent, le cœur bat plus fort et plus régulièrement, la cyanose des extrémités disparaît, la circulation cérébrale est plus aisée, la température se relève. Les maladies viscérales sont plus aisément dépistées à cause de l'examen plus facile au lit. Les tentatives de suicide sont à peu près impossibles. Au point de vue mental, les avantages sont considérables : le sommeil est meilleur, la douleur morale se calme, l'agitation s'apaise. »

Le maintien du malade au lit, facile dans le cas de dépression simple, où il obéit docilement, est plus difficile dans ceux d'anxiété, où le sujet, en proie à une terreur intense, cherche souvent à échapper par la fuite aux craintes qui l'assiègent. C'est ici qu'une surveillance intelligente est particulièrement nécessaire. Les infirmiers doivent empêcher le malade de quitter son lit par la persuasion, en l'y maintenant, au besoin, mais jamais par la violence. Même anxieux d'ailleurs, les mélancoliques sont des malades qui prennent rapidement l'habitude du lit. L'alitement pourra être favorisé, dans certains cas, chez les sujets particulièrement indociles, par l'emploi des narcotiques, L'association du traitement par les bains que nous étudierons dans un instant, donne aussi d'excellents résultats.

Le traitement par le lit ne doit pas être, d'ailleurs, appliqué d'une façon absolument continue. On se trouvera bien de faire lever les malades environ deux heures dans la journée; la perte de l'appétit et la constipation, qui peuvent être la conséquence d'un séjour trop persistant au lit, pourront être ainsi évitées.

La plupart des mélancoliques dont nous avons relaté plus haut les observations ont été traités par le séjour au lit. Nous avons pu nous convaincre ainsi de l'excellence de cette méthode, qui diminue l'intensité et la longueur des accès d'anxiété, qui permet de suivre les malades, qui favorise le traitement individuel et qui incite au traitement moral, à la psychothérapie, qui rend ici des services incontestables.

Le *traitement moral* consiste non seulement dans les efforts que fait le médecin pour rectifier les erreurs du malade, mais aussi dans les soins moraux dont celui-ci est entouré. Ici le rôle du médecin et du personnel de surveillance est des plus importants. Il faut que tout l'entourage s'efforce par sa manière d'être, par l'attention qu'il porte à ses plaintes, par la sollicitude qu'il lui témoigne, de capter la confiance du mélancolique.

« Dans la mélancolie, dit M. Anglade[1], l'action morale du médecin est toujours utile et parfois très efficace. Le mélancolique, affecté de dépression mentale douloureuse, souffre de son impuissance physique et morale. Le médecin, qu'il accueille d'abord avec indifférence et scepticisme, arrive pourtant à gagner sa confiance et devient pour lui un confident et un appui; son intervention journalière est alors très utile; ses conseils, ses exhortations, ses encouragements ont souvent pour effet de rendre les idées de suicide moins actives, l'alimentation plus facile et le malade moins rebelle à l'exécution des prescriptions médicales.

1. *Not. gen. sur le traitement des mal. ment.* Tr. Ballet p. 34.

« C'est surtout au déclin de l'affection que cette intervention médicale est utile, quand le malade s'attarde encore sur une interprétation fausse, quand il commence à douter du bien fondé de son idée maladive. Le raisonnement, les démonstrations ont alors prise sur le cerveau qui tend à se ressaisir. C'est aussi le moment de provoquer la visite de personnes chères au malade ; ces entrevues deviennent, si le médecin en mesure bien l'opportunité, une ressource thérapeutique précieuse. »

Le traitement moral est d'autant plus facile à pratiquer que le sujet est couché et qu'il n'est soumis à aucune contrainte. Il agira d'autant mieux que le mélancolique n'est pas confondu avec la foule des autres malades, surtout avec les déments incurables, comme cela se passe dans nombre d'asiles. Oublié, il viendra bientôt grossir le stock de ces chroniques qui composent alors la grosse majorité de la population.

Certains médecins peuvent être tentés, en présence d'une mélancolie au début, de conseiller toutes sortes de distractions : visites, théâtres, voyages, excursions... etc. C'est là une pratique fort peu recommandable. D'abord ces distractions ne distraient pas du tout le malade, qui porte partout son humeur sombre et ses préoccupations. En outre, elles le fatiguent, et toute cause de fatigue, de surmenage et d'épuisement est très défavorable pour ces cerveaux déjà fatigués.

Morel eut jadis l'idée d'emmener un jour au théâtre une mélancolique. « Pendant la représentation, raconte-t-il[1], la malade tournait le dos aux acteurs, continuait ses gémissements, s'enfonçait des épingles dans les chairs, et puis, faisant une explosion soudaine, me

1. *Tr. des mal. ment.*, p. 612, cité par Toulouse et Roubinovitch.

reprocha amèrement de donner en spectacle une femme destinée à être brûlée pour ses crimes. »

L'hypnotisme n'a pas donné plus de résultats dans le traitement de la mélancolie que dans celui des formes de folie, autres que les folies hystériques.

Le *régime* est important. L'alimentation doit être surveillée de près. Car les mélancoliques livrés à eux-mêmes prennent fort peu d'aliments, parfois même ne prennent plus aucun aliment. Sur l'état d'épuisement et d'inanition qui en sont la conséquence, peut fort bien se développer la tuberculose, si l'alimentation n'est pas assez régulière et assez abondante.

Il faut aussi tenir compte, dans l'alimentation du mélancolique, de l'état des voies gastro-intestinales qui est souvent fort défectueux. Si la viande peut être prescrite dans les cas où l'état gastro-intestinal est bon, il vaudra mieux la proscrire au moins momentanément du régime de ces malades à digestions lentes, à constipation opiniâtre, à haleine fétide et chez lesquels il existe un état saburral accentué des voies digestives. Le lait est dans ces cas l'aliment de choix; on pourra y joindre les légumes frais, les poissons et les fruits. Quelques stimulants, le thé et le café seront employés avec avantage.

Mais, par suite de l'inertie du sujet, de son anxiété, de ses conceptions délirantes, l'alimentation est souvent très difficile, sinon impossible. La bonne prépation des aliments, offerts aux malades, est ici indispensable. Nous avons constaté que des sujets refusaient certains aliments dont la préparation était défectueuse parce qu'ils croyaient y découvrir un goût bizarre, qu'ils interprétaient faussement. Les mêmes malades mangeaient docilement lorsque le goût de l'alimentation était agréable.

Il faut exhorter les malades à manger, les pousser même ; lorsqu'ils s'y refusent, leur présenter de la nourriture à toute heure, prescrire des aliments liquides que l'on fera plus facilement absorber.

On ne devra recourir à l'alimentation forcée au moyen de la sonde que lorsque tous les autres moyens auront échoué. Outre qu'elle n'est pas toujours un procédé absolument inoffensif, l'alimentation au moyen de la sonde est déplorable au point de vue du traitement moral. Il constitue un acte de brutalité que l'on doit éviter le plus possible. En fait, il est peu de mélancoliques, même dans leurs périodes d'anxiété, auxquels on ne persuade pas de manger, en les pressant souvent, en les exhortant, parfois encore en les intimidant. En agissant souvent ainsi, on arrive à leur faire prendre une quantité suffisante de nourriture. Le médecin lui-même ne devra pas dédaigner d'assister au repas de ses malades, de leur présenter leurs aliments. Par la confiance qu'il a su inspirer, il réussit souvent là où tous les autres ont échoué.

Mais il est des cas où il faut recourir à l'alimentation artificielle. La sonde sera introduite par la bouche ou par le nez. L'alimentation artificielle par la bouche à l'aide d'un tube de Faucher nous semble la meilleure lorsque le malade veut bien se prêter à cette opération. Dans les autres cas on aura recours à l'alimentation par le nez à l'aide d'une sonde en caoutchouc d'un diamètre de 6 à 10 millimètres et d'une longueur de 50 a 70 centimètres.

Je ne décrirai pas ici le manuel opératoire de cette petite opération qui n'a rien de spécial à la mélancolie. Qu'il me suffise de rappeler que le principal danger est l'introduction de la sonde dans la trachée, danger que l'on évitera avec un peu d'attention, en ayant toujours soin d'examiner si l'occlusion de la sonde avec le doigt ne détermine pas un commencement d'asphyxie.

L'*hydrothérapie* ne devra être employée qu'avec une certaine prudence. D'une façon générale, il ne faut employer les douches froides que chez les sujets capables de réagir; dans tous les cas, elles doivent être très courtes et n'être employées que chez certains déprimés simples, ou dans la convalescence de la mélancolie. Les douches chaudes et surtout les bains chauds, qui dilatent le système vasculaire périphérique, et augmentent les mictions, peuvent rendre de grands services. On les donnera courts (un quart d'heure ou une demi-heure) chez les sujets simplement déprimés ; prolongés (deux ou trois heures) chez les sujet qui réagissent contre leur anxiété par de l'agitation motrice.

TRAITEMENTS MÉDICAMENTEUX

Le traitement médicamenteux doit être général, c'est-à-dire qu'il doit être fortifiant et reconstituant, et s'appliquer à tous les cas de mélancolie, et particulier aux divers accidents que l'on peut rencontrer au cours de l'affection.

Le traitement général consistera en l'administration de médicaments toniques et fortifiants ; parmi eux l'extrait de kola, l'extrait de quinquina peuvent rendre des services.

On a préconisé dans les cas où la dépression est très accentuée, la circulation languissante, la tension artérielle très basse, les injections de sérum artificiel qui ont donné parfois de bons résultats. On a employé récemment le sérum de Trunecek.

Le traitement général doit d'ailleurs varier avec les facteurs étiologiques ; malheureusement ces facteurs nous sont le plus souvent inconnus. Quoi qu'il en soit, on ne saurait trop recommander, dans tous les cas de mélancolie, de pratiquer un examen physique des plus complets : toute maladie concomitante doit être traitée avec le plus grand soin, l'état mélancolique n'étant peut-être que la résonance de cette affection dans un cerveau prédisposé.

Parmi ces maladies nous devons accorder une mention toute spéciale à l'artério-sclérose. Dans ce cas, le régime lacté pur ou mitigé, l'iodure de potassium, la trinitrine, employée par Paoli au cours des paroxysmes d'anxiété [1], peuvent donner de bons résultats.

Avant tout, il faut veiller au bon état des voies gastro-intestinales. Le manque d'appétit pourra être combattu par les amers, la constipation par les laxatifs, et parfois, lorsqu'elle est trop opiniâtre, par les purgatifs ; on aura recours au calomel, aux purgatifs salins, à l'huile de ricin, aux poudres laxatives, aux pilules de cascara-sagrada, de podophyllin, aux lavements, etc. On pourra, dans certains cas, pratiquer l'antisepsie intestinale à l'aide du benzonaphtol, faire des lavages de l'estomac.

L'insomnie est fréquente chez les mélancoliques et il faut la combattre à l'aide des hypnotiques. Parmi les hypnotiques, les meilleurs ne sont pas toujours les médicaments : les bains chauds prolongés (deux ou trois heures) donnés à la fin de l'après-midi, procurent souvent un sommeil calme et durable. En outre, on peut employer le chloral, le sulfonal, le trional. La plupart de ces médicaments procurent au moins, au début de leur application, un résultat appréciable.

1. *Riforma medica*, 30 juillet 1900.

Mais la principale cause d'insomnie des mélancoliques est la douleur morale, d'autant plus active qu'elle se rapproche davantage de l'anxiété.

L'anxiété doit être traitée par le repos au lit et l'administration de bains chauds prolongés. Plusieurs médicaments ont été préconisés : les hypnotiques que nous avons énumérés précédemment, le bromure de potassium ; mais le médicament de choix est l'opium : « Le repos du cerveau par l'opium, dit Schüle, est comme l'immobilité d'un membre dans un appareil », et il ajoute : « Le secret et le succès de la thérapeutique par l'opium sont dans l'emploi méthodique de ce médicament. »

Nous avons employé d'une façon systématique l'extrait thébaïque à doses croissantes chez nos malades anxieux. Nous employons la solution suivante :

Extrait thébaïque. . . . . 1 gr.
Glycérine. . . . . 4 gr.
Eau distillée . . . . . . quant. sulf. pour 40 cm³.

Chaque centimètre cube de cette solution contient 2,5 centigr. d'extrait thébaïque.

Nous faisions donner successivement à nos malades 1 centimètre cube de cette solution, puis 2, puis en augmentant successivement de 1 centimètre cube par jour jusqu'à ce que l'effet thérapeutique fût atteint. Nous n'avons jamais dépassé la dose de 40 centigrammes d'extrait thébaïque. Parvenus à cette dose nous nous arrêtions, puis nous donnions des doses progressivement décroissantes si l'état d'anxiété diminuait.

Presque toujours nous sommes arrivés à faire prendre l'extrait thébaïque par la bouche. Mais il est des cas où cela était impossible. Nous l'employions alors en injections hypodermiques. On peut d'ailleurs, dans ce dernier cas, lui substituer avantageusement le chlorhydrate de morphine.

Dans tous les cas d'anxiété traités ainsi : repos au lit, bains chauds, extrait thébaïque, nous avons vu l'anxiété diminuer assez rapidement d'intensité ; sans doute elle persiste longtemps encore, mais elle n'est pas accompagnée de ces grandes crises de réactions motrices qui empêchent le malade de rester en place, qui le font courir aux portes, fuir n'importe où. Il reste au lit, l'alimentation est plus facile, et il peut souvent goûter quelques heures de repos. Dans ces conditions, l'épuisement et le surmenage sont moins grands, et la dénutrition n'a pas lieu. Si l'opium ne constitue pas un antidote absolu de la mélancolie, il est un moyen thérapeutique qui permet de placer le mélancolique dans des conditions où les autres modes de traitement sont efficaces, et où il est à l'abri des complications qui peuvent se greffer sur les crises d'anxiété aiguë.

II. — MÉLANCOLIQUES CHRONIQUES

Nous avons vu que si la mélancolie se terminait souvent par la guérison, il est loin d'en être toujours ainsi.

La mélancolie aboutit assez souvent à un état d'affaiblissement intellectuel plus ou moins profond, qui rend impossible la vie en liberté. Ces affaiblis sont donc condamnés à passer le reste de leurs jours dans un asile. Là ils peuvent, lorsque leur état de déchéance intellectuelle n'est pas trop accentué, être employés à divers travaux. Mais il faut avoir soin de les soustraire à tous les chocs moraux, car ces malades restent souvent plus impressionnables que d'autres. On les voit faire de nouvelles crises d'anxiété pour les motifs les plus futiles.

Mais le mode d'assistance qui convient le mieux à ces malades est l'assistance familiale telle qu'elle est pratiquée dans les colonies familiales de la Seine, ou le placement dans les asiles-colonies tels qu'ils existent à l'étranger, notamment en Allemagne.

L'assistance familiale ou le placement dans les asiles-colonies permet d'utiliser ces malades tout en leur fournissant un milieu de vie où tous les heurts, tous les chocs moraux, susceptibles d'amener une rechute, peuvent leur être épargnés. Soustraits au contact des aliénés bruyants, violents ou querelleurs, ils peuvent, dans le calme d'une occupation sagement ordonnée, reprendre un peu d'intérêt à la vie, et parfois, sinon guérir totalement, au moins être aptes à l'existence en liberté, si une certaine surveillance peut leur être assurée.

TABLE DES MATIÈRES

ÉVREUX, IMPRIMERIE DE CHARLES HÉRISSEY

Hygiène de l'alimentation dans l'état de santé et de maladie, par le Dr J. LAUMONIER, avec gravures. 3e édition.............. 4 fr.

L'alimentation des nouveau-nés, *Hygiène de l'allaitement artificiel,* par le Dr S. ICARD, avec 60 gravures (*Ouvrage couronné par l'Académie de médecine*).. 4 fr.

L'hygiène sexuelle et ses conséquences morales, par le Dr S. RIBBING, professeur à l'Université de Lund (Suède), 2e édition... 4 fr.

Hygiène de l'exercice chez les enfants et les jeunes gens, par le Dr F. LAGRANGE, lauréat de l'Institut, 7e édition.............. 4 fr.

De l'exercice chez les adultes, par *le même*, 4e édition........ 4 fr.

Hygiène des gens nerveux, par le Dr LEVILLAIN, 4e édition.... 4 fr.

L'idiotie. *Psychologie et éducation de l'idiot*, par le Dr J. VOISIN, médecin de la Salpêtrière, avec gravures............................ 4 fr.

La famille névropathique. *Hérédité, prédisposition morbide, dégénérescence*, par le Dr CH. FÉRÉ, médecin de Bicêtre, avec gravures, 2e édition.. 4 fr.

Le traitement des aliénés dans les familles, par LE MÊME, 2e édition.. 3 fr.

L'éducation physique de la jeunesse, par A. MOSSO, professeur à l'Université de Turin, préface de M. *le Commandant Legros*...... 4 fr.

Manuel de percussion et d'auscultation, par le Dr P. SIMON, professeur à la Faculté de médecine de Nancy, avec gravures...... 4 fr.

Éléments d'anatomie et de physiologie génitales et obstétricales, par le Dr A. POZZI, professeur à l'École de médecine de Reims, avec 219 gravures.. 4 fr.

DANS LA MÊME COLLECTION

Cours de Médecine opératoire

de la Faculté de Médecine de Paris

Par M. le professeur **Félix TERRIER**

Membre de l'Académie de médecine, Chirurgien de la Pitié

Chirurgie de la plèvre et du poumon, par les Drs FÉLIX TERRIER, membre de l'Ac. de méd., prof. à la Faculté de médecine de Paris, et E. REYMOND, ancien interne des hôp. de Paris, avec 67 grav.... 4 fr.

Chirurgie de la face, par les Drs FÉLIX TERRIER, GUILLEMAIN et MALHERBE, avec 214 gravures.................................. 4 fr.

Chirurgie du cou, par LES MÊMES, avec 101 gravures............ 4 fr.

Chirurgie du cœur et du péricarde, par les Drs FÉLIX TERRIER et E. REYMOND, avec 79 gravures.............................. 3 fr.

Petit manuel d'antisepsie et d'asepsie chirurgicales, par les Drs FÉLIX TERRIER et M. PÉRAIRE, ancien interne des hôpitaux de Paris, avec gravures.. 3 fr.

Petit manuel d'anesthésie chirurgicale, par LES MÊMES, avec 37 gravures.. 3 fr.

L'opération du trépan, par LES MÊMES, avec 222 gravures...... 4 fr.

Envoi franco contre mandat-poste.

NOTICES SUR LES VOLUMES DE CETTE COLLECTION

Les nouveaux Traitements

Par le **Dr J. LAUMONIER**

1 vol. in-12, 2e édit. revue et complétée, cartonné à l'anglaise...... **4 fr.**

L'auteur s'est proposé de fournir aux médecins et à toutes les personnes qui s'intéressent à la thérapeutique, des indications précises, aussi complètes, mais aussi brèves et claires que possible, sur les nouveaux remèdes et les nouvelles méthodes de traitement qui ont une efficacité réelle et sont assez bien connus pour qu'on puisse les formuler d'une manière sûre et pratique. En tête de chaque chapitre, il a placé des considérations sommaires de physiologie pathologique et de pathogénie, dans le but de faire comprendre le mécanisme de l'action thérapeutique par la connaissance des troubles fonctionnels qui créent la maladie.

La classification adoptée par M. Laumonier est la suivante : *Modificateurs de la nutrition*, *modificateurs de l'hématopoïèse*, *médications minérales*, *modificateurs respiratoires*, *modificateurs de l'élimination urinaire*, *modificateurs de la tension vasculaire*, *opothérapie*, *sérothérapie et vaccinations*, *modificateurs nerveux*, *les antipyrétiques*, *les antiseptiques*. Une table alphabétique des matières permet de trouver avec facilité dans le texte, les 300 traitements étudiés au cours de cet ouvrage.

La première édition de cet ouvrage, publiée en 1903, s'est rapidement épuisée ; la deuxième édition parue en mars 1904 a été mise au courant des traitements nouveaux qui devaient être signalés.

La Famille névropathique

Théorie tératologique de l'hérédité et de la prédisposition morbides et de la dégénérescence

Par le **Dr Ch. FÉRÉ**, médecin de Bicêtre.

1 vol. in-12, 2e édit., avec 25 gravures dans le texte, cart. à l'angl.. **4 fr.**

M. Féré montre que les exceptions connues sous le nom d'hérédité dissemblable et d'hérédité collatérale se retrouvent dans les familles tératologiques qui, souvent, sont aussi des familles pathologiques. Ce qui est héréditaire, ce sont des troubles de la nutrition de la période embryonnaire; entraînant des effets différents suivant l'époque à laquelle ils se produisent. Les troubles du développement commandent la prédisposition morbide, de nombreux faits le prouvent. Ces troubles héréditaires ou accidentels de l'évolution réalisent une destruction progressive des caractères de la race ; la dégénérescence, quelle que soit sa cause, peut être définie une dissolution de l'hérédité qui aboutit en fin de compte à la stérilité.

Le Traitement des Aliénés
dans les familles

Par *le même.*

1 vol. in-12, 2e édition, cartonné à l'anglaise........................ 3 fr.

L'Instinct sexuel, Évolution et dissolution

Par *le même.*

1 vol. in-12, 2e édition, cartonné à l'anglaise...................... 4 fr.

L'instinct sexuel n'est pas un instinct incoercible auquel tous seraient réduits à obéir, si anormale que soit la forme sous laquelle celui-ci se manifeste. L'auteur s'est proposé de mettre en lumière la nécessité du contrôle et de la responsabilité dans l'activité sexuelle, tant au point de vue de l'hygiène qu'au point de vue de la morale.

M. Féré prouve qu'il n'y a aucune raison pour que les actes sexuels échappent à la responsabilité, et les faits montrent qu'ils n'y échappent pas; la nature et la société éliminent les pervertis et favorisent les sobres.

L'Hystérie et son Traitement

Par le Dr **Paul SOLLIER**

1 vol. in-12, avec gravures dans le texte, cartonné à l'anglaise........ 4 fr.

Cet ouvrage s'adresse tout spécialement aux praticiens, à qui, depuis quelques années, on semblait dénier la capacité de traiter l'hystérie, qui rentrait de plus en plus dans le domaine des psychologues.

L'auteur a eu pour but précisément, en faisant d'abord l'examen critique des théories sur la nature de l'hystérie et le mécanisme de ses phénomènes, de montrer qu'ils sont d'ordre essentiellement physiologique, et que leur traitement est par conséquent du ressort des cliniciens. Établir la pathogénie générale des troubles hystériques et partir de là pour en déduire le traitement rationnel, telle est l'idée directrice de l'ouvrage.

Aussi l'auteur a-t-il cru devoir rentrer dans les plus minutieux détails sur la conduite à tenir vis-à-vis des malades et de leur famille, sur la mise en œuvre des procédés à employer contre les divers accidents, procédés anciens et empiriques mais reconnus excellents, ou procédés nouveaux. Pour les premiers, il montre comment la pathogénie proposée les explique et les justifie; pour les seconds, il expose comment ils découlent de cette pathogénie.

La théorie et la pratique se trouvent donc toujours intimement liées; l'auteur ne donne aucun conseil, aucune manœuvre, aucun procédé dont il n'explique le pourquoi en même temps que le comment de leur application.

Basé sur la longue expérience de l'auteur, cet ouvrage constitue pour les praticiens le guide le plus complet et le plus pratique du traitement de l'hystérie.

Hygiène des Gens nerveux

PRÉCÉDÉE DE NOTIONS ÉLÉMENTAIRES

Sur la Structure, les Fonctions et les Maladies du Système nerveux

Par le Dr **F. LEVILLAIN**

Ancien élève de la Salpêtrière,
lauréat de la Faculté de médecine de Paris.

1 vol. in-12, avec gravures dans le texte, 4e édition, cart. à l'anglaise.. **4 fr.**

L'auteur a fait un choix judicieux des préceptes d'hygiène générale spécialement applicables aux gens nerveux et se livre à une étude rapide des principaux procédés de traitement usités contre les maladies nerveuses (hydrothérapie, électrothérapie, traitement psychique, hypnotisme et suggestion, médicaments).

Morphinomanie et Morphinisme

Par le Dr **Paul RODET**

(*Ouvrage couronné par l'Académie de médecine, Prix Falret.*)

1 vol. in-12, cartonné à l'anglaise........................... **4 fr.**

Cet ouvrage contient d'abord un historique complet du morphinisme, en faisant assister le lecteur aux différentes étapes que cette affection a traversées avant d'être reconnue comme une véritable entité. Après avoir étudié les mœurs des morphinomanes, la morphinomanie à deux, sa propagation rapide, M. Rodet aborde la symptomatologie et la théorie de l'abstinence qui constituent deux chapitres importants de son ouvrage. Puis il continue par l'examen des intoxications coexistant si communément avec la morphinomanie, en particulier de l'alcoolisme et de la cocaïnomanie, l'étude médico-légale du morphinisme, et donne, pour terminer, une large place au *traitement*, exposant les diverses méthodes employées et appréciant leur valeur thérapeutique.

L'Idiotie

Hérédité et dégénérescence mentales,
Psychologie et éducation mentale de l'idiot

Par le Dr **Jules VOISIN**, médecin de la Salpêtrière.

1 vol. in-12, avec 17 gravures dans le texte, cartonné à l'anglaise... **4 fr.**

L'auteur, choisissant ses exemples parmi différents types d'idiots étudiés dans son service d'hôpital, examine leurs instincts, leurs sentiments, leurs lueurs d'intelligence et de volonté, ainsi que leurs caractères physiques. De là, il passe à l'éducation et au traitement qui doivent être appliqués à ces déshérités, pour qu'ils cessent d'être à charge à tous, et qu'ils deviennent utiles à eux-mêmes et à la société.

Manuel de
Percussion et d'Auscultation

Par le Dr Paul SIMON
Professeur à la Faculté de médecine de Nancy.

1 vol. in-12, avec gravures dans le texte, cartonné à l'anglaise,..... 4 fr.

Manuel de Psychiatrie

Par le Dr J. ROGUES DE FURSAC

1 vol. in-12, cartonné à l'anglaise.................................. 4 fr

Dans ce livre, l'auteur s'est efforcé de faire une œuvre pratiquement utile. C'est ainsi qu'il a donné une place relativement considérable à l'étude des troubles psychiques élémentaires (illusions, hallucinations, troubles de la conscience et de l'attention, etc.). Il importait en effet de fixer la valeur de ces symptômes constituant, par leur groupement, les affections psychiques proprement dites, et de définir des termes dont le sens exact échappe quelquefois aux médecins insuffisamment familiarisés avec la psychiatrie. Bien que demeurant sur le terrain pratique, il n'a pas cru devoir passer sous silence les explications pathogéniques qui ont été données des troubles mentaux. La plupart des théories relatives à la genèse des hallucinations, des troubles de l'émotivité, etc., sont résumées d'une façon aussi claire que possible.

Obligé de choisir parmi les nombreuses classifications existant, l'auteur adopte celle du Pr Krapelin, considérant avec raison qu'elle a sur beaucoup d'autres l'avantage d'être pratique et de mettre le médecin à même d'établir pour un cas donné un pronostic et un traitement. On trouvera décrites ainsi dans ce livre des affections peu connues en France jusque dans ces dernières années, telles que la *démence précoce* et la *folie maniaque dépressive*. En résumé, ce nouveau Manuel donne sous une forme concise, un exposé simple et précis de l'état actuel de la science psychiatrique.

Hygiène de l'Alimentation
Dans l'état de santé et de maladie

Par le Dr J. LAUMONIER

1 vol. in-12, 3e édit., avec gravures dans le texte, cartonné à l'anglaise. 4 fr.

Envoi franco contre mandat-poste.

La Profession Médicale

Ses devoirs, ses droits

Par le Dr G. MORACHE
Professeur de médecine légale à la Faculté de médecine de l'Université de Bordeaux,
Membre associé de l'Académie de médecine.

1 vol. in-12, cartonné à l'anglaise.............................. 4 fr.

M. Morache a cherché à envisager avec la plus entière indépendance les conditions de la profession médicale. Les futurs médecins, ceux qui déjà s'engagent sur le terrain si difficile de la pratique professionnelle, recueilleront dans cet ouvrage d'excellents principes qui pourront leur servir de guide, tout au moins les aider à fixer leurs légitimes hésitations. Cet ouvrage intéresse également le grand public qui, prenant part à la vie des médecins, est curieux de connaître leurs devoirs professionnels.

Le Mariage

Étude de socio-biologie et de médecine légale.

Par *le même.*

1 vol. in-12, cartonné à l'anglaise.............................. 4 fr.

Le mariage et ses lois constituent la base de tout l'édifice social; par lui, des unions de l'homme avec la femme se précisent et la continuation de l'espèce affirme plus de sécurité. Le mariage demeure la première des questions qui doivent être envisagées dans l'étude de la socio-biologie.

L'ouvrage du professeur Morache a pour but d'apprécier ce qu'a été le mariage au début des sociétés, comment il s'est transformé pour aboutir à l'organisation que nous lui connaissons. En montrant ses conditions actuelles, l'auteur recherche si le mariage doit rester immuable dans sa forme ou bien s'il ne vaudrait pas mieux lui faire subir quelques amendements de détail, afin de pouvoir le transmettre vivant aux générations de demain.

Grossesse et Accouchement

Étude de socio-biologie et de médecine légale.

Par *le même.*

1 vol. in-12, cartonné à l'anglaise.............................. 4 fr.

De toutes les questions connexes à la biologie et aux sciences sociales, il en est peu qui mettent autant en relief leurs conditions communes que l'étude de la femme en voie de gestation, puis au moment et après la fin de la grossesse, à la période de l'accouchement. Nombre de questions peuvent se poser à cet égard : elles importent, au plus haut point, à la sécurité de la mère, à celle de l'enfant et prennent une intensité plus poignante encore si l'on envisage la responsabilité des actions que peut accomplir la femme ainsi placée dans l'anormalité physiologique. Les sociétés humaines émancipées par l'idée scientifique ne peuvent rester indifférentes devant la situation de la femme, alors surtout qu'elle remplit sa mission naturelle au péril de sa santé et parfois de sa vie.

Naissance et Mort

Étude de socio-biologie et de médecine légale.

Par *le même.*

1 vol. in-12, cartonné à l'anglaise.................................. 4 fr.

Le problème de la vie et celui de la mort sont les plus poignants qui se posent à l'esprit humain, avide de connaître. La naissance nous ouvre les portes de l'existence extérieure, la mort nous les ferme. Entre ces deux termes, s'évolue le cercle de notre individualité.

Le fait de la naissance et celui de la mort, s'imposant à tous les organismes, doivent préoccuper au point de vue social, car l'entrée, comme la sortie du milieu, ne sauraient passer méconnues de ceux qui ont la charge des intérêts collectifs.

L'auteur soulève, au cours de son ouvrage, bien des questions accessoires, en particulier celles qui ont trait aux rapports biologiques reliant les générations les unes aux autres, les filiations, les hérédités. Entre toutes, la recherche de la paternité l'arrête d'une façon particulière. — Il combat généreusement cette idée d'après laquelle le bâtard, véritable paria social, se voit reprocher sa « honte » et la « faute » de sa mère, tandis que son père inconnu, seul coupable, traverse l'existence entouré du respect de tous.

Manuel d'Électrothérapie et d'Électrodiagnostic

Par le Dr E. ALBERT-WEIL

1 vol. in-12, avec 80 gravures dans le texte, cartonné à l'anglaise... 4 fr.

De tous les agents physiques, les modalités électriques sont ceux dont les applications médicales sont les plus nombreuses et les plus efficaces. Mais si tout médecin praticien ne peut pas faire de l'électrothérapie, il doit être familiarisé avec les principales propriétés de cette médication, la conseiller en temps opportun et savoir discerner, parmi les nombreuses formes de l'énergie électrique utilisables en médecine, celles qui doivent être conseillées aux malades.

Ce manuel a pour but de faire connaître la manière de les appliquer à l'organisme humain et le bénéfice qu'on en peut retirer pour le diagnostic et la thérapeutique.

L'ouvrage est divisé en quatre parties consacrées, la première à la description des instruments et à la technique de leurs applications; la seconde aux effets et aux indications des modalités de l'énergie électrique;

la troisième au diagnostic et la quatrième aux applications thérapeutiques. L'auteur passe successivement en revue les maladies de la nutrition, du système nerveux, du système musculaire et articulaire, des appareils digestif, respiratoire, circulatoire, lymphatique, génito-urinaire de l'homme, des organes génitaux de la femme, les maladies de la peau, des organes des sens et de la voix. Un certain nombre d'observations types permettent de suivre les effets de la médication électrique et les résultats obtenus.

L'Alimentation des Nouveau-nés

Hygiène de l'allaitement artificiel

Par le Dr S. ICARD

(*Ouvrage couronné par l'Académie de médecine et par la Société protectrice de l'enfance de Paris.*)

1 vol. in-12, avec 60 gravures dans le texte, cartonné à l'anglaise... **4 fr.**

Quelles sont les lois de l'allaitement artificiel ? Quel est le lait que nous devons choisir pour remplacer celui de la mère ? Le lait est-il la seule nourriture qui convienne à l'enfant ? Que penser des produits industriels présentés comme succédanés du lait ? Faut-il donner le lait pur ou coupé ? Quelle doit être la ration quotidienne et quels sont les meilleurs procédés pour administrer le lait ? Celui-ci doit-il être cru, bouilli ou stérilisé ? La contamination est-elle possible par le lait cru ? Quelles sont les différentes méthodes de stérilisation du lait ? Quels sont les signes d'une bonne alimentation ? A quel âge convient-il de donner à l'enfant une nourriture plus substantielle que le lait et quelle doit être cette nourriture ?

Telles sont les questions que l'auteur traite dans ce livre, questions capitales et auxquelles doit pouvoir toujours répondre tout médecin qui assume la responsabilité de faire élever un enfant à l'allaitement artificiel.

De l'Exercice chez les Adultes

Par le Dr Fernand LAGRANGE

Lauréat de l'Institut.

1 vol. in-12, 4e édition, cartonné à l'anglaise...................... **4 fr.**

Les livres de M. Lagrange ont toujours beaucoup de succès auprès du grand public, à qui nous n'avons pas craint de recommander le présent volume d'une façon spéciale. Comme il n'est personne qui ne soit, sinon arthritique, ou goutteux, ou obèse, ou dyspeptique, ou diabétique, ou essoufflé, ou quelque peu névrosé, du moins candidat à quelqu'une de ces petites infirmités avec lesquelles il faut passer une partie de l'existence, chacun voudra savoir comment il devra se comporter pour rendre cette partie la plus supportable et la plus longue possible.

(*Revue Scientifique.*)

Envoi franco contre mandat-poste.

Hygiène de l'Exercice

Chez les Enfants et les Jeunes gens

Par *le même.*

1 vol. in-12, 7e édition, cartonné à l'anglaise........................ 4 fr.

Les jeunes gens doivent pratiquer des exercices physiques destinés à fortifier leur santé, des exercices hygiéniques et non pas athlétiques, M. le docteur Lagrange développe cette saine doctrine en un charmant petit volume que je viens de lire avec le plus grand plaisir, et je le recommande aux méditations de toutes les mères de famille et même des pères qui ont le temps de s'occuper de leurs enfants.

Avec quel bonheur j'ai vu M. Lagrange proscrire aux écoliers la gymnastique de chambre et de gymnase, et l'escrime dans une salle d'armes, où l'on respire la sueur et l'haleine empoisonnante de ses voisins ou de ceux qui vous ont précédé. M. Lagrange veut que les exercices physiques des enfants soient effectués en plein air, que leurs poumons se dilatent pour appel du bon air... Ce sont les jeux qui sont le plus favorables au développement des enfants et des jeunes gens des deux sexes.

Dr G. Daremberg (*Les Débats*).

La Fatigue et l'Entraînement physique

Par le **Dr Philippe TISSIÉ**

Chargé de l'inspection des exercices physiques dans les lycées et collèges de l'Académie de Bordeaux.

Précédé d'une lettre-préface de M. le Professeur Ch. Bouchard, de l'Institut.

1 vol. in-12, 2e édit. avec gravures dans le texte, cartonné à l'anglaise. 4 fr.
(*Ouvrage couronné par l'Académie de médecine.*)

M. Tissié expose les recherches qu'il a faites et les observations qu'il a recueillies sur la psychodynamie de l'entraînement physique et sur les réactions mentales provoquées par l'entraînement intensif. Dans le cours de ces études, il a été conduit à trouver dans l'émission nerveuse profonde la principale cause pathologique de l'entraînement intensif chez les sujets sains et surtout chez les débiles nerveux, qu'il désigne sous le nom de *fatigués*, considérant la fatigue comme un phénomène neurique qui se manifeste par un abaissement plus ou moins rapide et intense du *potentiel* nerveux de chaque individu.

L'auteur traite successivement de l'entraînement physique, de l'entraînement intensif, de la fatigue chez les débiles nerveux (fatigue d'origine physique, fatigue d'origine psychique, hygiène du fatigué), des méthodes en gymnastique (méthode suédoise, méthode française, méthode psychodynamique qu'il a créée et qui repose sur les réactions nerveuses de chaque groupe d'individus), de l'entraînement physique à l'école, de l'hérédité.

Envoi franco contre mandat-poste.

L'Éducation physique de la Jeunesse

Par A. **MOSSO**, professeur à l'Université de Turin.

1 vol. in-12, précédé d'une préface du Commandant LEGROS, cart. à l'angl. **4** fr.

L'auteur aborde les problèmes scientifiques et sociaux les plus variés, sans en excepter les problèmes physiologiques pour lesquels sa compétence est universellement reconnue et appréciée. La préface du commandant Legros, montrant l'importance de ces questions au point de vue militaire, complète utilement les chapitres consacrés par l'auteur à l'éducation et au développement des forces physiques du soldat.

L'Hygiène sexuelle

et ses conséquences morales

Par le **Dr SEVED RIBBING**, Professeur à l'Université de Lund (Suède).

1 vol. in-12, 2e édition, cartonné à l'anglaise........................ **4** fr.

Le livre du Dr Ribbing, qui effleure tous les sujets, qui prend et étudie l'homme et la femme depuis leur naissance à la vie sexuelle jusqu'au déclin de leur virilité et de leurs facultés, sera lu avec un vif intérêt aussi bien par les médecins que par les personnes qu'intéressent les problèmes sociaux.

Ce petit ouvrage contient des documents statistiques et littéraires très bien dressés, et possède une allure que la nationalité de son auteur rend particulièrement piquante.

(*Le Scalpel.*)

La Mort réelle et la Mort apparente

Nouveaux procédés de diagnostic et traitement de la mort apparente

Par le **Dr S. ICARD**

1 vol. in-12, avec gravures dans le texte, cartonné à l'anglaise...... **4** fr.

(*Ouvrage récompensé par l'Institut.*)

M. Icard passe d'abord en revue tous les signes de la mort connus jusqu'ici; il en discute la valeur et l'importance. Puis il expose ses recherches personnelles et décrit une nouvelle méthode dont il est l'auteur; il en démontre la certitude par des preuves expérimentales et cliniques et en fait l'application au diagnostic des principaux états de mort apparente.

Envoi franco contre mandat-poste.

L'ouvrage se termine par l'étude de la mort apparente et par l'exposé des lois et des mesures administratives qui, chez les différents peuples et plus spécialement en France, président aux inhumations.

L'Éducation rationnelle de la Volonté

Son Emploi thérapeutique

Par le **Dr Paul-Émile LÉVY**, ancien interne des hôpitaux.

Préface de M. le Professeur Bernheim, de Nancy.

1 vol. in-12, 3e édition, cartonné à l'anglaise.................... **4 fr.**

L'auteur s'est proposé de montrer qu'il nous est possible de préserver de bien des atteintes notre être moral et physique et, s'il arrive quelque mal à l'un ou à l'autre, de tirer de notre propre fonds soulagement ou guérison.

Il s'agit en somme d'une éducation de la volonté, mais en spécifiant que celle-ci doit et peut agir sur les maux de notre corps comme sur ceux de notre esprit; la thérapeutique du corps par l'esprit ou thérapeutique psychique, appuyée sur l'auto-suggestion, peut rendre les plus grands services.

Les applications pratiques de ces procédés sont nombreuses, et M. P.-E. Lévy présente d'intéressantes observations de guérison, par cette méthode, de l'habitude de fumer, de l'insomnie, de troubles divers (par exemple somnolence, défaillances), de douleurs, de troubles oculaires, circulatoires, respiratoires, digestifs, sexuels, etc.

Éléments d'Anatomie

et de Physiologie génitales et obstétricales

Précédés de la *Description sommaire du corps humain*

Par le **Dr A. POZZI**

Professeur à l'École de médecine de Reims, ancien interne des hôpitaux de Paris.

1 vol. in-12, avec 219 gravures dans le texte, cartonné à l'anglaise.. **4 fr.**

M. Adrien Pozzi a condensé dans ce volume les matières de l'examen qui doit être subi à la fin de la première année d'études des sages-femmes. Il donne d'abord la description sommaire du corps humain, en dehors des organes génitaux de la femme, puis l'anatomie génitale de la femme et en particulier les recherches de Farabeuf, Pinard et Varnier sur le bassin obstétrical. Enfin, il présente l'histoire du produit de la conception jusqu'au moment où, se libérant des attaches maternelles, celui-ci va vivre d'une existence indépendante.

Manuel théorique et pratique d'Accouchements

Par *le même.*

1 vol. in-12, 4e édit., avec 138 grav. dans le texte, cart. à l'anglaise.. 4 fr.

Ce livre s'adresse aux praticiens, aux étudiants en médecine et aux sages-femmes. Ses principales divisions comprennent : *la symptomatologie et la physiologie générale de l'accouchement, l'étude clinique et pratique de la grossesse et de l'accouchement, une étude clinique des différentes présentations, en particulier la pathologie de la grossesse, la dystocie, les complications de l'accouchement et de la délivrance, la grossesse extra-utérine, les interventions obstétricales, la pathologie des suites de couches, les soins à donner à l'enfant, la pathologie du nouveau-né.*

Il répond, en outre, aux programmes des examens des sages-femmes et, avec *l'anatomie et la physiologie génitales et obstétricales*, du même auteur, correspond à l'enseignement complet des Maternités.

Les Maladies de l'urèthre et de la vessie chez la Femme

Par le Dr **KOLISCHER**

Traduit de l'allemand

Par le Dr **BEUTTNER**, privat-docent à l'Université de Genève.

1 vol. in-12, avec gravures dans le texte, cartonné à l'anglaise...... **4 fr.**

Ce petit volume est la mise en lumière des théories de Schauta, qui voua dans sa clinique de Vienne une attention particulière aux maladies des organes urinaires de la femme. L'auteur débute par les règles générales de l'examen de l'urèthre et de la vessie, puis il étudie les diverses maladies de ces régions. Incontinence, énurésis, uréthrite, rétrécissement, calculs uréthraux, — catarrhe, œdème, inflammation, cystites gonorrhéique et tuberculeuse, calculs vésicaux, hémorroïdes, hernies, pneumaturies, ruptures, sont successivement examinées par le docteur Kolischer, qui expose des procédés de traitement encore peu connus.

Envoi franco contre mandat-poste.

Cours de Médecine opératoire

de la Faculté de Médecine de Paris

Par M. le professeur **Félix TERRIER**
Membre de l'Académie de médecine, Chirurgien de la Pitié.

Petit Manuel

d'Antisepsie et d'Asepsie chirurgicales

En collaboration avec **M. PÉRAIRE**, ancien interne des hôpitaux de Paris.

1 vol. in-12, avec gravures dans le texte, cartonné à l'anglaise....... **3** fr.

L'ouvrage est divisé en quatre parties : I. Méthode antiseptique telle que l'a formulée Lister, et modifications apportées à cette méthode. — II. Asepsie. — III. Méthode mixte — IV. Application des principes antiseptiques et aseptiques à chaque région en particulier.

Petit Manuel d'Anesthésie chirurgicale

Par *les mêmes.*

1 vol. in-12, avec 37 gravures dans le texte, cartonné à l'anglaise.. **3** fr.

L'Opération du Trépan

Par *les mêmes.*

1 vol. in-12, avec 222 gravures dans le texte, cartonné à l'anglaise.. **4** fr.

TABLE DES MATIÈRES : I. Histoire de la trépanation depuis les temps préhistoriques. — II. Description des circonvolutions et des localisations cérébrales et étude de la topographie cranio-cérébrale.— III. Manuel opératoire et description des instruments actuellement employés; opérations nouvelles destinées à remplacer, jusqu'à un certain point, l'opération du trépan, ou à la compléter. — IV. Indications et contre-indications de l'opération du trépan.

Chirurgie de la Face

En collaboration avec MM. **GUILLEMAIN**, chirurgien des hôpitaux, et **MALHERBE**, ancien interne des hôpitaux de Paris.

1 vol. in-12, avec 214 gravures dans le texte, cartonné à l'anglaise... **4** fr.

Les différents chapitres traitent successivement de la chirurgie des maxillaires, des lèvres, des joues, de la bouche et du pharynx, du nez, des fosses nasales et de leurs annexes les sinus de la face.

Envoi franco contre mandat-poste.

Chirurgie du Cou

Par *les mêmes.*

1 vol. in-12, avec 101 gravures dans le texte, cartonné à l'anglaise... **4** fr.

TABLE DES MATIÈRES : I. *Chirurgie des voies aériennes* : laryngoscopie, cathétérisme et dilatation des voies aériennes, traitement endo-laryngé et extra-laryngé des polypes et tumeurs du larynx, laryngotomies, laryngectomies, trachéotomie. — II. *Chirurgie du corps thyroïde* : thyroïdectomie, exothyropexie, indications thérapeutiques du goitre. — III. *Chirurgie de l'œsophage.* — IV. *Chirurgie des vaisseaux, des ganglions lymphatiques des muscles et nerfs du cou :* ligature des artères, anévrismes, torticolis, etc.

Chirurgie de la Plèvre et du Poumon

En collaboration avec **M. E. REYMOND**, ancien interne des hôpitaux de Paris.

1 vol. in-12, avec 67 gravures dans le texte, cartonné à l'anglaise... **4** fr.

Les auteurs ont reproduit les leçons professées par M. Terrier à la Faculté de médecine de Paris. Ces leçons intéressent à la fois les médecins et les chirurgiens, certaines opérations sur la plèvre étant restées dans le domaine de la médecine.

Les différents chapitres sont consacrés à *la thoracocentèse*, à *la pleurésie purulente* et à *la pleurotomie*, à *la thoracoplastie*, à *la chirurgie de la plèvre pulmonaire*, aux *interventions pour les plaies du poumon*, à *la pneumotomie*, à *la pneumectomie.*

Chirurgie du Cœur et du Péricarde

Par *les mêmes.*

1 vol. in-12, avec 79 gravures dans le texte, cartonné à l'anglaise... **3** fr.

Les auteurs débutent par les généralités relatives à la *chirurgie du péricarde*; puis ils donnent le manuel opératoire de la chirurgie du péricarde, les indications et les complications de la thoracocentèse; ils traitent ensuite de la péricardotomie avec ou sans résection des cartilages costaux, du manuel opératoire, des soins consécutifs et des indications.

Pour la *chirurgie du cœur*, ils étudient successivement le traitement des plaies, les plaies abandonnées à elles-mêmes, leur traitement sans opérations, les sutures du cœur, les interventions sur le cœur en dehors des plaies, etc.

86-04. — Coulommiers. Imp. PAUL BRODARD. — 3-04.

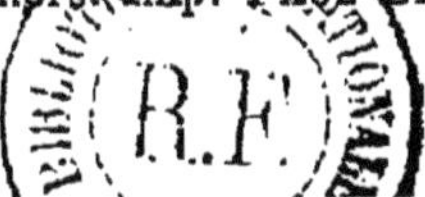

www.ingramcontent.com/pod-product-compliance
Ingram Content Group UK Ltd.
Pitfield, Milton Keynes, MK11 3LW, UK
UKHW021851190726
13855UKWH00001B/262